CLEMENS G. ARVAY

# Wir können es besser

Clemens G. Arvay

# WIR KÖNNEN ES BESSER

Wie Umweltzerstörung die Corona-Pandemie auslöste
und warum ökologische Medizin unsere Rettung ist

QUADRIGA

Da Sachbücher ein besonders hohes Maß an Übersichtlichkeit und Lesbarkeit beanspruchen, wurde beim Verfassen des vorliegenden Buches weitgehend auf geschlechtsneutrale Formulierungen verzichtet. Sofern es aus dem Kontext nicht anders hervorgeht, sind stets Frauen wie Männer gleichermaßen gemeint und angesprochen.

Dieser Titel ist auch als Hörbuch und E-Book erschienen

MIX
Papier aus verantwortungsvollen Quellen
FSC® C014496

Originalausgabe



Redaktionsschluss für dieses Buch: 31. Juli 2020
Umschlaggestaltung: Guter Punkt, München
Einband-/Umschlagmotiv: © wildpixel/gettyimages
Satz: two-up, Düsseldorf
Gesetzt aus der Proforma
Druck und Einband: GGP Media GmbH, Pößneck

Printed in Germany
ISBN 978-3-86995-103-4

3 5 4 2

Sie finden uns im Internet unter quadriga-verlag.de
Bitte beachten Sie auch: lesejury.de

*Ich widme dieses Buch allen Menschen,
die während der COVID-19-Krise ihre Liebe zum
differenzierten Denken behalten haben.*

## Wissenschaftler über dieses Buch

»*Die Wissenschaft und ihre Lehre sind frei.* Daran zu denken drängt sich am Beginn des gegenwärtigen ›Virozäns‹ auf, welches offenbar mit COVID-19 begonnen hat. Dieser Satz von der Freiheit der Wissenschaft aus dem Staatsgrundgesetz impliziert auch das Recht auf unterschiedliche wissenschaftliche Meinungen, wenn man sie intellektuell redlich zu begründen versteht. Clemens Arvay präsentiert in diesem Buch eine holistische Darstellung der pandemischen Hintergründe, die zweifellos einer Diskussion würdig ist. Darüber hinaus stellt er die berechtigte und in der allgemeinen Nervosität oft zu kurz kommende Frage, welche Verantwortung das Anthropozän an der Krise hat, ob es nicht der *Homo faber*, der schaffende Mensch, selbst ist, der die Natur und seine anderen Mitgeschöpfe so auszunutzen versuchte, dass die kleinsten und ältesten Lebensformen unseres Planeten zurückzuschlagen beginnen. Diese Frage erörtert Clemens Arvay in diesem Buch ausführlich – und unter dem Zeichen der freien Wissenschaft.«

Univ.-Prof. Dr. med. Dr. phil. Johannes Huber,
Gynäkologe und Endokrinologe, Wien

»Seit Monaten schüren Massenmedien und Politik Ängste im Zusammenhang mit SARS-CoV-2 und vermitteln eine einseitige Perspektive. Das Ergebnis ist eine tiefe Spaltung der Gesellschaft in eine verängstigte Mehrheit, die bereit ist, sich mit unzureichend getesteten Impfstoffen behandeln zu lassen, und eine Minderheit, die auch kompetente Gegenstimmen zu der offiziellen Politik ernst nimmt. Will man sich dem Verständnis einer so komplexen Situation wie der ›Corona-Krise‹ annähern, so ist dies nur in einer umfassenden, ökologischen Betrachtung möglich, die wesentliche Zusammenhänge aufzeigt und untersucht. Der Gesundheitsökologe Clemens Arvay leistet dazu mit diesem Buch einen wertvollen Beitrag.«

Univ.-Doz. Dr. rer. nat. Peter Weish, Ökologe und Zoologe, Wien

»Nicht nur in der Medizin, sondern auch in vielen anderen Lebenszusammenhängen konzentrieren wir uns auf die kleinsten Bausteine des Lebens und übersehen dabei, dass diese in Funktionskreisläufen sinnhaft zusammenwirken. So gesehen, dürfen wir uns nicht wundern, dass unsere Handlungen am Leben lebensgefährlich werden. Clemens Arvay zeigt anhand einer evidenzbasierten Gesundheitsökologie auf, warum die Corona-Krise als ein großer Warnruf gesehen werden muss, um unsere Entfremdung von der Natur zu stoppen und ein neues Verständnis von Gesundheit zu schaffen. Ich bin überzeugt davon, dass dieses Buch wesentlich zu einem Umdenken in Richtung Ganzheitlichkeit beitragen wird.«

Univ.-Prof. Dr. med. Dr. rer. nat. Christian Schubert,
Arzt, Psychologe und Psychotherapeut, Innsbruck

»Die Art und Dauer der in Hinsicht auf die Corona-Pandemie getroffenen behördlichen Schutzmaßnahmen erscheinen bei Sichtung der mittlerweile vorliegenden Evidenzen und empirischen Daten nicht mehr als angemessen. Unverständlich – für viele fast unerträglich – ist es nun geworden, dass wissenschaftliche Betrachtungen, die vom vorherrschenden Diskurs abweichen, in der Öffentlichkeit als bedrohlich angesehen und heruntergespielt werden. Vor diesem Hintergrund ist es essenziell, dass ein Wissenschaftler wie Clemens Arvay die Fahne des evidenzbasierten Diskurses hochhält und sich mit diesem wichtigen Buch einbringt.«

Dr. rer. nat. Rainer Mohr, Pharmazeut und Apotheker, Berlin

# Inhalt

# Vorwort

von Univ.-Prof. Dr. med. Andreas Sönnichsen

Seit mehr als einem halben Jahr hat ein Virus die Menschheit fest im Griff: SARS-CoV-2 – oder umgangssprachlich einfach »Corona«. Diese sprachliche Vereinfachung zeigt etwas sehr Wichtiges. Dieses Virus ist nicht so neu, wie es bei all den Schlagzeilen der letzten Monate den Anschein hatte. Coronaviren sind älter als die Menschheit, und die gesamte menschliche Evolution wurde von Coronaviren begleitet, vielleicht sogar hier und dort relevant beeinflusst.

Auch Epidemien mit Coronaviren gab es immer wieder, wahrscheinlich viel mehr, als wir ahnen, weil sie bisher einfach nicht gemessen wurden und sich auch im Zeitalter vor der zunehmenden Globalisierung nicht so schnell über die ganze Welt verbreitet haben. Im Winterhalbjahr 2002/03 fegte die erste dokumentierte Coronavirus-Pandemie über den Globus. Im November 2002 wurden damals die ersten Fälle einer außergewöhnlich ausgeprägten und häufig tödlichen Lungenentzündung dokumentiert, aber erst im März 2003 gelang es, das Virus zu identifizieren. Im darauffolgenden April, also fast ein halbes Jahr nach den ersten Fällen, gab die WHO bekannt, dass SARS – die Kurzform für *Severe Acute Respiratory Syndrome* – durch ein Coronavirus verursacht sei, und erst im Mai gelang der diesbezügliche Beweis im Tierversuch. Es ist also mehr als fraglich, ob die offiziellen Zahlen von knapp 1000 Toten und 8500 Erkrankten tatsächlich der Realität entsprechen. Es wurde nicht getestet. Es *konnte* auch gar nicht getestet werden, weil einfach kein Test zur Verfügung stand. Aufgrund fehlender Messungen ist es also vollkommen unbekannt, wie viele Menschen sich damals wirklich infizierten. Ähnlich wie bei SARS-CoV-2 blieb daher auch im Dunkeln, wie viele Infizierte leichtere Verläufe hatten, die unbemerkt blieben.

Potenziell tödliche Coronavirus-Infektionen gab es immer wieder. Im Jahr 2008 wurde über einen Coronavirus-Ausbruch in einem kanadischen Pflegeheim berichtet, währenddessen etwa zehn Prozent der Bewohner verstarben. 2012 brach das *Middle East Respiratory Syndrome* (MERS) aus, an dem bisher laut Aussagen der WHO etwa 2500 Menschen erkrankt und knapp 900 verstorben sind. Auch hier ist unbekannt, wie hoch die Zahl der Infizierten wirklich ist, weil nie breite Massentestungen durchgeführt wurden. Es sind mindestens vier weitere Coronaviren bekannt, die Menschen infizieren können. Es sind Verwandte von SARS-CoV-1, SARS-CoV-2 und MERS, die zusammen für etwa 30 Prozent der saisonalen Atemwegsinfektionen verantwortlich sind.

Was ist also das Neue an SARS-CoV-2? Hier sind fünf wesentliche Aspekte zu nennen:

1. Die zunehmend globalisierte Welt mit ihrem immensen Flugverkehr hat zu einer rasanten weltweiten Ausbreitung des Virus geführt.
2. SARS-CoV-2 ist möglicherweise infektiöser als SARS-CoV-1 (ganz sicher sein können wir uns hier nicht, weil die »Dunkelziffer« von SARS-CoV-1 nie gemessen wurde).
3. Das Virus konnte sich über von uns selbst geschaffene Strukturen wie menschenunwürdige Arbeits- und Lebensbedingungen vor allem von Migranten und sozioökonomisch Benachteiligten wie beispielsweise den Arbeitern in norditalienischen Textilfabriken oder Fleischfabriken, etwa der Marke Tönnies, aber auch über »feuchtfröhliche« Massenveranstaltungen wie Fußballspiele, Après-Ski-Partys und Karnevalsfeiern ungehindert ausbreiten.
4. Bereits wenige Wochen nach den ersten Fällen war das Virus entdeckt und über einen PCR-Test messbar gemacht worden,

und die Anzahl der Fälle schnellte durch breite Massentestungen in die Höhe.

5. Die Erkrankungs- und Todesfallzahlen wurden sensationsheischend kumulativ und ohne Bezug zu Bevölkerungszahlen wiedergegeben. Man stelle sich vor, Herzinfarkt-Tote würden ab sofort kumulativ gezählt, man würde aber die Registrierung der Herzinfarkte nicht überall gleichzeitig beginnen, sondern ausgehend von einer einzelnen Stadt die Zählung allmählich auf das ganze Land und dann die Erde ausdehnen. Das Ergebnis wäre eine Kurve mit exponentiellem Verlauf, sehr ähnlich, wie sie uns für SARS-CoV-2 täglich präsentiert wurde. Das Gleiche gilt für die klassische Grippe (Influenza), aber auch für schwere Lungenentzündungen durch Pneumokokken, Chlamydien, Mykoplasmen und zahlreiche andere Erreger, an denen geschätzt allein in Deutschland jedes Jahr Zigtausende Menschen versterben. Weltweit sind es mehrere Millionen. Die genauen Zahlen und Ursachen dieser Mortalität werden in diesem Buch vom Autor noch ausführlich dargelegt. Es ist im Interesse der öffentlichen Gesundheit sehr wichtig, durch diese Angaben eine Verhältnismäßigkeit der Corona-Zahlen herzustellen und nicht nur auf SARS-CoV-2 zu blicken.

Alle diese Zahlen sind zunächst Absolutzahlen ohne Bezug zur Bevölkerungszahl und daher für Vergleiche ungeeignet. Todesfälle sollten zur Herstellung der Vergleichbarkeit immer auf eine bestimmte Anzahl von Personen in der Bevölkerung und auf einen bestimmten Zeitraum bezogen werden, beispielsweise auf 100 000 Einwohner. Das heißt zum Beispiel: jährlich geschätzt ungefähr 40 Tote auf 100 000 Einwohner pro Jahr durch Lungenentzündungen in Deutschland. In der Grippe-Saison 2017/18 starben in Deutschland nach Schätzungen des Robert-Koch-Instituts 30 Menschen pro 100 000 Einwohner an oder mit Influenza. Mit Stand vom August 2020 starben durch SARS-CoV-2 11 Menschen pro 100 000. An den Folgen des Rauchens versterben jedes Jahr ca. 150 pro 100 000 Einwohner. Dieses Buch wird sich ausführlich beispielsweise mit der hohen Mortalität durch Luftverschmutzung befassen, auf die Mediziner und Umweltwissenschaftler seit vielen Jahren warnend hinweisen. Der Autor macht deutlich, dass auch die Häufung von schweren Infektionsverläufen in den COVID-19-Hotspots nachweislich auf Umweltbelastungen zurückgehen und die mögliche Überlastung dortiger Gesundheitssysteme schon vor Corona vorausgesagt wurde.

Im Vergleich zu vielen anderen Todesarten machen die Toten durch COVID-19 einen verhältnismäßig geringen Anteil aus. Dies soll die Erkrankung nicht verharmlosen – natürlich sollte alles unternommen werden, um Menschenleben zu retten –, das gilt aber nicht nur für COVID-19! Unser Bemühen sollte sein, durch geeignete Hygienemaßnahmen auch andere Infektionskrankheiten wie die bakteriellen Pneumonien und die jährliche Influenza einzudämmen. Es lassen sich aber durch geeignete Maßnahmen nicht nur Infektionskrankheiten und dadurch bedingte Todesfälle verhindern. Wir können aus Corona für viele andere Gesundheitsbedrohungen lernen! Mit diesem Lernpotenzial befasst sich das vorliegende Buch ausführlich.

Für die Gesamteinschätzung der Gefährlichkeit einer Erkrankung ist es jedenfalls wichtig, Risiken verhältnismäßig einzuschätzen, um dann auch verhältnismäßig zu reagieren und die richtigen Maßnahmen zu ergreifen, um Schaden von der Bevölkerung abzuwenden. Vor allem sollte es nicht passieren, dass die Maßnahmen der Schadensabwendung mehr Schaden anrichten, als sie verhüten, wie dies für die Corona-Krise schon mit ziemlicher Sicherheit vorhergesagt werden kann.

Es ist unmöglich, wirtschaftlichen Schaden von gesundheitlichem Schaden zu trennen. Der Lockdown hat weltweit immensen wirtschaftlichen Schaden angerichtet, mit schweren und langfristigen gesundheitlichen Folgeschäden sowohl für unsere eigene Bevölkerung als auch in noch weit größerem Ausmaß für andere Weltregionen. Zu den »üblichen« fünf oder sechs Millionen an Hunger versterbenden Kindern werden in diesem Jahr noch viele hinzukommen. Auch bei Todesfällen durch Malaria oder Tuberkulose wird mit einem dramatischen Anstieg aufgrund des teilweisen Ausfalls von Vorsorgeuntersuchungen und Gegenmaßnahmen gerechnet, der durch die übermäßige Fixierung ganzer Gesundheitssysteme auf SARS-CoV-2 verursacht wurde. Die in Teilen Europas messbare Übersterblichkeit ist wahrscheinlich nicht nur auf die Corona-Toten zurückzuführen, sondern auch auf die fehlende Gesundheitsversorgung anderer Erkrankter.

So reicht die Corona-Krise für die Menschheit bedeutend weiter, als es den Anschein hat, wenn man nur auf die Corona-Toten und die Infektionszahlen blickt. Genau diesen erweiterten Blick wagt Clemens Arvay. Er stellt die Corona-Krise in den Kontext der viel größeren globalen Krise, in der wir uns seit Jahren befinden und in die wir als Menschheit immer tiefer hineingleiten, während wir Bewohner der Industrieländer weiter in unbekümmertem Luxus leben und unser Wirtschaftssystem auf Gewinnmaximierung ausgerichtet ist. Wir sind dabei, unseren Planeten zu zerstören, und das hat dramatische Folgen für die Gesundheit der Menschheit. Jedes Jahr werden über 150 000 Quadratkilometer Regenwald vernichtet, um Palmöl für unseren Luxus und Soja als Tierfutter für unseren übermäßigen Fleischkonsum zu gewinnen. Etwa 36 Milliarden Tonnen Kohlendioxid muten wir jedes Jahr unserer Atmosphäre zu, und es gibt immer noch Menschen, welche die darauf zurückzuführenden Klimaveränderungen und deren Folgen leugnen. In diesem Buch wird der Klimawandel in einem größeren Kontext des »Umweltwandels« behandelt, der nicht nur das Klima, sondern auch die Biodiversität betrifft, die unser größter Schutz vor drohenden Epidemien und Pandemien ist. Es wird deutlich, dass die Corona-Pandemie schon in ihrem Ursprung eine »Biodiversitäts-Krise« ist.

Clemens Arvay stellt in diesem Buch nicht nur hervorragend recherchiert und durch Quellen und Zahlen belegt den Zusammenhang zwischen den globalen ökologischen Veränderungen und der Corona-Krise her, sondern er zeigt auch den Ausweg, den wir nehmen müssen, um zukünftigen Pandemien zu begegnen. Hierfür wird es nicht reichen, Pandemiepläne zu entwickeln, für Schutzausrüstung zu sorgen und verträgliche Maßnahmen des »Social Distancing« einzusetzen – das müssen wir zusätzlich machen. Aber das Wichtigste ist, bei den Ursachen anzusetzen und zu reflektieren, wie wir diesen Planeten unseren Kindern hinterlassen wollen. Das geht nur, wenn wir – jeder Einzelne von uns – anfangen, unseren Lebensstil zu hinterfragen und zu überlegen, was uns wirklich glücklich und zufrieden macht und ob nicht der Verzicht auf Materielles, der Verzicht auf die eine oder andere Fernreise, die Neuausrichtung der eigenen Lebensziele eine innere Zufriedenheit schaffen kann, die nicht käuflich ist.

Ja, wir können das besser – wir müssen nur anfangen zu wollen.

Andreas Sönnichsen, Wien, im Sommer 2020

Univ.-Prof. Dr. med. Andreas Sönnichsen ist Facharzt für Innere Medizin sowie Allgemeinmedizin und Vorsitzender des *Deutschen Netzwerks Evidenzbasierte Medizin.* Er leitet die Abteilung für Allgemein- und Familienmedizin am Zentrum für Public Health der Medizinischen Universität Wien.

## Corona: unsere Chance auf eine gesunde Welt

Wir schreiben das Jahr 2020. Alle Scheinwerfer der Welt sind auf ein Virus gerichtet. Stephen King, der Meister des Horrors, reagiert auf die Angst, die den Globus beherrscht, und versucht, die Menschen durch einen Kommentar im Internet zu beruhigen: »Nein, das Coronavirus ist nicht wie in *Das letzte Gefecht*.« Bei diesem Roman des weltbekannten Autors handelt es sich um eine Geschichte, in der ein mutiertes Grippevirus im Rahmen einer Pandemie fast die gesamte Menschheit ausrottet und nur wenige verschont, die aufgrund einer genetischen Abweichung immun gegen den Erreger sind. Diese Wenigen bewegen sich bald durch eine Welt der Leichen, die von Verwesung beherrscht wird und in der die Infrastruktur vollständig zusammengebrochen ist. Aber Stephen King schrieb über das Coronavirus: »Es ist nicht annähernd so ernst. Man kann es sehr gut überleben. Bleiben Sie ruhig, und treffen Sie angemessene Vorbeugemaßnahmen.«[1] Wenige Tage später macht die Welt ihre Schotten dicht: »Shutdown«. Es dauert nicht lange, und der Großteil der Weltbevölkerung wird auch noch unter Quarantäne gestellt: »Lockdown«!

Die Welt scheint stillzustehen. Der Flugverkehr ist zum Erliegen gekommen. Private Autos sind in vielen Ländern von den Straßen fast verschwunden, und auf den Autobahnen sind weniger Lastkraftwagen unterwegs als sonst. Industrieanlagen werden auf das Nötigste heruntergefahren. Die Feinstaubbelastung in Städten fällt zeitweise auf rekordverdächtige Tiefstwerte. Die Straßen sind menschenleer, die Ballungszentren zu Geisterstädten geworden. Nur in dieser Hinsicht ist es dann doch wie in Stephen Kings Roman.

Was Umweltwissenschaftlern jahrzehntelang nicht gelungen ist, hat eine infektiöse organische Struktur geschafft, die in der Biologie nicht als Lebewesen gilt.

Auch Soziologinnen sowie Agrar- und Ernährungswissenschaftler könnten angesichts des Virus erblassen, haben doch viele von ihnen trotz intensiver Bemühungen bisher keinen Erfolg damit gehabt, Öffentlichkeit und Politik für die Ausbeutung von Billigarbeitskräften zu sensibilisieren, die bei uns als Erntehelfer, Fließbandarbeiterinnen und Schlachthofmitarbeiter unter teilweise skandalösen Bedingungen arbeiten und wohnen müssen und dabei unsere Wirtschaft und Lebensmittelversorgung am Laufen halten. Die meisten Stimmen, die einen besseren Umgang mit diesen Menschen oder faire Löhne für sie eingefordert haben, führten vor dem Jahr 2020 trotz starker Anstrengungen zu keinen nennenswerten politischen Reaktionen oder medialen Aufklärungskampagnen. An wirksame Maßnahmen war gar nicht erst zu denken.

Die Experten für Umwelt und Soziales gingen im täglichen Medienzirkus zwischen Talentshows, seichter Comedy und Talk-Formaten unter, die vorwiegend um kurzlebige politische Befindlichkeiten und Grabenkämpfe zwischen Parteien kreisten. Investigativ arbeitende Fernsehjournalisten bekamen nicht ausreichend Sendezeit für ihre Reportagen über die Schattenseiten unserer Industrie und mussten sich mit gelegentlichen Sendeplätzen im Spätabendprogramm zufriedengeben. Seltene wachrüttelnde Reportagen sind aber nicht ausreichend, um etwas zu bewegen. Es ist bekannt, dass einzelne kritische Sendebeiträge bei den Zuschauern zwar eine spontane Betroffenheit erzeugen können, dann aber rasch wieder »vergessen« werden.

Wie Corona uns gezeigt hat, braucht es für ein steigendes Problembewusstsein anhaltende mediale Informations- und Bildungsangebote. Erst seit es um *unsere* Gesundheit geht, seit *wir* betroffen sind, richten wir unsere Scheinwerfer auf die Hotspots der wirtschaftlichen Ausnutzung von Menschen und Tieren mitten in Europa, die auch zu Zentren der viralen Ausbreitung geworden sind. Und dabei scheint es uns weniger um die Billigarbeitskräfte und deren Gesundheit als vielmehr um die Ausbreitung eines Virus zu gehen.

Die Tradition der Ignoranz gegenüber denen, die einen fairen Umgang mit Menschen und mehr Rücksicht auf den Planeten und andere Lebensformen einfordern, ist alt. Schon der Schriftsteller, Philosoph und Naturforscher Henry David Thoreau, amerikanischer Menschenrechtler und Mitbegründer der Ökologie, musste in der Mitte des 19. Jahrhunderts mitansehen, wie die frühe Expansion der Industrie buchstäblich über Leichen ging. Thoreau setzte sich gegen Sklaverei, für die Rechte der indigenen Nordamerikaner und gegen die Zerstörung von Naturflächen zugunsten von Fabriken, Bergwerken und Gütereisenbahnen ein. Als Folge wurde er wegen Widerstands gegen die Staatsgewalt vorübergehend ins Gefängnis gesteckt. Am 4. Juli 1845, am amerikanischen Unabhängigkeitstag, zog sich Thoreau in eine selbst errichtete Blockhütte in ein Waldgebiet in Massachusetts zurück. Dort verbrachte er seine Zeit damit, Gemüse anzubauen und die Ökologie des Walden-Sees zu studieren. So wie damals Henry David Thoreau werden diejenigen, die gegen Ausbeutung und Zerstörung von Lebensräumen auftreten, auch in unserer Zeit weitgehend ignoriert.

Ändert ein Virus nun jedoch alles? Beginnt jetzt das »goldene Zeitalter« der Solidarität und des Umweltbewusstseins? Kommt das Jahrhundert der globalen Gerechtigkeit, in der Ressourcen, Nahrung und Chancen fair in der Welt verteilt werden? Diese Hoffnung wäre übertrieben. Aber das Corona-Phänomen eignet sich dazu, endlich ein paar Dinge zu besprechen, deren Thematisierung schon lange ansteht. Dieses Buch verfolgt das Ziel, einige der wegen Corona angeworfenen Scheinwerfer auf Gesundheitsbedrohungen zu richten, die uns in Europa, aber auch Menschen in anderen Regionen betreffen; Bedrohungen, die schon seit langer Zeit unnötig Menschenleben kosten und gegen die wir etwas hätten tun sollen. Werfen wir also ein bisschen von unserem Scheinwerferlicht auf die Frage, wie sich unsere Art des Wirtschaftens und unser Umgang mit der Biodiversität auf unser eigenes Leben und das Leben anderer auswirken; wo unser Planet und der menschliche Organismus kranken und was man dagegen tun könnte.

Das Problem ist nur, dass alle Scheinwerfer der Welt jetzt auf ein Coronavirus gerichtet sind. Das neuartige Virus ist ohne Frage ein Gesundheitsrisiko, das Menschen geschädigt hat und das wir daher ernst nehmen müssen. Es handelt sich um eine Gesundheitsbedrohung von vielen. Die öffentliche und politische Aufmerksamkeit richtet sich jedoch im Moment fast ausschließlich auf diesen selektiven Ausschnitt. Während wir für andere Probleme weiterhin Scheuklappen haben, rückt Corona unverhältnismäßig in den Mittelpunkt. »Unverhältnismäßig« ist ein Wort, das ich mit Bedacht gewählt habe. Denn unser Umgang mit dem Coronavirus ist dazu geeignet, den Eindruck zu erwecken, als befänden wir uns erst seit Auftreten des Erregers in einer gravierenden Gesundheitskrise. Die Unverhältnismäßigkeit zeigt sich auch darin, dass virale Infektionen und Atemwegserkrankungen bisher kein Thema in der Politik und medialen Berichterstattung waren, obwohl diese schon lange zu ähnlichen Folgen für Leben und Gesundheit führen wie das Coronavirus, und zwar in einem vergleichbaren und teilweise sogar größeren Ausmaß. Dieses Ausmaß lässt sich nachweislich mit Umweltbelastungen in Verbindung bringen.

Und auch die Zahl von neun Millionen Krebs-Toten pro Jahr könnte durch politische Maßnahmen und Bildungsangebote problemlos gesenkt werden. Dieses Buch tritt den Beweis an, dass Krebs unter anderem eine Umwelterkrankung ist, die durch ökologische und umweltmedizinische Strategien sowie durch Änderungen unserer Lebens- und Wirtschaftsweise zurückgedrängt werden könnte. Dazu wäre es wünschenswert und möglich, neun Millionen Hunger-Tote pro Jahr, davon der Großteil Kinder, durch eine solidarische Weltpolitik zu verhindern. Der Welthunger ist kein Naturphänomen. Er hängt unter anderem mit unserer Art des Umgangs mit Ressourcen zusammen. Welthunger ist ein politischer Skandal, der längst schon hätte beendet werden müssen. Doch unsere einseitige Ausrichtung auf Corona hat den Skandal nun sogar noch verschärft. In diesem Jahr werden mehr Hunger-Tote zu beklagen sein als in den Jahren zuvor.

Seit Jahrzehnten versuchen Menschenrechtsorganisationen jährlich Hunderttausende Malaria-Tote zu verhindern, was unter Mithilfe der internationalen Solidargemeinschaft längst möglich gewesen wäre, jedoch wegen fehlender finanzieller Mittel nicht gelungen ist. Die Medien und die Politik hätten dafür nur einen Bruchteil des Engagements an den Tag legen müssen, das sie bei Corona zeigen. Drei Viertel der Sterbefälle bei Malaria betreffen Kinder. Aktuell wird die Übersterblichkeit wegen der Ausrichtung der globalen Gesundheitsvorsorge auf Corona allein bei afrikanischen Kindern, die der Malaria zum Opfer fallen, im Vergleich zum langjährigen Mittel mehr als 50 Prozent betragen. Die zusätzlichen Malaria-Toten in Afrika könnten die Gesamtzahl aller Corona-Toten des Kontinents im Jahr 2020 um das Zehnfache übersteigen.

Corona ist eine Chance, unseren Blick endlich auf die Gesundheit der gesamten Welt zu richten und uns zu fragen, was wir grundlegend besser machen sollten, wenn es uns wirklich um Menschenleben geht – und wenn wir zukünftige Pandemien verhindern möchten, die uns noch viel schwerer treffen könnten als das neuartige Coronavirus. Es wäre fatal, den Corona-Tunnelblick beizubehalten. Dieses Buch korrigiert deshalb falsche und irrationale Vorstellungen über das Coronavirus, die sich während der Schlacht um Schlagzeilen medial verbreitet haben. Falsche

Diagramme, mangelhafte Zahlen, irreführende Meldungen über Viren und das Immunsystem sowie einseitige Darstellungen über Folgeschäden nach viralen Infekten, die es nicht erst seit Corona gibt, müssen mithilfe von Evidenzen und wissenschaftlichen Einordnungen in ein richtiges Licht gerückt werden.

Das anfängliche Wettrennen um Schlagzeilen hat zu einer medialen Auslese von Nachrichten zugunsten dramatischer Meldungen geführt. Die Politik kam dadurch immer mehr unter Zugzwang und reagierte mit restriktiven Maßnahmen, die einzelnen Politikerinnen und Politikern durchaus auch zu besseren Umfragewerten verhalfen. So entstand ein Sog des gegenseitigen Wetteifers, bei dem man jetzt nicht mehr sagen kann, wer wen vor sich hertreibt: die Medien die Politik oder umgekehrt. Außerdem ist zu bedenken, dass auch Journalisten und Politiker Ängste haben, die bei der Entwicklung des öffentlichen Corona-Diskurses bestimmt eine Rolle gespielt haben. Ich erlaube mir, dem Alarmismus wissenschaftliche Fakten entgegenzuhalten und auch mal Entspannendes über Corona zu berichten.

Dieses Buch reicht mit anderen Worten den Teil der Wissenschaft nach, den viele Presseberichte unterschlagen oder tendenziös wiedergegeben haben. Die Situation ist nicht so einzigartig, wie viele glauben. Keinesfalls darf der Eindruck entstehen, dass wir die »Ausnahmesituation« nur irgendwie überstehen müssten, damit dann alles wieder beim Alten ist. Die Aussage dieses Buches soll auch nicht so verstanden werden, dass Corona ein falscher Alarm sei und wir ruhig so weitermachen könnten wie bisher. Im Gegenteil: Es sollte nie wieder weitergehen wie bisher, aber der Grund dafür ist nicht Corona. Statt restriktiver Maßnahmen, die sich auf ein ausgewähltes Gesundheitsrisiko konzentrieren und teilweise nicht evidenzbasiert sind, benötigen wir eine angemessene Agenda der ökosozialen Gesundheitsvorsorge überhaupt. Diese bezieht Erreger wie das neue Coronavirus mit ein. Darauf zielt dieses Buch ab. Die sachliche Betrachtung des

Corona-Massenphänomens und die Korrektur von Falschmeldungen sind dabei wichtige Elemente.

Ein Teil des Buches befasst sich auch mit der Frage, ob die rasche Impfung gegen Corona der Weg aus der Krise und »zurück« in die Normalität sein kann. Ich werde auf wissenschaftlicher Grundlage zeigen, dass wir bereits dabei sind, durch die Herstellung von Impfstoffen im Schnellverfahren ein neues Gesundheitsrisiko zu schaffen. Medienberichte über Impfstoffe verharmlosen dieses Problem, unterschlagen experimentelle Auswertungen von favorisierten Impfstoffkandidaten, die beunruhigende Fragen aufgeworfen haben. Viele Journalistinnen und Journalisten geben die Presseaussendungen pharmazeutischer Konzerne wieder, anstatt kritische Fragen zu stellen. Konzerninteressen zu hinterfragen hat aber nichts mit Impfgegnerschaft zu tun. Impfungen können wichtige Arzneimittel sein, sofern sie angemessen und verhältnismäßig eingesetzt werden, lang genug klinisch getestet wurden und allen Sicherheitsstandards entsprechen. Ich werde nachweisen, dass die schnelle Entwicklung des Corona-Impfstoffs diese Anforderungen nicht erfüllt, und hierzu auch Stimmen renommierter Wissenschaftler zitieren. Arzneimittelsicherheit ist schließlich ein hohes gesundheitspolitisches Gut.

Dieses Buch richtet sich an Menschen, die auch während der Corona-Krise noch differenziert denken möchten. Ich nähere mich dem Thema aus der Perspektive meines Fachgebiets, der Gesundheitsökologie. Diese biowissenschaftliche Disziplin betrachtet die Entstehung von Krankheit und Gesundheit unter Berücksichtigung medizinischer, biologischer sowie ökologischer Aspekte. Generationen von Ökologen haben sich bereits mit Epidemiologie befasst. Die ökologische Epidemiologie erforscht die Ausbreitung von Krankheiten in der menschlichen Gesellschaft ebenso wie in Tier- und Pflanzenpopulationen.[2] Sie untersucht, wie Eingriffe in Ökosysteme zur Entstehung neuer Erreger führen, die den Menschen bedrohen können, und wie sich diese Erreger ausbreiten.[3] Sie erforscht aber auch, welche ökologischen Mechanismen diese Ausbreitung eindämmen können. Ich bin kein Virologe. Die Virologie befasst sich vorwiegend mit der Genetik und der Evolution von Viren. Als Gesundheitsökologe bin ich es gewohnt, Krankheits- und Gesundheitszustände komplex zu betrachten und einzuordnen. Daher werden in diesem Buch bewusst auch Vergleiche zwischen Corona und anderen Gesundheitsbedrohungen gezogen. Vergleiche sind keine Gleichsetzungen. Erst die Einordnung der Zahlen rund um Corona verhilft uns zu einem Verständnis der Krankheit, ihrer tatsächlichen Gefährlichkeit und ihrer globalen Bedeutung. Auch die Frage, welche Gesundheitsschäden die restriktive Corona-Politik in Europa und auf anderen Kontinenten verursacht hat, gehört unbedingt zu einer gesundheitsökologischen Betrachtung. Daher untersucht dieses Buch auch die Verhältnismäßigkeit unserer Reaktion auf das neue Virus.

Wer gegenüber solchen Überlegungen offen ist oder diese zumindest zulassen möchte, wird von diesem Buch nicht enttäuscht werden. Ich werde nicht bei der Kritik stehenbleiben. Im letzten Buchteil befassen wir uns mit öko-immunologischen Erkenntnissen und damit, was jeder Einzelne von uns tun kann, um die eigene Hintergrundimmunität, die bei Corona und anderen Krankheiten eine wichtige Rolle spielt, zu unterstützen. Das Immunsystem ist der Schlüssel zur Gesundheit. Ich plädiere in diesem Buch für das Recht aller Menschen auf gesunde Lebensräume, die ihre Immunfunktion fördern, anstatt sie zu beeinträchtigen, wie das derzeit durch Umweltbelastungen der Fall ist. Auch der Verlauf der Corona-Infektion wird von Umweltfaktoren beeinflusst. »Menschenleben vor Wirtschaft« – das muss mehr als ein Corona-Wahlkampfspruch werden. Beginnen wir mit den Zusammenhängen zwischen Epidemien und Naturzerstörung.

Teil 1

# Corona: Krise oder Skandal?

## COVID-19 als Symptom

### Das Ungeheuer aus Wuhan und die Medien

Zuerst schlummerte das neuartige Coronavirus oder sein unmittelbarer Vorfahre in ostasiatischen Wildtieren. Die ersten Erkrankten, die stationär an Kliniken behandelt wurden, fielen im Dezember 2019 in der chinesischen Metropole Wuhan mit elf Millionen Einwohnern auf. Es handelte sich um Patienten mit Lungenentzündungen unbekannter Ursache. Dieses Krankheitsbild wurde später als »COVID-19« bezeichnet, ein Akronym aus dem englischen Begriff für »Coronavirus-Erkrankung 2019«. Das Virus selbst erhielt den wissenschaftlichen Namen *SARS-CoV-2* für *Schweres-Akutes-Respiratorisches-Syndrom-Coronavirus-2*. Es ist also mit dem Erreger der SARS-Pandemie im Winterhalbjahr 2002 bis 2003 verwandt, der als SARS-CoV bekannt war und zur besseren Unterscheidung seit dem Auftreten des neuen Coronavirus auch als SARS-CoV-1 bezeichnet wird.

Von den ersten COVID-19-Fällen wurden 41 genauer unter die Lupe genommen. Das Ergebnis: 27 von ihnen, also etwa zwei Drittel, hatten sich im relevanten Zeitraum vor dem Ausbruch der Symptome auf dem Lebensmittelmarkt Huanan in Wuhan aufgehalten, die meisten davon als Marktmitarbeiter.[4] Da im Umkehrschluss bei dem verbleibenden Drittel keine Verbindung zu dem Markt nachgewiesen wurde, ist es nicht gesichert, dass der Übertritt des Virus von Tieren auf Menschen mit dem Lebensmittelmarkt in Zusammenhang steht. Die folgenden Abschnitte, die auf den chronologischen Verlauf der Pandemie zurückblicken, werden zeigen, dass dieser Schauplatz wahrscheinlich erst in der weiteren Verbreitung des Erregers eine Rolle spielte und das neue Coronavirus schon länger im Umlauf sein dürfte.

Neben Obst, Gemüse, Fisch, Meeresfrüchten und dem Fleisch unterschiedlicher Tierarten von Geflügel, Rind, Schaf und Ziege bis hin zu Ratte, Krokodil und Schlange, wurde Berichten zufolge auf dem Markt auch sogenannte Lebendware verkauft, also lebendige Zucht- und Wildtiere. Darunter sollen sich Sikahirsche, Jungwölfe, Dachse, Strauße, Pfauen sowie Zibetkatzen befunden haben. Zibetkatzen sind kleine bis mittelgroße nachtaktive Raubtiere. Die Wildtiere sollen in Käfigen gehalten und beim Kauf direkt auf dem Markt geschlachtet worden sein.[5] Viele dieser Tiere werden nicht nur zum Verzehr erworben, sondern auch, um aus ihren Organen und Sekreten Präparate zu gewinnen, die in der traditionellen chinesischen Medizin Anwendung finden. Zwischen dem 1. und 12. Januar 2020 wurden fast 600 Umweltproben von Oberflächen, Abwasser und Materialien des Marktes gesammelt und auf virale Bestandteile untersucht. In 33 dieser Proben konnte das genetische Material des neuartigen Coronavirus nachgewiesen werden. Davon stammten 31 aus Bereichen, in denen Wildtiere angeboten wurden, und nur zwei aus anderen Bereichen.[6] Doch diese Umweltproben werfen die Frage auf, ob dabei wirklich das »richtige« Virus festgestellt wurde. Denn zum damaligen Zeitpunkt war die Entwicklung aussagekräftiger Tests noch nicht weit fortgeschritten. Auch die hohe Rate positiver Ergebnisse aus Bereichen, in denen sich Wildtiere verschiedener Arten aufgehalten hatten, deutet darauf hin, dass die Tests auf unterschiedliche Coronaviren angesprochen haben könnten. Es handelt sich ja um eine ganze Familie von Erregern, die bekanntermaßen in Wildtieren häufig vorkommen.

Nachdem der mögliche Zusammenhang zwischen dem Auftreten des neuen Coronavirus und dem Lebensmittelmarkt Huanan bekannt geworden war, ließen die chinesischen Behörden alle Wildtiere von dem Gelände entfernen, ohne diese auf Krankheitserreger zu untersuchen. Zusammen mit der Tatsache, dass bei einem Drittel der frühesten Erkrankungsfälle keine Verbindung zum Markt nachgewiesen wurde, bleibt dessen Rolle ungeklärt. Bemerkenswert ist allerdings, dass bereits zu diesem Zeitpunkt trotz der lückenhaften Evidenzlage ein medialer Schnellschuss auf den anderen folgte, sodass das Rennen um Schlagzeilen nicht mehr zu bremsen war. Diese Dynamik führte rasch zur weltweiten Verbreitung widersprüchlicher Pressemeldungen. In einigen Berichten wurde dementiert, dass der Lebensmittelmarkt Huanan der Ausgangspunkt der Corona-Krise gewesen sei.[7] Im Widerspruch dazu verbreitete sich in anderen Medienberichten für den Markt sogar die Bezeichnung »Ground Zero«, also »Urgrund« des COVID-19-Ausbruchs.[8] Der Wettkampf um spektakuläre Nachrichten spitzte sich so stark zu, dass in zahlreichen Presseberichten die »Jagd auf Patient null« ausgerufen wurde. Diese Jagd soll zu einer Shrimps-Verkäuferin auf dem Lebensmittelmarkt Huanan geführt haben. Sogar der volle Name der Frau wurde im Rahmen der Berichterstattung veröffentlicht.[9] Man berief sich dabei auf behördliche Dokumente, welche den Medien aus China verdeckt zugespielt worden waren. Sachlich betrachtet ist das Aufspüren einer Patientin null bei einem derart komplexen Geschehen unmöglich. Wer nach belastbaren wissenschaftlichen Evidenzen dafür sucht, dass die medial vorgeführte Frau die erste Infizierte war, wird nicht fündig werden. Denn die Person, die als Erstes positiv auf den neuen Erreger getestet wurde, muss nicht die erste Betroffene gewesen sein. Die öffentliche Jagd auf die Patientin null ist ein anschauliches Beispiel für das mangelhafte sachliche Niveau vieler, aber nicht aller Medien, die sich der reinen Quotenjagd zugewendet haben.

Im Januar 2020 lernte die ganze Welt, dass Fledermäuse aus evolutionsbiologischen Gründen häufig als Zwischenwirte für Viren fungieren, insbesondere für solche aus der Familie der Coronaviren. Die geflügelten Säugetiere dominierten schlagartig alle Mediengattungen, obwohl es noch keinerlei sicheres Wissen über die Herkunft des Erregers gab, sondern nur unterschiedliche Hypothesen. Sogar Gruselfotos von Suppentellern, in denen tote Fledermäuse schwammen, wurden nicht nur im Internet verbreitet, sondern schafften es bis in die TV-Programme und Printmedien. Ein Video, das eine junge asiatische Frau beim Verzehr von Fledermausfleisch zeigte, war dabei nur der Höhepunkt dieses Hypes, doch selbst dieses *überflüssige* Filmmaterial, das in keinem Zusammenhang mit dem Ausbruch des Coronavirus stand, fand Einzug in die Berichterstattung bekannter Presseunternehmen. Darunter war auch die international verbreitete britische Zeitung *Daily Mail*.[10] *The Sun*, eine der auflagenstärksten Zeitungen des Vereinigten Königreichs, brachte den Videoclip ebenfalls im Internet in Umlauf. Die dazugehörige Schlagzeile lautete: »Wie eine Fledermaus aus der *Hölle*«.[11] In Deutschland wurde dasselbe Video unter anderem von *Bild* verbreitet.[12] Ein ähnlicher Clip wurde von *oe24* in Österreich veröffentlicht.[13] Der amerikanische Nachrichtensender *CBS News* rief zusätzlich zur Jagd auf Patient null auch zur Suche nach der »schuldigen Fledermaus« auf.[14] Spätestens im Februar 2020 hatten vermutlich alle Menschen rund um den Globus, die Medien konsumierten, derartige Aufnahmen und Schlagzeilen gesehen oder gelesen. Den Bildern haftete etwas von Bram Stokers Dracula an; etwas, das die tiefsitzende menschliche Urangst vor gefährlichen Bestien ansprach, aber auch vor dem Fremdartigen. Die Fledermäuse gaben dem neuen Coronavirus ein quotentaugliches Gesicht. Wir hatten es mit einem Ungeheuer zu tun – einem fremdartigen Ungeheuer aus Wuhan.

Mit anderen Worten: Schon kurz nach Bekanntwerden des COVID-19-Erregers war ein Großteil der Medienberichterstattung ein Durcheinander aus reißerischen Schlagzeilen, unbewiesenen Hypothesen, widersprüchlichen Schnellschüssen und Schockbildern ohne evidenzbasierten Unterbau. Dabei war doch bereits im Januar klar, dass das Coronavirus wahrscheinlich nicht von Fledermäusen auf Menschen übergesprungen war, sondern ein anderes Wildtier als Zwischenwirt genutzt haben dürfte. Entgegen zahlreichen Presseberichten wurden auf dem Lebensmittelmarkt Huanan zum relevanten Zeitpunkt auch keine Fledermäuse angeboten.[15] Außerdem ist in Wuhan das Verspeisen von Fledermäusen im Gegensatz zu anderen Regionen Asiens wenig verbreitet. Überhaupt wird die Suche nach den Verursachern im Sand verlaufen, wenn wir nur bei den »anderen« hinschauen; bei denen, die weit weg leben und fremdartige Essgewohnheiten haben; oder etwa sogar bei den Fledermäusen selbst.

Die Ökologie ist eine komplexe Beziehungswissenschaft. Sie erforscht mit biologischen Methoden, wie alles mit allem zusammenhängt. Innerhalb der Ökologie haben sich Spezialisierungen entwickelt, die ihren Fokus auf bestimmte Zusammenhänge und Wechselwirkungen richten. Die Gesundheitsökologie befasst sich unter anderem damit, wie Veränderungen an Ökosystemen auf die Gesundheit der Menschen zurückwirken. Die folgenden Abschnitte werden zeigen, dass der »Ground Zero« der COVID-19-Pandemie nicht auf Wuhan eingrenzbar ist, sondern dass die ganze Welt durch die Art unseres Umgangs mit Ressourcen, Naturvielfalt, Tieren und Menschen ihre Beiträge zu der problematischen globalen Gesundheitssituation geleistet hat, die weit über COVID-19 hinausgeht. »Ground Zero« ist überall.

## »Ground Zero«: zerstörte Ökosysteme

Fledermäuse sind natürliche Träger zahlreicher Viren, darunter auch der Coronaviren. Genau genommen trifft das auf die gesamte zoologische Ordnung der Fledertiere zu, die außer in den Polarregionen fast überall auf der Erde verbreitet sind. Zu den Fledertieren zählen neben den Fledermäusen auch die Flughunde.

Beide haben mit der Familie der Coronaviren eine gemeinsame Evolutionsgeschichte von mehreren Millionen Jahren hinter sich. Dabei hat sich ein Gleichgewicht zwischen dem Immunsystem der Fledertiere und den Viren eingestellt. Aus der Koevolution ist eine Koexistenz geworden. Verschiedene Arten der Fledertiere sind mit unterschiedlichen Varianten der Coronaviren vergesellschaftet. Das Immunsystem der Fledertiere toleriert die Anwesenheit der Viren so weit, dass es sie nicht gänzlich aus dem Organismus entfernt. Für Fledertiere bleiben die Coronaviren in der Regel ungefährlich. Das liegt unter anderem daran, dass ihr Immunsystem den Umgang mit den Erregern gewohnt ist und Entzündungsreaktionen dämpft.[16] Ein solches Virus wird erst gefährlich, wenn es eine andere Tierart oder einen Menschen infiziert, da die Immunsysteme anderer Spezies den Umgang mit dem Erreger nicht beherrschen.

Unter natürlichen Bedingungen kommt bereits der Übersprung eines Virus von einer Fledertierart auf eine andere selten vor. Dieses Risiko steigt aber, wenn unterschiedliche Arten oder sogar Gattungen der Fledertiere unnatürlich nahe beieinander leben. Das kann zum Beispiel durch den Verlust des Lebensraumes passieren, wenn Ökosysteme zerstückelt, bebaut oder durch Umweltgifte belastet worden sind. Zusätzlich kann ein Rückgang der Artenvielfalt auch zu einem verminderten Nahrungsangebot führen, insbesondere, weil sich sowohl Fledermäuse als auch Flughunde spezialisiert ernähren. Drei Viertel von ihnen leben von bestimmten Insekten. Andere ernähren sich von Früchten, Blüten oder Nektar. Die Insekten- und Pflanzenvielfalt der Erde ist wegen menschlicher Umwelteingriffe rasant im Rückgang.[17] Dieser Verlust ist unumkehrbar und setzt eine Kaskade aus unterschiedlichen ökologischen Folgeschäden in Gang, die bis auf uns Menschen zurückwirkt. Die damit verbundene Nahrungsverknappung für Fledertiere lässt diese nicht nur näher zusammenrücken, sondern die Tiere weichen als klassische Kulturfolger auch in menschliche Siedlungsgebiete und Städte aus, um dort nach Nahrung, Wasser und Unterschlupf zu suchen.

Am stärksten ist dieses Problem in Australien fortgeschritten – ein Kontinent, der zunehmend unter Dürre und Verwüstung durch Waldbrände leidet. Pia Lentini, eine australische Ökologin und Fledermausexpertin, brachte die Flucht der Fledertiere in menschliche Ballungszentren mit deutlichen Worten auf den Punkt: »Sie sind in unseren Städten, weil sie verhungern.«[18] Das gilt auch für andere Regionen der Erde.

Gelangt beispielsweise ein Coronavirus in den Organismus eines anderen – artfremden – Fledertiers, dessen Immunsystem in keinem natürlichen Gleichgewicht mit dem Erreger steht, so kann sich das Virus im neuen Wirt stärker vermehren als im alten. Dieser Anstieg der Virulenz ist besonders ausgeprägt, wenn es zum Übertritt auf eine andere Gattung der Fledertiere kommt, weil die evolutionäre Verwandtschaft zwischen Gattungen geringer ist als zwischen den Arten derselben Gattung. Das bedeutet, dass auch die Immunsysteme fremder Fledertiergattungen nach dem Übertritt mit höherer Wahrscheinlichkeit ungünstiger auf den Erreger reagieren als die Immunsysteme der ursprünglichen Gattung. Die gestiegene Virulenz und die damit verbundene höhere Virenlast führen zu einem steigenden Risiko weiterer Ansteckungen, die dann auch eine völlig andere Tierart oder den Menschen betreffen können.

Selbstverständlich steigt auch diese Gefahr mit der zunehmenden Zerstörung von natürlichen Lebensräumen und Nahrungsgrundlagen. Je weiter die intakten Ökosysteme schrumpfen, desto näher kommen sich Vertreter der unterschiedlichen Arten inklusive uns Menschen, auch wenn sie im Laufe der Evolutionsgeschichte bisher keinen Kontakt zueinander hatten. In den Worten der Wildtier- oder Gesundheitsökologie würde man sagen: Eine natürliche Strukturierung der Wirtspopulationen hemmt die Ausbreitung von Erregern, sodass sich diese nicht über die Wirtspopulation hinaus verbreiten. Hingegen führt die Zerstörung der natürlichen Populationsstrukturen sowohl zu einer höheren Virulenz als auch zu einer Verbreitung außerhalb der Population. Das ist durch zahlreiche ökologische Feldstudien und epidemiologische Analysen bewiesen.[19]

Ein kurzer Exkurs: Die Epidemiologie befasst sich mit den Ursachen und der Verbreitung von Krankheiten aller Art innerhalb der Bevölkerung oder innerhalb von Tierpopulationen, wofür sie mathematische Modelle und statistische Methoden nutzt. Die Gesundheitsprävention gehört ebenfalls in den Forschungsbereich der Epidemiologie. Ich habe bereits erwähnt, dass sich die ökologische Epidemiologie vor allem auf Menschen- und Tiergesellschaften bezieht, weil beide in einer ökologischen Beziehung zueinander stehen, die im Hinblick auf ansteckende Krankheiten bedeutsam ist. Daneben existiert auch eine Epidemiologie der Pflanzenkrankheiten, die ähnliche Rechenmodelle anwendet.[20] Auch die Virologie spielt nicht nur bei Menschen und Tieren, sondern auch in der Pflanzenwissenschaft eine große Rolle. Es sind weitaus mehr Pflanzenviren bekannt als solche, die bei uns Menschen Krankheiten erregen.[21] Viren wurden überhaupt zum ersten Mal in Pflanzen entdeckt. Pflanzenviren werden in der Impfstoffforschung genutzt, weil sie für unseren Organismus in der Regel ungefährlich sind. Impfstoffe auf der Basis von Pflanzenviren sind allerdings noch in einem frühen Entwicklungsstadium. In Zukunft könnten sie, sofern sie ausreichend lange getestet wurden, Verwendung in Impfstoffen finden und auch in der Krebsmedizin zum Einsatz kommen.[22] Damit zurück zum Thema.

Durch menschliche Eingriffe in Lebensräume werden die Populationsstrukturen von Wildtieren in hohem Maße gestört und durchbrochen. Damit sind wir auf einen ersten Zusammenhang zwischen Naturzerstörung und der artübergreifenden Verbreitung von Krankheitserregern gestoßen. Übertragbare Krankheiten, die von Tieren auf Menschen übergesprungen sind, werden als *Zoonosen* bezeichnet. Naturzerstörung ist die Zerstörung von Gleichgewicht und dynamischen Prozessen zwischen Lebewesen, die in einer ökologischen Beziehung miteinander stehen. Bezeichnen wir diese Prozesse, die sich im Laufe der Evolution entwickelt haben, als »Funktionskreise«. Dieser in der heutigen Biowissenschaft wenig gebräuchliche, aber sehr gut passende Begriff stammt von dem Biologen und Philosophen Jakob Johann von Uexküll, der von 1864 bis 1944 in Estland lebte.

Als natürliche Spezies sind auch wir Menschen in die Funktionskreise der Natur eingebunden. Viren, Bakterien und andere Krankheitserreger nehmen ebenfalls teil. Wenn Funktionskreise beeinträchtigt werden, gerät auch die Dynamik der Erreger aus dem Gleichgewicht. Man kann sich das ähnlich wie bei einem verschmutzten, also degradierten Gewässer vorstellen. Durch die Störung des Gleichgewichts zwischen den Arten kommt es zur »Algenblüte«: Eine oder wenige Algenarten verlassen ihren Platz in den natürlichen Funktionskreisen, beginnen zu wuchern und »ersticken« letztlich andere Lebensformen des Ökosystems unter sich. In einem solchen degradierten Ökosystem sind die natürlichen Funktionskreise zum Stillstand gekommen. Aus Vielfalt ist »Einfalt« geworden – eine krankmachende Einfalt.

Die Komplexität und Vielfalt der Natur wird auch als »Biodiversität« bezeichnet. Dieser Begriff wird in der Öffentlichkeit oft als Synonym für »Artenvielfalt« verwendet. Aber er bedeutet viel mehr. Biodiversität ist die Vielfalt der Arten *und* ihrer komplexen Wechselbeziehungen. Das Wort steht für die gesamte Naturvielfalt mit all ihren komplizierten Funktionskreisen. Wenn wir von einem Verlust der Biodiversität sprechen, dann meinen wir damit also viel mehr als das Artensterben. Wir meinen die Degradierung der Ökosysteme im globalen Maßstab, ja des gesamten Ökosystems Erde, und damit auch der natürlichen Funktionskreise, von denen menschliches Leben und menschliche Gesundheit abhängen.

Auch das neuartige Coronavirus hat seinen Platz in den natürlichen Funktionskreisen verlassen. Nachdem es vermutlich von »seiner« Fledertierart auf eine andere übergesprungen und dabei infektiöser geworden ist, dürfte es Wildtiere aus völlig anderen Ordnungen des Tierreichs infiziert haben. Zunächst vermuteten Wissenschaftler, dass sich das Coronavirus von Fledertieren auf eine Schlangenart ausgebreitet habe. Doch dabei dürfte es sich um einen Irrtum gehandelt haben, denn bislang waren Infektionen mit Coronaviren bis auf wenige Ausnahmen nur von Säugetieren und Vögeln bekannt.

## Eilmeldungen über Wildtiere

Danach verbreitete sich die Hypothese, dass der Zwischenwirt, über den das neuartige Coronavirus seinen Weg von Fledertieren auf den Menschen gefunden hatte, ein Schuppentier war.[23] Schuppentiere, auch Pangoline genannt, stellen eine eigene Ordnung und Familie unter den Säugetieren dar. Sie sind die einzigen Säuger mit Schuppen. Von den acht heute bekannten Schuppentierarten lebt die Hälfte in Afrika und die andere Hälfte im Osten des asiatischen Kontinents. Das chinesische Schuppentier, das auch als Ohrenschuppentier bekannt ist, weist mit Schwanz eine Länge von 70 Zentimetern bis einen Meter auf. Der nachtaktive Einzelgänger lebt bevorzugt in Wäldern und ernährt sich von bestimmten Insekten, überwiegend von Termiten und Ameisen. Daher verfügt er an den vorderen Extremitäten über eine bis zu sieben Zentimeter lange Mittelkralle, die er zum Graben benutzt. Wie die Fledertiere sind also auch die Schuppentiere nicht nur auf den Lebensraum Wald, sondern auch auf eine intakte Insektenvielfalt angewiesen, um ausreichend Nahrung zu finden. Sie werden in allen ihren Verbreitungsgebieten, aber besonders in China und Vietnam, intensiv bejagt. Ihr Fleisch ist sehr begehrt und erzielt hohe Preise. Beim chinesischen Schuppentier kommt noch hinzu, dass Teile seines Körpers laut der traditionellen chinesischen Medizin gegen eine Vielzahl von Krankheiten wirken sollen. Die Schuppen der Tiere werden in China sogar zur Vertreibung von Geistern verkauft. Alle acht Schuppentierarten der Erde, und insbesondere das chinesische, sind aufgrund der Jagd vom Aussterben bedroht. Zwar wurden sie in die Liste des Washingtoner Artenschutzabkommens aufgenommen und der internationale Handel mit Schuppentierprodukten ist seit 2017 verboten, jedoch florieren der regionale sowie der illegale internationale Markt nach wie vor, da die betroffenen Länder bislang keine ausreichenden Sanktionen für Verstöße durchgesetzt haben.[24] Schuppentiere sind die am häufigsten geschmuggelten und illegal gehaltenen Säugetiere der Welt.[25]

Genauso wie noch im Januar 2020 die Fledermaus weltweit durch die Medien gejagt wurde, kaum dass sie im Zusammenhang mit COVID-19 erstmals von Wissenschaftlern erwähnt worden war, verbreitete sich bereits im Februar die »Schuppentier-Schlagzeile« unmittelbar, nachdem die entsprechende Hypothese zum ersten Mal geäußert wurde. Dabei wurde quer durch alle Medienformate in zahlreichen Berichten behauptet, das Erbgut des neuen Coronavirus SARS-CoV-2 stimme zu 99 Prozent mit einem in Schuppentieren gefundenen Coronavirus überein. Dies schrieben unter anderen auch *Der Spiegel, The Guardian* und *The New York Times.*[26] Allerdings ist diese Aussage falsch. Nicht das Genom des neuen Coronavirus stimmt zu 99 Prozent mit Viren aus Schuppentieren überein, sondern lediglich bestimmte Gensequenzen zeigen diese Übereinstimmung.[27] Die Wissenschaftsredaktion des *Österreichischen Rundfunks* (ORF) verbreitete die Schlagzeile »Schuppentiere waren Zwischenwirte« und vergaß dabei gänzlich den Konjunktiv. In dem dazugehörigen Bericht wurde behauptet, dass Schuppentiere »mit einer *Sicherheit* von 99 Prozent« Zwischenwirte für COVID-19 gewesen seien.[28] Auch andere Redaktionen, darunter die große österreichische Tageszeitung *Kurier*, machten aus der ohnehin bereits falschen 99-prozentigen genetischen Übereinstimmung im Handumdrehen »99 Prozent *Wahrscheinlichkeit*«, dass SARS-CoV-2 vom Schuppentier stamme.[29] Solche übereilten Falschmeldungen sind typisch für die weltumspannende Corona-Berichterstattung vom Alternativmedium im Internet bis hin zu etablierten und einflussreichen Medienunternehmen, die als »Leitmedien« betrachtet werden können. Dass selbst angesehene Redaktionen in diese Falle getappt sind, lässt sich nur dadurch erklären, dass ein Konkurrenzkampf um Aufmerksamkeit, Quoten und Klicks stattgefunden hat. Ein weiterer Faktor für die vielen Schnellschüsse könnte sein, dass die Journalistinnen und Journalisten selbst von dem Thema »Corona« emotional belastet waren, was verständlich wäre, sodass das Publizieren zu diesem Thema zu einer Art Psychohygiene wurde. Fakt ist aber, dass der mediale Sog rund um Corona immer stärker zunahm und sich immer mehr auf spektakuläre und dramatische Meldungen eingrenzte.

Laut einer Veröffentlichung in *Nature* weisen verschiedene Coronaviren, die aus Schuppentieren isoliert wurden, 72 bis 92 Prozent genetische Übereinstimmungen mit dem COVID-19-Erreger auf.[30] Das ist aber keine besonders große Überraschung, denn immerhin bewegen sich alle diese Analysen innerhalb derselben Virenfamilie. Bei Coronaviren aus Fledermäusen wurden Übereinstimmungen zwischen 88 und 96 Prozent gefunden. Genetische Ähnlichkeiten zwischen SARS-CoV-2 und anderen Coronaviren werden in dieser Größenordnung immer wieder feststellbar sein, wenn Wildtiere unterschiedlicher Arten virologisch untersucht werden. Sollen wir dann jedes Mal von voreiligen Schlagzeilen überflutet werden? »Forscher finden Verwandten von SARS-CoV-2 in wildlebendem Marderhund.« »War Patient null ein Elefanten-Dompteur?« »Corona könnte Stachelschweingrippe sein.«

Es ist unwahrscheinlich, dass sich jemals rekonstruieren lässt, wann, wo und über welchen Zwischenwirt ein Coronavirus, das später die COVID-19-Pandemie auslöste, von Tieren auf Menschen überging. Nach allem, was die Wissenschaft über die Evolution von Viren weiß, ist es aber höchst wahrscheinlich, *dass* ein solcher Übertritt zu einem unbekannten Zeitpunkt stattfand. Allerdings ist es möglich, dass die letzte Mutation des Erregers, die ihn zu einem so potenten Humanpathogen machte, erst in einem Menschen stattfand, also *nach* dem Übertritt aus dem Tierreich. Mittlerweile müssen wir davon ausgehen, dass nicht einmal der über viele Monate hinweg kolportierte Zeitraum des Ausbruchs der Epidemie und späteren Pandemie korrekt war.

Antikörpertests und genetische Analysen an Personen in Europa und den Vereinigten Staaten von Amerika, die sich an starke, grippeähnliche Symptome erinnern konnten, welche sie gegen Ende 2019 erlebt hatten, legen nahe, dass es sich bei diesen Erkrankungen bereits um COVID-19 gehandelt hat.[31] Das Virus dürfte also spätestens im Dezember bereits in unterschiedlichen Weltregionen zirkuliert haben. Demnach kann auch die Frage, ab wann SARS-CoV-2 in China im Umlauf war, nicht mit Sicherheit beantwortet werden. Man kann lediglich sagen, dass die ersten Infizierten im Dezember 2019 im chinesischen Gesundheitssystem und in der öffentlichen Wahrnehmung auffielen. Epidemiologen der Harvard University haben aber Hinweise darauf gefunden, dass das neue Coronavirus bereits im August 2019 in der chinesischen Bevölkerung und insbesondere in Wuhan zu Krankheitsfällen führte. Diese Vermutung basiert auf der Auswertung von Krankenhausdaten, die schon für den Spätsommer ein verstärktes Patientenaufkommen und eine ungewöhnliche Häufung typischer COVID-19-Symptome zeigten.[32]

Doch unser vermeintliches Wissen über den zeitlichen Verlauf der Corona-Pandemie könnte sich noch weiter relativieren. An der University of Calgary, Kanada, wurden in einem komplizierten genetischen Verfahren mögliche evolutionäre Vorläufer von SARS-CoV-2 rekonstruiert. Bei dieser Methode versuchen Wissenschaftler, nach bestimmten genetischen Regeln das Genom des Virus aus der Vergangenheit zu entschlüsseln. Sie machen sich also auf eine genetische Zeitreise. Es handelt sich um eine rückblickende Simulation der viralen Evolution. Die Werkzeuge für diese relativ junge Form einer »virtuellen Genetik« stammen aus dem mittlerweile reichen Erfahrungsschatz der theoretischen sowie systemischen Biologie, die sich beide mit der Erforschung von Lebewesen auf der Ebene von computergestützten Modellen und Simulationen befassen. Dabei kann man sich den Vorläufern von SARS-CoV-2 annähern und das simulierte oder rekonstruierte Virus im Labor oder mittels weiterer Simulationen bestimmten Tests unterziehen. Beispielsweise vermag man zu analysieren, wie es mit menschlichen Zellen interagiert oder interagieren würde. Dabei stellten die kanadischen Experimentatoren fest, dass der virale Vorläufer bereits vor Jahren die Fähigkeit besessen haben dürfte, menschliche Zellen zu befallen. Die Studie kommt zu dem Ergebnis, dass ein unmittelbarer Vorgänger des neuartigen Coronavirus im Jahr 2013 von einem Tier auf den Menschen übergesprungen sein dürfte.[33]

Im Laufe der Zeit könnte das Virus durch Mutation und evolutionäre Entwicklung *im Menschen* dann seine Infektiosität und Virulenz erhöht haben. Ab wann das neuartige Coronavirus in seiner heutigen genetischen Variante vorlag, bleibt auch in diesem Erklärungsmodell unbeantwortet. Die Studie stand zum Zeitpunkt des Redaktionsschlusses für dieses Buch als Vorabdruck zur Verfügung und befand sich noch in der wissenschaftlichen Begutachtung für eine endgültige Veröffentlichung. In Summe liegen aber bereits ausreichende Erkenntnisse vor, welche die verbreitete Annahme, das Virus sei erst im (Spät-)Herbst 2019 auf den Menschen übergesprungen, infrage stellen. Dass der Lebensmittelmarkt Huanan der Ausgangspunkt der COVID-19-Pandemie war, ist ohnedies, wie gesehen, bereits unwahrscheinlich geworden. Durch die neuen Erkenntnisse aus der genetischen Simulation wird es zudem aber auch fraglich, ob der Übertritt des Virus von Tieren auf Menschen überhaupt in der Region um Wuhan erfolgte. Einsichten jüngeren Datums wie diese verdeutlichen einmal mehr, dass vieles von dem, was im ersten Halbjahr 2020 über die zeitliche und epidemiologische Entstehung der Pandemie verbreitet wurde, wahrscheinlich unzutreffend gewesen ist.

Schuppentiere und viele andere Arten sind bedroht, weil sie ihre Lebensgrundlagen verlieren und stark bejagt werden. Unter Wildtierbiologen hat sich die Befürchtung verbreitet, dass der journalistische Fokus auf bestimmte Tierarten möglicherweise dazu führen könnte, dass Menschen aus Furcht vor Viren in Zukunft noch häufiger mit Gewalt gegen diese Arten vorgehen. Zwar könnte die Jagd auf Schuppentiere zunächst zurückgehen, mit etwas zeitlichem Abstand und Nachlassen der Angst steht aber zu befürchten, dass unter dem Vorwand des Schutzes vor Infektionen vor allem im Umfeld menschlicher Siedlungen mehr Vertreter dieser Säugetierfamilie illegal getötet werden als in der Vergangenheit. Aus Gründen der Ökologie, des Artenschutzes und des Tierwohls sollten wir aber versuchen, das Gegenteil davon zu erreichen: weniger Ausbeutung von Schuppentieren, Fledermäusen, Zibetkatzen, Dachsen, Marderhunden und anderen Tierarten. Das ist einer der Gründe, weshalb eine differenzierte und umfassende Aufklärung über die Entstehung und Vermeidung von Epidemien und Pandemien jetzt so wichtig ist.

Tierethik – eigentlich ein naheliegender Aspekt der Corona-Krise, der bei diesem Anlass thematisiert werden sollte – spielte in den meisten Fällen der Berichterstattung indes keine Rolle. *CBS News* zitierte beispielsweise den Medizinprofessor und Infektiologen Gerald Keusch von der Boston University mit folgenden Worten: »Ich bezeichne Fledermäuse als die Moskitos des 21. Jahrhunderts. Sie waren für die großen Epidemien und in diesem Fall für eine wahrlich globale Pandemie verantwortlich.«[34]

Die mediale Verbreitung von solchen aus dem Zusammenhang gerissenen Zitaten ist scharf zu kritisieren. Keine Tierart ist für die Pandemie »verantwortlich«. Erst die Reduzierung der Biodiversität, das Eindringen in die Lebensräume von Wildtieren und die Störung ihrer Populationsstrukturen haben zur Entstehung von Epidemien, Pandemien und zahlreichen anderen globalen Gesundheitsbedrohungen beigetragen.

Entscheidend ist nicht die genaue Identifikation eines Zwischenwirts, sondern das Verständnis der ökologischen Krise, in der wir uns schon lange vor Corona befunden haben. So stand bereits SARS im Zusammenhang mit der Haltung von Zibetkatzen in Käfigen für den menschlichen Verzehr in chinesischen Restaurants.[35] MERS, das *Middle East Respiratory Syndrome*, wird ebenfalls durch ein Coronavirus verursacht. Dieses dürfte unter anderem durch die Kamelzucht und den Verzehr von rohem Kamelfleisch sowie Kamelrohmilch auf den Menschen übertragen worden sein, wobei auch hier die Kamele als Zwischenwirte für Viren aus Fledertieren fungiert haben dürften.[36] HIV, ein Vertreter der Familie der Retroviren, sprang mit hoher Wahrscheinlichkeit erstmals bei der Schimpansenjagd in zentralafrikanischen Regenwäldern auf den Menschen über. Das geschah entweder, als die Jäger mit dem Blut der Menschenaffen in Kontakt kamen, oder beim Verzehr des Fleisches.[37] Ab den frühen 1980er-Jahren verursachte der Erreger die Aids-Pandemie.

## Weckruf Ebola: eine sozioökologische Gesundheitskatastrophe

Ebolaviren gehören zur Familie der Filoviren und kommen, wie Coronaviren, bei Fledertieren und anderen Wildtieren vor. Anders als die Coronaviren sind sie nicht kugel-, sondern fadenförmig. Der Übertritt des hochgefährlichen Ebolavirus auf den

Menschen wurde nach derzeitigem Wissensstand durch Zerstückelung natürlicher Lebensräume begünstigt. Eine im Jahr 2017 veröffentlichte gesundheitsökologische Studie, an der 14 internationale Wissenschaftler beteiligt waren, analysierte mithilfe von Luftaufnahmen, Satellitenbildern und epidemiologischen Daten den Zusammenhang zwischen Eingriffen in den Regenwald und Ebola-Ausbrüchen in Zentral- und Westafrika zwischen 1976 und 2014.[38] Dabei zeigte sich ein signifikanter Zusammenhang zwischen den Ausbrüchen der Seuche und regionalen Waldrodungen, wobei die Rodungen jeweils im selben Jahr oder innerhalb von maximal drei Jahren vor Auftreten einer Ebola-Epidemie stattfanden. Die stärksten Zusammenhänge stellte die Studie für die Periode von 2006 bis 2014 fest. In diesen Zeitraum fällt auch der Beginn der westafrikanischen Ebola-Epidemie ab Ende 2013, die bis 2016 anhielt und mehr als 11 000 Todesopfer forderte, darunter zahlreiche Kinder. Die Sterblichkeit lag bei mindestens 50 Prozent (laut einigen Quellen bis 90 Prozent). Die Hilfsorganisation Ärzte ohne Grenzen schlug zu Beginn dieses verheerenden Ausbruchs Alarm und organisierte auf eigene Faust Hilfe. 2015, also etwa ein Jahr danach, kritisierte die Organisation die »globale Allianz der Untätigkeit«.[39] Erst durch diese habe sich die Krankheit trotz des frühzeitigen Alarms noch stark verbreiten können.

Während in Westafrika Kinder und Erwachsene wegen Ebola innerlich verbluteten, liefen bei uns die Talentshows und Comedy-Sendungen allerdings planmäßig weiter. In Zeiten von COVID-19, als alle TV- und Radioprogramme vollkommen über den Haufen geworfen wurden, hörten wir von Politikern hingegen regelmäßig das Postulat: »Menschenleben vor Wirtschaft«. Warum wurden für Westafrika dann aber nicht alle finanziellen Hebel in Bewegung gesetzt, um rechtzeitig Menschenleben zu retten? Stattdessen waren einzelne Hilfsorganisationen mit verhältnismäßig geringen Mitteln auf sich allein gestellt und errichteten provisorische medizinische Versorgungsstationen und Seuchenschutzeinrichtungen, die unter frühzeitiger Mithilfe der internationalen Finanzgemeinschaft hätten deutlich moderner, hygienischer und effizienter ausgestattet, flächendeckend installiert sowie mit mehr Personal besetzt werden können.

Experten verurteilten vor allem das späte Handeln der Weltgesundheitsorganisation (WHO), die zunächst entgegen allen Warnrufen versäumt hatte, für die betroffene Region eine Epidemie auszurufen und dadurch den politischen und humanitären Handlungsbedarf zu unterstreichen.[40] Auch im renommierten medizinischen Fachjournal *The Lancet* kreideten Wissenschaftler an, dass das späte und unzureichende Tätigwerden der internationalen Gemeinschaft unnötiges Leiden und Tod verursacht habe. Die WHO habe mit den Notfallmaßnahmen erst Monate nach der Eskalation der Lage begonnen.[41]

Im Zusammenhang mit den ökologischen Ursachen der Ebola-Epidemien halten der Tropenmediziner Daniel Bausch von der Tulane University in New Orleans und die Gesundheitsökologin Lara Schwarz von der McGill University in Montreal fest, dass wirtschaftliche Not, Armut und Hunger die Menschen in West- und Zentralafrika sowie anderen betroffenen Regionen dazu gezwungen haben, tief in die verbleibenden Regenwaldbestände einzudringen, um teilweise illegale Plantagen anzulegen, Wildtiere zu jagen und legal oder illegal zu verkaufen, Holz für die Herstellung von Holzkohle zu sammeln und Minen zu bauen, um Mineralien und andere Rohstoffe zu gewinnen und zum Kauf anzubieten.[42]

Auch die europäische Agrar- und Lebensmittelindustrie ist Mitverursacherin des existenziellen Drucks, der über sozioökonomische Mechanismen die fortschreitende Lebensraumzerstörung begünstigt. Im Rahmen der Recherchen für meine früheren Bücher über Agrarkonzerne und insbesondere die Fleischindustrie stand ich in Deutschland, Österreich und anderen EU-Ländern in Schlachthöfen vor Fleischbergen, die für den Export in ökonomisch benachteiligte Weltregionen vorbereitet wurden. Es handelte sich um Teile, die von europäischen Konsumenten nicht gekauft werden, darunter sowohl konventionelle Erzeugnisse als auch solche mit EU-Biosiegel. Diese Nebenprodukte unseres Luxus-Fleischmarktes werden tiefgefroren insbesondere nach Afrika exportiert.

Allein beim Huhn – konventionell oder bio – überfluten die Fleischkonzerne der EU-Mitgliedsstaaten den afrikanischen Markt jedes Jahr mit 680 000 bis 1,5 Millionen Tonnen.[43] Davon stammen 50 000 Tonnen aus Deutschland.[44] Die AMA (Agrar-Markt-Austria), eine Körperschaft des öffentlichen Rechts, die im Auftrag des österreichischen Landwirtschaftsministeriums agiert, schrieb im Herbst 2016 in einem Marktbericht über Geflügel: »Vor allem durch die regen Exportgeschäfte nach Afrika konnten im Jahr 2015 hohe Preise erzielt werden. Es wurde insbesondere nach Benin exportiert, von wo die Ware in andere westafrikanische Länder weitergeliefert wurde. Innerhalb von drei Jahren (2010 bis 2012) konnte die Europäische Union die Geflügelfleischexporte nach Afrika um 64 Prozent steigern, Deutschland sogar um über 166 Prozent.«[45]

Über die möglichen Folgen dieser Exportgeschäfte informierte der AMA-Bericht die Leserinnen und Leser allerdings nicht. Die Hilfsorganisation *Brot für die Welt* bestätigt, dass insbesondere Westafrika vom Billighähnchenexport aus Europa betroffen ist.[46] Der Export von Hühnerfleisch erfolgt über Bündelungsbetriebe, die unseren Fleischmarkt dominieren. Das geschieht subventioniert und zu Dumping-Preisen, denn unsere Industrie hat ja mit den Edelteilen bereits hier ein großes Geschäft gemacht. Die afrikanischen Erzeuger und Produzenten können mit diesen Konditionen nicht mithalten. Auch billige Rindfleischexporte aus Europa und den Vereinigten Staaten von Amerika, selbstverständlich ebenfalls subventioniert, greifen massiv in die afrikanischen Märkte ein und dürften vor allem in Westafrika zum Bauernsterben mit beigetragen haben.[47]

Interessenvertreter der Agrarkonzerne behaupten oft, es sei wünschenswert, die Nebenprodukte unseres Fleischkonsums nach Afrika zu exportieren, weil man dort auch Hälse, Ohren, Köpfe, Krallen und Innereien esse. Auf diese Weise könne die Industrie noch verwerten, was bei uns verschmäht werde, und in Afrika habe man etwas zu essen. Das klingt fast schon nach einer Art »Entwicklungshilfe« durch Dumping-Exporte. Doch dieses Argument ist nicht zielführend. Afrika ist weder Europas Müllschlucker noch das Feigenblatt für unsere Lebensmittelverschwendung. Vielmehr sollten wir uns die Frage stellen, ob es angemessen ist, in der EU jedes Jahr 65 Kilogramm Fleisch pro Kopf zu verzehren – Fisch nicht mitgerechnet – und die tierischen Körperteile, die uns nicht munden, dann billig in ökonomisch benachteiligte Regionen zu schicken.

In Deutschland beträgt der Fleischkonsum 62 Kilogramm pro Kopf und Jahr. Österreich ist mit 100 Kilogramm mit Abstand der Spitzenreiter Europas.[48] Damit ist die Alpenrepublik, in der ich zu Hause bin, mit den Vereinigten Staaten von Amerika auf demselben Verbrauchsniveau.[49] Zum Vergleich: Der Pro-Kopf-Verbrauch von Fleisch in China liegt aktuell je nach Quellenangabe zwischen 50 und 60 Kilogramm pro Jahr. Unter den Schlusslichtern rangiert Indien mit weniger als fünf Kilogramm, was bestimmt auch an dem traditionellen Vegetarismus in vielen indischen Regionen liegt. Stellen Sie sich vor, dieses Land mit 1,4 Milliarden Einwohnern würde sich im Rahmen der weiteren Industrialisierung von seinen Traditionen ablösen und sich uns Europäern, Amerikanern oder Australiern bei den Essgewohnheiten auch nur annähern.

Auch wenn agrarindustrielle Lobbyisten gern ihre beschönigenden Rechtfertigungen verbreiten: Der Fleischexport zu Dumping-Preisen ist kein Dienst an den Ländern im Süden und auch keine sozial faire Lösung für unsere Überproduktion. Seit vielen Jahren kritisieren Agrarwissenschaftler und Soziologen, dass wir Europäer unter anderem durch solche Fleischexporte mit dazu beitragen, dass Bauern und regionale Vermarkter in Afrika ihre Existenz und ihre Farmen verlieren; dass sie noch weiter in den Ruin getrieben werden und dann im Regenwald illegal jagen und Rohstoffe sammeln, um irgendwie an ein Einkommen zu gelangen. Es sind dieselben Regenwälder, die auch für europäische, amerikanische und chinesische Konzerne abgeholzt werden, um das Holz und die Rohstoffe zu vermarkten, Monokulturen und Transportwege anzulegen, industrielle Infrastruktur für Erdöl, Erdgas, Berg- und Grubenbau zu errichten.[50]

Abgesehen davon geht die Zerstörung afrikanischer Regenwaldbiotope zu erheblichen Teilen auch von der Palmölproduktion aus.[51] Palmölkonzerne erwerben in den tropischen Regionen Afrikas immer mehr Farmland und Waldflächen oder stellen Landwirte unter Vertrag, um für den Export zu produzieren.[52] Von Zentral- bis Westafrika sind davon derzeit 2,6 Millionen Hektar betroffen. Das entspricht 26 000 Quadratkilometern.[53] Palmöl befindet sich nach wie vor in zahlreichen unserer Alltagsprodukte von Kosmetika, Reinigungsmitteln, Kerzen und Tierfutter bis hin zu Lebensmitteln. Jedes zweite Supermarktprodukt enthält Palmöl.[54]

Mehr als die Hälfte des in die EU importierten Palmöls landet als Beimischung in Kraftstoffen, insbesondere in Dieselkraftstoffen.[55] Für Biodiesel hat die EU auf Druck von Umweltschutz- und Menschenrechtsorganisationen ein langsames, schleppendes Ausstiegsszenario aus dem Einsatz von Palmöl bis 2030 vorgesehen.[56] Allerdings ist dieser Zeitraum zu lang. Die verbliebenen, artenreichen Regenwaldflächen in den tropischen Regionen Afrikas, Südamerikas und Südostasiens könnten in zehn Jahren bereits weitgehend verschwunden sein. Es steht zu befürchten, dass das Palmöl in Biotreibstoffen durch andere Pflanzenöle ersetzt wird, deren industrielle Erzeugung ebenfalls Regenwaldflächen vernichten könnte. Abgesehen davon führt der Anbau von Rohstoffen für Bio-Ethanol, das Benzin zugesetzt wird, gleichfalls zur Verwüstung von Regenwaldbiotopen.

Der Zwang des Wachsens oder Weichens dominiert die afrikanische Landwirtschaft in besonders hohem Maße. Großindustrieller Vertragsanbau von Sojafuttermitteln, die dann zur Befriedigung des Fleischhungers der Industrienationen exportiert werden, war bisher vor allem im Zusammenhang mit Südamerika bekannt, ist aber wegen des weltweit steigenden Fleischkonsums auch in Afrika von zunehmender Bedeutung.[57] Eine Studie der University of North Carolina sieht voraus, dass die Sojabohne auf dem afrikanischen Kontinent bald eine zentrale Rolle in der Landwirtschaft spielen könnte, und schreibt unter anderem Westafrika wegen der weiterhin wachsenden internationalen Tiermastindustrie Bedeutung für den großflächigen Sojaanbau zu.[58] Was auf den ersten Blick wie eine wirtschaftliche Chance für den Kontinent aussehen mag, entpuppt sich bei genauerem Hinsehen als Zuspitzung der Probleme. Afrika braucht endlich eine unabhängige, regional funktionierende Landwirtschaft, die ausreichend Nahrungsmittel für die ansässige, oft hungernde Bevölkerung bereitstellt. Industrieller Vertragsanbau für »westliche« Konzerne beutet afrikanische Ressourcen und Naturräume einseitig aus und zieht die daraus gewonnene Energie in die Industrienationen ab, ohne einen fairen Ausgleich dafür zu schaffen.

Aus gesundheitsökologischer Sicht ist es nicht überraschend, dass die verheerende Ebola-Epidemie von Ende 2013 bis 2016 die westafrikanische Bevölkerung traf. In Westafrika sind die Regenwälder bereits zu 90 Prozent abgeholzt.[59] Regenwälder sind Hotspots der Biodiversität. Sie bedecken 7 Prozent der festen Erdoberfläche, beherbergen aber 50 Prozent der Arten. In afrikanischen Regenwaldbiotopen sind etwa 200 Spezies der Fledertiere heimisch. Die immense Zerstörung und Zerstückelung ihrer Lebensräume bei gleichzeitiger Vernichtung ihrer Nahrungsgrundlagen bringt die Populationsstrukturen der Fledertiere durcheinander, sodass es zu dem bereits beschriebenen Phänomen der unnatürlichen Annäherung unterschiedlicher Arten und Gattungen dieser geflügelten Säugetiere kommt.

Das Gleiche gilt für das gesamte Tierreich dieser Regionen und natürlich auch für die Menschen. Weil die ortsansässige Bevölkerung wegen des existenziellen Drucks gezwungen ist, tiefer in die Regenwälder einzudringen, kommt sie auch Tierarten nahe, mit denen die menschliche Spezies im Laufe der Evolution noch nie in Kontakt war. Diese Nähe zum Unbekannten ist im Hinblick auf Epidemien besonders gefährlich. Außerdem kommen Tierarten, die ihre Lebensräume verloren haben, vermehrt untereinander in Kontakt, sodass die Virulenz und Infektiosität der Erreger ebenso steigt wie die Gefahr, mit einem infektiösen Wildtier in Kontakt zu kommen. Die industrielle Zerstörung der afrikanischen Regenwälder bietet den idealen Nährboden für die speziesübergreifende Übertragung von Viren und eine äußerst ungünstige Beeinflussung der Evolution von Krankheitserregern. Es sind auch in diesem Fall die Funktionskreise der Natur, deren Intaktheit oder Zerstörung die menschliche Gesundheit beeinflusst.

Ebola ist ein aufrüttelndes Beispiel dafür, dass die Industriestaaten ihre ökonomische, soziale und ökologische Mitverantwortung für den Ausbruch von Seuchen – und für andere globale Gesundheitsbedrohungen – nicht leugnen können. Die jüngste Ebola-Epidemie ist 2018 in der Demokratischen Republik Kongo im tropischen Zentralafrika ausgebrochen und weist eine Sterblichkeit von 70 Prozent auf. Dieser Ausbruch zeichnet sich durch einen besonders hohen Anteil infizierter Kinder aus.[60] Am stärksten sind die Provinzen Nord-Kivu und Ituri betroffen. Umfassende gesundheitsökologische Analysen der Epidemie sind für die nächsten ein bis zwei Jahre zu erwarten. Es zeichnet sich aber schon jetzt ab, dass der Ausbruch im Zusammenhang mit Armut und Naturzerstörung steht. Die Entwaldung des Kongobeckens, die in der Vergangenheit langsamer vonstattenging als in anderen tropischen Regionen, schreitet mittlerweile schneller voran. Bisher war es vor allem die angestammte Bevölkerung, die aufgrund von existenzieller Not Bäume abholzte und Plantagen anlegte – meist mit Handsägen und Äxten. Doch inzwischen dringen auch immer mehr industriell arbeitende Großinvestoren ins Kongobecken vor und treiben die Zerstörung des Regenwaldes für die bereits genannten »Cash Crops«, also für gewinnbringende agrarische Erzeugnisse für den Export, noch weiter voran. Davon ist die Demokratische Republik Kongo am stärksten betroffen.[61] Nachdem die Regenwälder Westafrikas nahezu vernichtet worden sind, setzt sich das Problem also in Zentralafrika fort.

Neben Seuchen resultieren aus der Zerstörung tropischer Ökosysteme im Zusammenhang mit Lebensmittelsicherheit, Wasserversorgung und klimatischen Auswirkungen auch andere Gesundheitsprobleme, die sich auf der gesamten Erde auswirken. Zu glauben, die Vernichtung von Regenwäldern bliebe ohne Folgen für die Gesundheit der gesamten Menschheit, wäre völlig naiv und würde ein äußerst mangelhaftes ökologisches Verständnis verraten. Doch zurück zu Corona.

## Psychosomatik bei Fledermäusen

Naturzerstörung begünstigt die Entstehung von Zoonosen nicht nur, indem sie die Struktur von Wildtierpopulationen ruiniert. Sie wirkt auch psychosomatisch, das heißt über den Zusammenhang zwischen psychischem Erleben und körperlicher Gesundheit. Die Psychosomatik betrifft außer uns Menschen auch Tiere, insbesondere Säugetiere und andere Wirbeltiere.

Zahlreiche Untersuchungen haben bestätigt, dass Stresssituationen bei Wirbeltieren eine funktionelle Einheit des Hormonsystems aktivieren, die als *Stressachse* bezeichnet wird.[62] Daran sind im Gehirn der Hypothalamus und die darunterliegende Hypophyse sowie die Nebennierenrinde, die im Hormonhaushalt eine wichtige Rolle spielt, beteiligt. Man spricht daher auch von der *Hypothalamus-Hypophysen-Nebennierenrinden-Achse.* Ihre Aktivierung zieht eine Kaskade von Wirkungen auf die Organe der Tiere nach sich, die dem Zweck dient, den Organismus in Alarm- und Fluchtbereitschaft zu versetzen. Dabei kommt es zur Ausschüttung des Stresshormons Cortisol. Stress verstärkt bei Wirbeltieren außerdem die neuronale Aktivität im Sympathikus.[63] Das ist das Nervennetzwerk der Erregung – ein Teil des peripheren Nervensystems. Der Sympathikus sorgt unter anderem dafür, dass genügend Energie für Flucht oder Kampf zur Verfügung steht. Daher lässt er zum Beispiel den Blutzuckerspiegel sowie den Blutdruck steigen, erhöht die Pulsfrequenz und zieht Systemen, die nicht lebensnotwendig sind, die Energie ab. Dazu gehört neben dem Verdauungstrakt auch das Immunsystem. Das ist bei uns Menschen genauso. Auch wir gehören ja dem Unterstamm der Wirbeltiere und dort der Klasse der Säugetiere an. In einem späteren Abschnitt dieses Buches werde ich noch näher darauf eingehen, wie sich Umwelteinflüsse über die Stressachse und das Nervensystem auch auf das menschliche Immunsystem auswirken – je nach Art des Einflusses entweder schädigend oder förderlich. Diese Erkenntnisse spielen für die ökologische Medizin eine wesentliche Rolle.

Ein in *Nature* veröffentlichter wissenschaftlicher Report kommt zu dem Ergebnis, dass Stress bei Fledertieren die Immunfunktionen beeinträchtigt und dadurch auch das Gleichgewicht zwischen Coronaviren und deren Wirten stört.[64] Folglich nimmt die Virenlast bei gestressten Fledertieren zu, ihre Infektiosität steigt. Bei Wildtieren kommt der Verlust von Lebensraum und Nahrungsgrundlagen selbstverständlich ebenso als Stressfaktor infrage wie die Jagd.

Die Fledertierjagd, die in afrikanischen, südamerikanischen, west- und zentralasiatischen sowie vor allem ost- und südostasiatischen Ländern stattfindet, ist eine ausgesprochen stressverursachende Erfahrung für die Fledertierherden, die in der Nacht von den Jägern an ihren Aufenthaltsorten heimgesucht werden. Da gibt es nichts zu beschönigen. Die Tiere werden mit Netzen gefangen und erschlagen. In vielen Regionen ist es üblich, ihnen zunächst nur die Flügel zu brechen, damit sie nicht davonfliegen können, und sie lebend aufzubewahren oder in Käfige zu sperren, bis sie geschlachtet werden.[65] Im verletzten, aber lebenden Zustand werden sie auch in Lager gebracht und auf Märkten verkauft. Die Wartezeit bis zur Schlachtung, die viele Tage oder Wochen dauern kann, ist für die Tiere eine enorme Stressbelastung. Für Wildtiere ist die Gefangenschaft ein Martyrium.

Es ist davon auszugehen, dass sowohl die Jagd als auch die anschließende Verwahrung wegen der Stressbelastung über die genannten psychosomatischen Regelkreise eine hemmende Wirkung auf die Immunfunktion der Fledertiere hat, sodass die Virenlast ansteigt und sie sich auch leichter bei anderen Tieren anstecken können. Auch sie selbst werden dadurch infektiöser. Dasselbe gilt für andere Wildtiere, die bejagt und in Gefangenschaft gehalten werden.

Insbesondere auf Wildtiermärkten kommen sich unterschiedliche, auf diese Weise immunsupprimierte und daher potenziell infektiöse Tiere nahe, haben Kontakt zu Menschen und werden von diesen gegessen. Bei SARS-CoV-2 werden wir vermutlich nie mit Sicherheit wissen, welches Tier beim Übertritt des Virus auf den Menschen als Zwischenwirt fungiert hat und zu welchem Zeitpunkt dies geschah. Das neue Coronavirus könnte zum Beispiel eine *Chimäre* sein – ein genetisches Mischwesen, das ein Genfragment von einem anderen Coronavirus übernommen hat. Es ist möglich, dass ein Fledertier ein anderes Wildtier, beispielsweise ein Schuppentier, einen Marderhund, eine Zibetkatze oder auch einen Vertreter einer anderen Art infiziert hat. Im Organismus dieses Tiers könnte es daraufhin zu einem zufälligen, aber schicksalhaften Zusammentreffen zweier Coronaviren gekommen sein, das zum Austausch des Genfragments geführt hat.[66] Chimäre bedeutet »Ungeheuer«. So gesehen waren die frühen Gruselschlagzeilen mancher Medien in gewisser Hinsicht wohl doch zutreffend.

Übrigens erklärt diese genetische Drift auch, warum sich zeitweise die Hypothese verbreitete, SARS-CoV-2 stamme aus einem Labor. In der genetischen Analyse einer natürlich entstandenen Chimäre kann ein Teil ihres Genoms wie »eingesetzt« wirken. Im Grunde ist es das ja auch, aber eben im Rahmen eines natürlichen Prozesses und nicht durch Gentechnik.

Die restlose Klärung der Identität des Zwischenwirts und des Zeitpunkts des Übertritts sind allerdings gar nicht notwendig. Zu wissen, dass es sich um eine Zoonose handelt, deren Entstehung und Verbreitung mit Naturzerstörung und Tierausbeutung zu tun hat, reicht aus, um zu verstehen, wie wir in Zukunft die Gefahr neuer Epidemien und Pandemien verringern können: durch mehr Rücksichtnahme auf Ökosysteme, Biodiversität und natürliche Funktionskreise, in die wir eingebettet sind. Auch Chinas Umweltprobleme reichen von Abholzung der Wälder, Gewässerverschmutzung, Schadstoffbelastung an Land, Artensterben und Tierausbeutung bis hin zu einem massiven Ausverkauf von Bodenschätzen und Ressourcen. Allein für die industrielle Produktion von Einweg-Essstäbchen – auch bei uns erhältlich – werden im Reich der Mitte jedes Jahr 25 Millionen Bäume abgeholzt. Im Fluss Yangtze, der mitten durch Wuhan fließt, landen jährlich 15 Milliarden Tonnen Abfall.[67] China nimmt nach den Vereinigten Staaten von Amerika den zweiten Rang beim Erdölverbrauch pro Kopf ein.

Auch wenn die chinesische Politik selbst viel von den ökologischen und sozialen Belastungen des Landes zu verantworten hat, können wir uns aufgrund der globalisierten Wirtschaftssituation nicht als unbeteiligt betrachten. Es ist weitgehend bekannt, dass viele unserer eigenen Konzerne entweder einen großen Teil der Arbeit oder die gesamte Produktion von Konsumgütern aufgrund von Chinas Niedriglohnpolitik dorthin auslagern. Es ist kein Geheimnis mehr, dass wir Metalle aus Seltenen Erden zum Bau von Computern, Smartphones und anderen Elektronikgeräten beziehen, deren Gewinnung vor allem in China einen verheerenden Raubbau am Planeten verursacht hat, der zu massiven Eingriffen in die Geoökologie führt und allein wegen der damit verbundenen Errichtung von Infrastruktur riesige Flächen natürlicher Lebensräume vernichtet. Die Volksrepublik China eifert mit 1,4 Milliarden Einwohnern in Bezug auf die Industrialisierung den »westlichen« Vorbildern nach. In einem nahezu vollständig globalisierten Wirtschafts- und Konsumsystem sollten wir aber nicht glauben, wir würden für die gesundheitsökologischen Komponenten, die SARS-CoV-2 begünstigt haben, keine Mitverantwortung tragen.

Die vorangegangenen Abschnitte dieses Buches haben sich vor allem mit den Umweltfaktoren befasst, die zur Entstehung von Zoonosen und Epidemien beitragen. Nun ist es Zeit, die Frage zu stellen, wie COVID-19 zur Pandemie werden konnte und weshalb die Infektion in manchen Regionen besonders hohe Opferzahlen gefordert hat. Ich werde Ihnen vermitteln, weshalb ich die Corona-Krise in ihrem gesamten Verlauf für einen *Umweltskandal* halte, der aufgrund rechtzeitiger Warnungen von Experten, die von der Politik ignoriert worden sind, vermeidbar gewesen wäre. Außerdem werde ich die Rolle der Medien in dieser Angelegenheit noch weiter beleuchten und meine Argumente auf den Tisch legen, weshalb ich Corona unter anderem auch für einen *Medienskandal* halte. Ziel der nachfolgenden Abschnitte ist es, den einseitigen Diskurs rund um COVID-19 zu durchbrechen, die

Krankheit in einem umfangreichen Kontext zu beleuchten und in Beziehung zu anderen Gesundheitsbedrohungen zu setzen. Das ist zwar seitens der Politik nicht gern gesehen und wird auch medial weitgehend ausgespart, jedoch halte ich solche erweiterten und differenzierten Betrachtungen für wichtig, wenn wir aus der aktuellen Krise für die Zukunft etwas über die Vermeidung gesundheitsökologischer Probleme lernen möchten.

In Umkehrung der verbreiteten Behauptung, dass Vergleiche zwischen SARS-CoV-2 und anderen Krankheiten wie zum Beispiel Influenza eine Verharmlosung des Coronavirus seien, werde ich meine Position untermauern, warum sogar das Gegenteil der Fall ist: Ein Verbot des Vergleichs stellt eine Verharmlosung anderer Gesundheitsbedrohungen dar, gegen die wir ebenfalls vorgehen können und sollen, ja es schon längst hätten tun müssen. Und davon sind manche schwerwiegender und betreffen deutlich mehr Menschen als COVID-19. Ich schicke voraus, dass ich SARS-CoV-2 mit den bevorstehenden Ausführungen keinesfalls bagatellisieren möchte. Ganz im Gegenteil: Ich spreche mich dafür aus, die Ausnahmesituation rund um Corona als Anlass zu nehmen, unsere Art des Lebens und Wirtschaftens grundlegend zu überdenken und im Hinblick auf medizinische, soziale und ökologische Aspekte neu zu gestalten.

# COVID-19 als Umwelt-, Medien- und Wissenschaftsfiasko

## Das Killervirus-Narrativ

Zu Beginn des Monats März 2020, als die meisten Medienformate in ganz Europa neben Corona nur noch eingeschränkt über andere Themen berichteten, verbreitete sich ein Foto über den Globus, das ursprünglich von einer Privatperson im Internet in Umlauf gebracht wurde. Im Zentrum des Motivs befand sich ein Krankenbett auf nacktem Asphalt zwischen Hochhäusern eines Krankenhauses in Wuhan. Der darin liegende Patient deutete mit dem Finger zur untergehenden Sonne. Daneben stand eine Person, die von Kopf bis Fuß in einen vollständig geschlossenen Schutzanzug gekleidet war, der üblicherweise in Hochsicherheitslabors getragen wird. Dieses Foto beinhaltete schon zu einem frühen Zeitpunkt alle Kernelemente der Erzählung, die in weiterer Folge über Monate hinweg das Medienangebot dominieren sollte.

Ich spreche zugespitzt oft vom »*Killervirus*-Narrativ«. Dieses besagt *erstens:* Wir haben es bei Corona mit einer einzigartigen Ausnahmesituation zu tun, mit einem tödlichen Erreger, der mit anderen Atemwegsinfekten und saisonalen Viren nicht vergleichbar ist. *Zweitens:* Die einzige Art und Weise, diesem Virus zu begegnen, ist das lückenlose Kontaktverbot – symbolisiert durch den vollständig geschlossenen Schutzanzug. *Drittens:* Unser Umgang mit Corona ist der neue Maßstab für Menschlichkeit und Solidarität. Wer also bei Erstens und Zweitens nicht uneingeschränkt zustimmt, ist unsolidarisch, zynisch oder unmoralisch.

Diese drei erzählerischen Grundelemente der Berichterstattung über COVID-19, die in dem genannten Foto symbolisch angelegt waren, gelten bis zum heutigen Tag. Das Narrativ wurde inzwischen weiterentwickelt: Ein rascher Impfstoff soll der einzige Ausweg aus der Krise sein, und ohne einen solchen könnten wir nicht wieder zur »Normalität« zurückkehren.[68] Erst der Impfstoff wird also dazu führen, dass wir unseren sozialen »Ganzkörperschutzanzug« wieder ablegen können. Das erweckt auch den Eindruck, dass wir die Corona-Krise nur irgendwie überstehen müssten – zum Beispiel durch eine weltweite Impfaktion –, und danach könne es im Wesentlichen weitergehen wie davor.

Das Foto aus dem Krankenhaus in Wuhan stellt aus einem weiteren Grund ein äußerst interessantes Zeugnis der frühen Mediengeschichte des neuartigen Coronavirus dar. Der Patient im Bild, von dem nur der Hinterkopf und eine Hand zu sehen sind, war zu dem Zeitpunkt, als die Aufnahme entstand, 87 Jahre alt. Er war aus medizinischen Gründen, die der Öffentlichkeit nicht bekannt sind, bereits einen Monat davor hospitalisiert worden. Die Person, die das Foto am 6. März über Twitter in Umlauf brachte, machte dabei keinerlei Angaben über die Urheberschaft oder den Aufnahmezeitpunkt des Fotos. Es blieb unklar, ob sie selbst die Fotografin war oder jemand anders. Sie stellte nicht einmal einen Zusammenhang zwischen der festgehaltenen Szene und dem Coronavirus her. Es reichte offenbar aus, dass das Foto in Wuhan aufgenommen worden war, um es zu einem der ersten Symbolbilder der COVID-19-Pandemie werden zu lassen.[69]

Das Foto stand am Anfang eines langen Medienmarathons, der von emotionalen Bildern anstatt von Evidenzen beherrscht war. Zwar wurde das Bild später von Aufnahmen aus Italien abgelöst, aber es hatte den Wettkampf der Presse um emotionales Bildmaterial eingeleitet. Dem Mann auf dem Foto wünsche ich selbstverständlich unabhängig von seiner genauen Krankengeschichte, dass es ihm bald nach seinem Krankenhausaufenthalt wieder gut ging. Es ist aber natürlich möglich, dass er sich bereits in palliativmedizinischer Betreuung befunden hatte, als die Aufnahme gemacht wurde. Das wäre in seinem hohen Alter keine Seltenheit und würde erklären, weshalb er schon einen Monat vor dem Schnappschuss stationär im Krankenhaus untergebracht worden war. Die Palliativmedizin ist eine Form der Begleitung Schwerkranker und Hochbetagter, die den Patienten den Lebensabend so angenehm wie möglich zu gestalten versucht, jedoch nicht mehr auf Therapie und Heilung ausgerichtet ist.

Das genannte Foto trat seinen medialen Siegeszug unmittelbar an, nachdem klar geworden war, dass das Virus nicht auf China beschränkt bleiben würde, sondern sich bereits in Europa befand. Die Antwort auf die Frage nach dem Erfolg des Fotos wird wohl etwas damit zu tun haben, dass plötzlich *wir* betroffen waren. Dass das Virus vor *unseren* Türen stand. Dieser Umstand befeuerte den Wettkampf um emotionale Schlagzeilen offenbar ein weiteres Mal. Entwickelte sich in unserer Gesellschaft darüber hinaus womöglich sogar eine Art Lust an der Ausnahmesituation? Exakt zur selben Zeit, in der das Foto kursierte, kommentierte der deutsche Philosoph Richard David Precht das mediale Geschehen: »Ich glaube, dass in einer Gesellschaft, die seit sehr langer Zeit keinen Krieg mehr erlebt hat, keine echten Seuchen und Epidemien, keine Massaker, keine Bürgerkriege, es doch einen gewissen Spaß und Grusel an solchen Ausnahmezuständen gibt und dass man das Gefühl hat, es passiert etwas ›Besonderes‹. Für die Medien ist das natürlich ein gefundenes Fressen, weil alles, worüber man sich erregen kann, was entsprechend zu Einschaltquoten, zu Klicks, zu verkauften Zeitungen führt, für die Medien günstig ist.«[70]

## Eine epidemiologische Einordnung von SARS-CoV-2

Gesundheitsbedrohungen und Sterbefälle, die im Zusammenhang mit Atemwegsinfekten stehen, waren vor Corona nicht Teil der öffentlichen Wahrnehmung oder medialen Berichterstattung. Erst seit COVID-19 wird umfangreich über die möglichen gesundheitlichen Folgen einer Infektion mit SARS-CoV-2 berichtet. Die Frage, weshalb das gesundheitliche Ausmaß der winterlichen Erkrankungswellen bisher politisch und medial kaum thematisiert wurde, ist gerechtfertigt, zumal es durch Bewusstseinsbildung möglich gewesen wäre, die Verbreitung auch bei anderen Erregern schon in der Vergangenheit einzudämmen. Aber Corona hat nicht dazu geführt, dass diese Problematik nun umfassend und differenziert vor der Öffentlichkeit ausgebreitet wird. Im Gegenteil: Es ist verpönt, auch andere Erreger ins Spiel zu bringen und Corona dadurch epidemiologisch *einzuordnen*. Neben Influenza lässt sich SARS-CoV-2 im Zusammenhang mit weiteren Erregern verstehen, mit denen wir schon lange leben und die zum Teil eine viel höhere Infektionssterblichkeit aufweisen als COVID-19. Aber beginnen wir mit der »echten Grippe«, die jedes Jahr wiederkehrt.

Natürlich sind nicht alle Todesfälle im Zusammenhang mit Influenza laborbestätigt, denn die Möglichkeit, jedes Jahr viele Millionen Menschen, die an viralen Infektionen leiden, auf die genaue Identität des Erregers zu untersuchen, stand bisher logistisch nicht zur Verfügung. Auch jetzt wird bei Verstorbenen nur auf SARS-CoV-2 getestet, obwohl es bekannt ist, dass Infektionen durch Coronaviren zusammen mit anderen Viren oder Bakterien auftreten können, darunter die Influenzaerreger. Eine in *The Lancet* veröffentlichte Studie, die an 25 europäischen Kliniken durchgeführt wurde, wies bei Kindern und Jugendlichen mit SARS-CoV-2 zahlreiche weitere virale Erreger nach, darunter Influenza-, Parainfluenza-, Rhino-, Adeno- sowie andere Coronaviren. Die Studie stellte fest, dass vor allem das zusätzliche Vorliegen einer Influenzainfektion die Hospitalisierungsrate der Corona-Patienten erhöhte.[71]

Bei Lungeninfektionen liegen bei vielen Betroffenen mehrere Erreger vor. Das bestätigte unter anderem eine im Fachjournal

*Thorax* veröffentlichte klinische Studie mit 346 Patienten.[72] Es ist davon auszugehen, dass bei einem Teil der »Corona-Toten« ebenfalls eine andere Infektion hinzugekommen war, nach der einfach nicht gesucht wurde. Das ist eine bedeutsame Schwachstelle der Angaben zur COVID-19-Mortalität. Ein erheblicher Teil der Corona-Toten könnte auch im Zusammenhang mit Influenza oder einem anderen Erreger verstorben sein. Niemand hat das überprüft.

Weil man auf Influenzaerreger noch nie flächendeckend getestet hat, greifen Epidemiologen auf Methoden der Hochrechnung zurück, die sich im Laufe der jahrzehntelangen Erfahrung mit Influenza entwickelt haben. Oft wird behauptet, die Zahlen der jährlichen Influenza-Toten seien in der Vergangenheit zu hoch angesetzt worden. Doch tatsächlich mussten sie 2017 aufgrund neuer Erkenntnisse sogar noch weiter nach oben korrigiert werden.[73] Weltweit versterben nach aktuellen Angaben der WHO jedes Jahr 290 000 bis 650 000 Menschen im Zusammenhang mit einer Influenzainfektion.[74] Laut einer Schätzung, die im Jahr 2018 im medizinischen Fachjournal *The Lancet* publiziert wurde, fordert das Influenzavirus jährlich in der Altersgruppe der Kinder unter fünf Jahren 10 000 bis 105 000 Todesopfer.[75] Derartige Sterbezahlen sind bei COVID-19 unter Kleinkindern bei Weitem nicht zu befürchten.

Experten vermuten, dass bei Kindern die Kreuzimmunität gegen SARS-CoV-2 aufgrund des häufigen Kontakts zu Coronaviren im Rahmen von früheren Erkältungskrankheiten stark ausgeprägt ist. Das heißt, dass eine zuvor erworbene Immunität gegen andere Coronaviren einen Schutz vor der Infektion oder vor schweren Symptomen bietet. Ein zweiter Erklärungsansatz ist, dass bei Kindern die Hintergrundimmunität, also die angeborene Immunfunktion, mit dem Erreger anders interagiert als bei Erwachsenen, wodurch Kinder das Coronavirus besonders effizient abwehren können.[76]

Zwar ist die Frage, wie stark Kinder durch das neuartige Coronavirus betroffen sind, noch immer nicht endgültig geklärt, eine europaweite Studie, die unter anderem am Institut für Kindergesundheit des University Colleges London durchgeführt wurde, kam im Juni 2020 aber zu dem Ergebnis, dass COVID-19-Todesfälle unter Kindern »extrem selten« seien.[77] Die saisonale Influenza fordert also im Gegensatz zu COVID-19 erschreckend viele Todesopfer unter den Jüngsten. Eine mögliche Erklärung hierfür ist, dass das Immunsystem bei Kleinkindern noch nicht ausreichend trainiert wurde und daher in einigen Fällen mit dem Erreger nicht fertig wird, da Influenzaviren häufig mutieren. Während unter den Coronaviren einige relativ harmlose Erkältungserreger in der Bevölkerung zirkulieren, die für das kindliche Immunsystem ein Training darstellen, beschränken sich die Influenzaviren im Wesentlichen auf Vertreter der Influenza A und B, die schwerwiegendere Symptome als die meisten Coronaviren hervorrufen. Dadurch ist ein immunbiologisches Training durch den Kontakt zu harmlosen Viren bei Influenza nicht möglich. Außerdem sind Kinder bei Influenzainfektionen für Schädigungen des Nervensystems, das sich bei ihnen noch in Entwicklung befindet, besonders anfällig.

Wie wir später noch sehen werden, kann es bei Influenzainfektionen zu systemischen Schäden an unterschiedlichen Organen inklusive des Gehirns sowie zu Langzeitschäden kommen, die bis zum Herzinfarkt und Schlaganfall führen können. Damit befassen sich die Abschnitte *»Der Killervirus-Filter: Selektive Verbreitung von Wissenschaft«* und *»Immunbiologische Verwirrung auf dem Höhepunkt«*. Die Influenza, die auch »echte Grippe« genannt wird, ist eine ernst zu nehmende virale Infektionskrankheit, wenn auch in den Medien bisher wenig darüber berichtet wurde.

Influenza wird von der WHO regelmäßig als Pandemie eingestuft. Die letzte starke winterliche Erkrankungswelle 2017/18 kostete in Deutschland laut einem Bericht des *Deutschen Ärzteblatts*

25 100 Menschen das Leben.[78] Angaben zu jährlichen Mittelwerten für Deutschland liegen nicht vor. Laut Robert-Koch-Institut (RKI) versterben pro Jahr »mehrere hundert bis über 20 000« Influenzapatienten.[79] Im Winter 2017/18 forderte die »echte« Grippe in Österreich 2800 Todesfälle.[80] Am Institut für Virologie der Medizinischen Universität Wien wurde bekanntgegeben, dass der Durchschnitt der influenzabedingten Todesfälle in Österreich pro Jahr bei 1300 liegt.[81] Ebenfalls 2017/18 verzeichneten die Vereinigten Staaten von Amerika 80 000 Influenza-Tote wegen der »echten Grippe«, darunter ein hoher Anteil Kinder und junge Erwachsene.[82] In den meisten Jahren bewegt sich die Influenza-Mortalität in den USA laut Angaben der *Centers for Disease Control and Prevention* zwischen 12 000 und 61 000 Sterbefällen.[83] Für die Schweiz schwanken die Zahlen je nach Quelle zwischen 1000 und 2000. Das Schweizerische Bundesamt für Gesundheit gibt an, dass in einer mittleren bis schweren Erkrankungswelle im Durchschnitt 1500 Personen pro Jahr einer saisonalen Influenzaerkrankung erliegen.[84]

Häufig wird auf die Möglichkeit der Impfung gegen Influenzaerreger verwiesen. In der Wintersaison 2017/18 erreichten die Influenzaimpfungen einen Schutz von 15 Prozent. Das heißt, Menschen, die geimpft waren, hatten ein um 15 Prozent geringeres Risiko, an Influenza zu erkranken, als Ungeimpfte.[85] Die Wirksamkeit des Impfstoffs, der jedes Jahr neu zusammengestellt wird, schwankt von Saison zu Saison. Die bisher höchste Wirksamkeit hatte die Influenzaimpfung 2018/19, die in Europa das Erkrankungsrisiko je nach Studie um 32 bis 43 Prozent reduzierte.[86] Weder der Dreifach- noch der Vierfachimpfstoff haben diesen Rekordwert jemals überschritten. Die Influenza-Schutzimpfungen können vor allem im Umfeld von Kliniken und Gesundheitseinrichtungen, wo Risikopatienten untergebracht sind, einen Beitrag für eine geringere Ansteckungswahrscheinlichkeit leisten, wenn das Personal sich impfen lässt. Der Schutz von 15 bis maximal 43 Prozent sollte aber nicht überbewertet werden. Auch mit Impfung müssen in Gesundheitseinrichtungen, wo enger Kontakt zu den Patienten besteht, alle Hygienemaßnahmen eingehalten werden. Mitarbeiter mit respiratorischen Symptomen und Krankheitsgefühl sollten zu Hause bleiben, bis sie vollständig kuriert sind. Auch aus diesem Grund ist es wichtig, dass unsere Kliniken nicht nach ökonomischen Gesichtspunkten geführt werden: Lieber ein paar Tage »zu viel« Krankenstand erlauben und dafür das Personal aufstocken, als das Ansteckungsrisiko zu erhöhen. Unser Gesundheitssystem darf nicht dem Druck der unternehmerischen Wirtschaftlichkeit unterliegen – das sollten wir durch Corona gelernt haben.

Neben der Influenza spielten auch die Folgen anderer Lungeninfektionen bisher in der Öffentlichkeit keine Rolle und dürften daher den meisten Menschen unbekannt sein. Pneumonien, also Lungenentzündungen, können durch Viren, Bakterien und Pilze verursacht werden. Sie sind laut den aktuellen Angaben der WHO weltweit für 15 Prozent der Todesfälle bei Kindern unter fünf Jahren verantwortlich und stellen damit die häufigste Todesursache in dieser Altersgruppe dar. Im Jahr 2017 verstarben weltweit mehr als 800 000 Kinder unter fünf Jahren an Lungeninfektionen. Bei bakteriellen Erregern erhält laut dem WHO-Bericht nur ein Drittel der Kinder antibiotische Therapien, weil sozialwirtschaftlich benachteiligte Weltregionen mit Arzneimitteln nicht ausreichend versorgt werden.[87] Wäre das nicht Anlass genug gewesen, um schon längst Sondersendungen und Medienkampagnen für eine sozial faire medizinische Versorgung zu starten?

Eine Studie der Universität in Rio de Janeiro stellte bei Kindern bis zum Alter von 12 Jahren bei Lungenentzündungen eine Sterblichkeit von 3 Prozent fest.[88] In Mitteleuropa beträgt die Sterblichkeit bei einer Pneumonie für Patienten unter 30 laut Angaben der Medizinischen Universität Graz 1,5 Prozent und steigt bei Patienten über 65 auf 30 Prozent an.[89] Lungenentzündungen mit *leichten Verläufen*, die ambulant behandelt werden können, weisen über alle Altersgruppen gemittelt bei uns eine Sterblichkeit von 0,5 Prozent auf. Patienten mit *schweren Verläufen*, die hospitalisiert werden müssen, haben je nach Studie ein Risiko von 4 bis 17 Prozent, an der Infektion zu sterben.[90] Im Durchschnitt beträgt die Infektionssterblichkeit 10 Prozent, wenn man alle Altersgruppen und Verlaufsformen zusammennimmt.[91]

In Deutschland versterben laut der Deutschen Lungenstiftung jedes Jahr im Schnitt 40 000 Menschen an Lungeninfektionen.[92] Für Österreich beträgt die Mortalität im Durchschnitt ungefähr 4000 Menschen pro Jahr.[93] Weltweit sterben jedes Jahr je nach Quelle 2,6 bis 4 Millionen Menschen an Lungenentzündungen, wobei Luftverschmutzung, schlechte Ernährung und Zigarettenrauch zu den wichtigsten Risikofaktoren für einen schweren oder tödlichen Verlauf zählen.[94] Die Mortalität steigt in Jahren mit außergewöhnlicher Influenza-Aktivität an. Eine Pneumonie kann bleibende Folgeschäden an Lunge, Gehirn und Nervensystem hinterlassen und das Risiko erhöhen, zu einem späteren Zeitpunkt einen Herzinfarkt, Schlaganfall oder Atemstillstand zu erleiden.[95]

Diese Angaben verdeutlichen, dass wir es bei Atemwegsinfekten, die auf Viren, Bakterien und Pilze zurückgehen, mit schwerwiegenden Gesundheitsbedrohungen und hohen Mortalitätszahlen zu tun haben, die alle Altersgruppen betreffen, bei Kindern unter fünf Jahren weltweit die häufigste Todesursache darstellen und bislang öffentlich nicht thematisiert wurden. Auf dieses weitverbreitete Nichtwissen setzte sich Anfang 2020 die tägliche Medienberichterstattung rund um COVID-19 auf, ohne Bezugswerte herzustellen. Es ist daher wichtig, das neue Coronavirus im Rahmen einer gesundheitsökologischen Betrachtung einzuordnen. Wie erwähnt, ist davon auszugehen, dass bei Personen, die als Corona-Tote geführt werden, auch weitere Erreger hätten festgestellt werden können, die potenziell tödlich sind. Wir müssen daher im Auge behalten, dass es erhebliche Überschneidungsbereiche zwischen den Corona-Zahlen und den üblichen Zahlen der Atemwegsinfektionen gibt. Diese wichtige Einordnung ist keine Verharmlosung von COVID-19, sondern gehört unbedingt zu einer evidenzbasierten Betrachtung. Jetzt nur auf SARS-CoV-2 zu blicken und jede Einordnung als »unethisch« abzutun, würde eine Verharmlosung anderer Krankheiten darstellen.

Im Juni 2020 sprach sich Ulrike Protzer, Virologin und Universitätsprofessorin an der Technischen Universität München, ebenfalls für eine Einordnung von SARS-CoV-2 im Verhältnis zu anderen Erregern aus. Protzer sieht beispielsweise Parallelen zwischen dem neuen Coronavirus und Influenzaviren: »Auch das Grippevirus kann sich systemisch ausbreiten und schwere Erkrankungen hervorrufen.« Das Sterberisiko bei SARS-CoV-2 ordnete die Virologin etwa bei der Influenza ein.[96] Mit der Sterblichkeit und den Folgeschäden bei COVID-19 befasst sich dieses Buch an einer späteren Stelle.

## Falschmeldungen in den Leitmedien

Anlässlich des einseitig verarmten Diskurses meldete sich am 20. März 2020 das Deutsche Netzwerk Evidenzbasierte Medizin e.V. zu Wort und bemängelte die fehlende Evidenzgrundlage für die epidemiologischen Prognosen sowie unzureichende politische Entscheidungstransparenz bei den bereits ergriffenen und geplanten Maßnahmen. Zu diesem Zeitpunkt war der Shut- und Lockdown in Österreich bereits im Gang und setzte in Deutschland gerade ein. Im Hinblick auf die Medien schrieb das medizinische Expertennetzwerk: »Die mediale Berichterstattung berücksichtigt jedoch in keiner Weise die von uns geforderten Kriterien einer evidenzbasierten Risikokommunikation.«[97]

Unbeeindruckt von der zunehmenden Kritik gegenüber Experten, die von der vorherrschenden Deutung des neuen Coronavirus abwichen, schaltete sich im April 2020 John Ioannidis mit internationaler Reichweite in die Diskussion ein. Ioannidis ist Medizinprofessor und Epidemiologe an der Stanford University. Er gehört zu den Wissenschaftlern, die weltweit am häufigsten zitiert werden.[98] Für seine evidenzbasierte Arbeit erhielt er zahlreiche Auszeichnungen, zuletzt 2019 vom Gesundheitsministerium der Vereinigten Staaten von Amerika[99], sowie Ehrungen von der Amerikanischen Nationalen Akademie der Medizin[100] und von der Europäischen Akademie der Wissenschaften.[101] Das *British Medical Journal*, eine der ältesten medizinischen Fachzeitschriften, bezeichnete Ioannidis 2015 als »Sargnagel der schlampigen Wissenschaft«.[102] Seine Arbeit mit dem Titel »Warum die meisten publizierten Forschungsergebnisse falsch sind« ist die am häufigsten gelesene Publikation in der gesamten Geschichte der *Public Library of Science* (kurz: PLOS). Der Beitrag wurde über drei Millionen Mal heruntergeladen.[103]

Diese Koryphäe der Epidemiologie meldete sich bei COVID-19 zu Wort. Seiner Sicht zufolge waren Medienvertreter auf der ganzen Welt anlässlich des Coronavirus in die »Falle des Sensationalismus« getappt. Er warnte davor, dass die mediale Berichterstattung die Öffentlichkeit in überzogene Panik versetzen könnte.[104] Schon zuvor, am 19. März, als Österreich bereits von restriktiven Ausgangsbeschränkungen beherrscht wurde und sich Deutschland kurz davor befand, schrieb Ioannidis in einem wissenschaftlichen Kommentar, dass der Diskurs über COVID-19 von »Fake News und wieder zurückgenommenen Studien« dominiert sei. »Fake News« bedeutet wörtlich übersetzt »gefälschte Nachrichten«, also sinngemäß »Falschmeldungen«. Der Kommentar wurde im renommierten *European Journal of Clinical Investigation* publiziert und bezog sich auch auf die Situation in Europa. Der Titel des Kommentars lautete aus dem Englischen übersetzt »Coronavirus-Krankheit 2019: der Schaden durch übertriebene Information und nicht evidenzbasierte Maßnahmen«.[105] Ioannidis, der COVID-19 nicht bagatellisierte, sondern auf evidenzbasiertes Vorgehen und weniger emotionalisierende Berichterstattung pochte, legte seine Argumente differenziert auf den Tisch.

Dabei stellte er zahlreiche Behauptungen infrage, die sich bis in die Gegenwart als vermeintliche Fakten gehalten haben. So verbreitete sich in den Leitmedien bis zum Redaktionsschluss für dieses Buch im Juli 2020 beispielsweise die Grundannahme, dass die COVID-19-Pandemie erst zu einem natürlichen Stillstand kommen werde, wenn 60 bis 70 Prozent der Gesamtbevölkerung infiziert und dadurch immunisiert worden seien.[106] Diese Angabe wird seit Beginn der Pandemie unkritisch und unreflektiert wie eine unumstößliche Tatsache zitiert, kopiert und vervielfältigt. Sie geht ursprünglich auf eine Veröffentlichung von britischen Wissenschaftlern von Mitte Februar 2020 zurück, die eine bloße Schätzung beinhaltete, ab wann die sogenannte »Herdenimmunität« eintreten könnte.[107] Ich benutze dafür lieber den Begriff *kollektive Immunität*. Die Schätzung lautete 40 bis 70 Prozent.

Bereits hier fällt auf, dass in den meisten Medienberichten sowie von einigen Virologen nur die obere Grenze der Angabe verbreitet wurde (60 bis 70 Prozent), was eine starke Verzerrung darstellt. Ioannidis machte in seinem wissenschaftlichen Kommentar zudem darauf aufmerksam, dass die Schätzung bereits kurz nach der ersten Veröffentlichung von den britischen Wissenschaftlern wieder zurückgenommen worden war. In einer überarbeiteten Fassung war von 20 bis 60 Prozent die Rede, und diese Angabe wurde auch nicht mehr auf die Gesamtbevölkerung bezogen, sondern nur noch auf die Erwachsenen. Das ist ein gravierender Unterschied zu der ursprünglichen Annahme. Professor Ioannidis dokumentierte das und schrieb: »Sogar nachdem die Aussage mit 40 bis 70 Prozent nach unten korrigiert wurde, verbreitete sie sich weiterhin viral in Interviews.«[108]

Wie erwähnt war das bereits im März 2020. Wieso wurde diese

wichtige epidemiologische Grundannahme trotzdem viele Monate lang unkorrigiert wie ein Faktum kommuniziert? Warum wurde sie von den zahlreichen Journalisten, die sie veröffentlicht haben, nicht zumindest deutlich als Schätzung gekennzeichnet? Das hätte man von einem sauberen Journalismus verlangen können. Weshalb wurde nicht über die nach unten korrigierte Schätzung berichtet? Der SPD-Gesundheitspolitiker Karl Lauterbach wies, so wie viele Medien, auf die angeblichen 60 Prozent bis zur »Herdenimmunität« hin.[109] Der deutsche Virologe Christian Drosten gab in Interviews ebenfalls an, dass sich zwei Drittel, also 67 Prozent der Gesamtbevölkerung infizieren müssten, bis die Pandemie zum Stillstand komme, und auch er verkündete diese fragwürdige Angabe wie eine sichere Tatsache.[110] Es wäre wünschenswert gewesen, dass in der medialen Berichterstattung nicht vorwiegend die Voraussagen einiger weniger Experten übernommen worden wären, sondern es auch zur Abbildung widersprechender Expertisen und Korrekturen gekommen wäre. Die Einschätzung von John Ioannidis wäre in diesem Fall sogar relevanter gewesen als die Drostens, da für die Frage der kollektiven Immunität Epidemiologen und nicht Virologen zuständig sind. Ich werde noch darauf zurückkommen, wie evidenzbasierte Informationen von Ioannidis sogar aus dem Internet gelöscht wurden, weil sie angeblich »gegen Community-Richtlinien« verstießen.

Eine Berechnung, die im Juni 2020 in *Science* publiziert wurde, gab Ioannidis mittlerweile recht. Bei dem angewandten Rechenmodell handelte es sich erstmals nicht um eine reine Schätzung, sondern um ein komplexes statistisches Verfahren, das die Altersstruktur der Bevölkerung und das Sozialverhalten verschiedener Gruppen epidemiologisch berücksichtigte. Laut dieser Berechnung tritt wahrscheinlich eine kollektive Immunität gegen SARS-CoV-2 ein, wenn 43 Prozent der Bevölkerung infiziert gewesen sind.[111] Dieser Wert ist als Annährung zu verstehen, der nach unten und oben einen gewissen Spielraum aufweist. Der Unterschied zwischen den nach wie vor kolportierten 60 bis 70 Prozent gegenüber 43 Prozent bleibt signifikant. Immerhin handelt es sich dabei um eine 40- bis 63-prozentige Übertreibung, die trotz der Korrekturhinweise verbreitet wurde. Die in *Science* veröffentlichte Analyse mit 43 Prozent bis zur kollektiven Immunität berücksichtigt darüber hinaus noch nicht die neuen Erkenntnisse über die Kreuz- und Hintergrundimmunität, mit der wir uns im Folgenden befassen werden. Vermutlich muss die Angabe von 43 Prozent aus immunbiologischen Gründen noch weiter nach unten korrigiert werden.

Eine neue, erst als Vorabdruck erhältliche Studie der Oxford University bestätigt zusätzlich, dass der Schwellenwert für die kollektive Immunität weit unter den bisherigen Annahmen liegen muss, weil in der Bevölkerung eine Hintergrundimmunität verbreitet sei. Das bedeutet, dass das Virus in vielen Fällen durch die angeborene Immunantwort, die permanent aktiv ist, schon an den Schleimhäuten neutralisiert oder an der Vermehrung im Körper gehindert wird. Diese Menschen können das Virus auch nicht weitergeben.[112]

Ein im Journal *Cell* publiziertes Experiment testete die Reaktion von menschlichen Immunzellen aus konservierten Blutproben, die in den Jahren 2015 bis 2018 abgenommen wurden. Es gilt als unwahrscheinlich, dass SARS-CoV-2 in dieser Zeit bereits in seiner heutigen Form zirkulierte. Dennoch war die zelluläre Immunantwort in 50 Prozent der Proben dazu geeignet, den COVID-19-Erreger abzuwehren.[113] Das Experiment legt nahe, dass auch viele Erwachsene, ähnlich wie Kinder, eine Kreuzimmunität gegen SARS-CoV-2 aufweisen, die aus dem früheren Kontakt zu anderen Coronaviren resultiert. Diese Erkenntnis ist nicht überraschend. Kreuzimmunität und Hintergrundimmunität sind nicht scharf voneinander abgrenzbar, sondern überschneiden sich und ergänzen einander.

Eine im Juli 2020 in *Nature* veröffentlichte Übersichtsarbeit kommt auf Basis der bisherigen Evidenzen zu dem Schluss, dass die in der Bevölkerung weltweit verbreitete Kreuzimmunität gegen SARS-CoV-2 vor allem auf T-Zellen beruht.[114] Diese Zellen, die zu den Lymphozyten gehören, weisen ein biologisches Gedächtnis für Krankheisterreger auf, mit denen wir bereits konfrontiert worden sind. Lymphozyten sind eine Untergruppe der weißen Blutkörperchen (Leukozyten). So speichern beispielsweise die T-Gedächtniszellen, die zu dieser Gruppe zählen, eine einmal gelernte Immunreaktion ab und können diese bei erneutem Kontakt mit dem Erreger rasch und effizient wieder auslösen. Dabei wandeln sie sich teilweise selbst in T-Helferzellen um, die die Immunantwort steuern und an der Bildung neuer Antikörper mitwirken. Dadurch können auch die spezifischen Antikörper rascher nachgebildet werden als bei einer Erstinfektion. Unserem Abwehrsystem stehen also unterschiedliche Möglichkeiten zur Verfügung, Immunität gegen SARS-CoV-2 aufzubauen: Antikörper sowie T-Zellen-Immunität. Für die Bildung einer T-Zellen-Immunität gegen SARS-CoV-2 reicht offenbar der Kontakt zu anderen Coronaviren aus, die das Immunsystem in der Vergangenheit trainiert haben. Die genannten Erkenntnisse über Kreuz- und Hintergrundimmunität beeinflussen die bisherigen Ausbreitungsprognosen und Immunitäts-Modelle ein weiteres Mal signifikant in eine günstige Richtung.

Seit dem Sommerbeginn 2020 verbreiten sich im Eilverfahren, das für die Corona-Berichterstattung bezeichnend ist, Pressemeldungen, in denen kolportiert wird, dass es möglicherweise nach einer COVID-19-Infektion zu keiner Immunität kommt, weil die Zahl der Antikörper im Blut bei manchen Patienten innerhalb von Monaten stark absinkt oder bei mild Infizierten gar nicht feststellbar ist. Diese Meldungen sind in vielen Fällen fachlich fragwürdig, da sie die zelluläre Immunantwort außer Acht lassen. Die T-Zellen-Immunität ist für den Aufbau einer kollektiven Immunität gegen COVID-19 von großer Bedeutung. Doch T-Zellen-Tests sind teuer. Da derzeit im großen Rahmen fast nur Antikörpertests durchgeführt werden, um eine zurückliegende Infektion zu messen, sind die Angaben über die bisher erlangte Immunität sowohl beim individuellen Patienten als auch im Hinblick auf die kollektive Immunität mit großer Vorsicht zu betrachten.

Es muss davon ausgegangen werden, dass die Entwicklung der kollektiven Immunität unter Berücksichtigung der T-Zellen-Immunität bereits deutlich weiter fortgeschritten ist, als bisher kolportiert wurde. Zu diesem Ergebnis kam auch eine immunologische Studie am schwedischen Karolinska University Hospital, die Ende Juni abgeschlossen wurde und bereits als Vorveröffentlichung zur Verfügung steht. Die Studie zeigt, dass insbesondere bei Personen, die eine Infektion mit mildem Verlauf hinter sich haben, zwar keine Antikörper festzustellen sind, jedoch liegt häufig eine T-Zellen-Immunität vor.[115] Diese Erkenntnis ist außerordentlich bedeutsam. Von allen Infizierten haben 80 Prozent einen milden Verlauf.[116] Offenbar wird das Immunsystem in vielen Fällen mit SARS-CoV-2 bereits fertig, bevor es überhaupt zu einer signifikanten Antikörperbildung kommt, sodass die T-Zellen-Immunität neben der angeborenen Hintergrundimmunität eine wichtige Rolle bei SARS-CoV-2 spielen dürfte.

Alle in den Medien sowie durch Wissenschaftler oder Politiker verbreiteten Aussagen über die angeblich »niedrige Immunitätsentwicklung« innerhalb der Bevölkerung sind daher unter größte Vorbehalte zu stellen. Zum Beispiel kursierte wegen der in vielen Fällen abnehmenden Antikörper noch im Juli 2020 eine Schlagzeile, die behauptete, die »Hoffnung auf eine Herdenimmunität« stehe »vor dem Aus«, obwohl zu diesem Zeitpunkt die zentrale Rolle der T-Zellen-Immunität bereits bekannt war.[117] Solche Artikel wurden in sozialen Medien viral geteilt.

Dass es mehrere Arten der Immunität gibt, ist nichts Neues und gilt für viele andere Infektionskrankheiten. Vor allem müssen wir auch davon ausgehen, dass die kollektive Immunität aufgrund der T-Zellen-Immunität deutlich weiter fortgeschritten ist, als die Antikörpertests es anzeigen können. Antikörper- und T-Zellen-Tests dürfen nicht mit den PCR-Tests verwechselt werden, die direkt nach genetischem Material des Virus suchen und daher anzeigen, ob *aktuell* eine Infektion besteht. Genauer gesagt: Ein PCR-Test zeigt an, ob in der Probe Teile des Genoms des Virus vorhanden sind. Diese können auch auf virale Bruchstücke oder inaktive Viren zurückgehen, die nicht infektiös sind.

## Panikmache statt Berichterstattung?

John Ioannidis berichtete im März über einen Artikel, der am 24. Februar 2020 im renommierten Medizinjournal *The Lancet* veröffentlicht wurde und den Bericht von zwei Krankenschwestern aus Wuhan über ihren Kampf gegen COVID-19 an vorderster Front beinhaltete. Darin schilderten die Autorinnen die außergewöhnlichen psychischen Belastungen und die körperliche Erschöpfung, die sie an ihrem Arbeitsplatz wegen COVID-19 erlebt hätten. Einige Zeit nach der Publikation zog *The Lancet* diesen Artikel wieder aus dem Verkehr, weil die Autorinnen in einer schriftlichen Korrespondenz eingestanden hatten, dass es sich bei ihren Schilderungen nicht um ihre eigenen Erfahrungen gehandelt habe, obwohl der Text dies explizit behauptete.[118] Ioannidis kommentierte diesen Vorgang: »Solche Beispiele veranschaulichen, wie Sensationalismus sogar hochrangige wissenschaftliche Publikationen betrifft. Überdies kann der Begutachtungsprozess (peer-review) fehlschlagen, wenn wenige Evidenzen, jedoch starke Meinungen vorliegen. Eine verlegerische Begutachtung wissenschaftlicher Arbeiten, die auf Meinungen basiert, verfestigt die Publikation fehlerhafter Äußerungen.«[119]

Zu dieser Zeit verbreiteten sich auch Diagramme in unterschiedlichen Designs, die alle eines gemeinsam hatten: Sie zeigten eine Kurve mit stark exponentiellem Anstieg. Die Darstellungen bezogen sich auf die Ausbreitung des neuen Coronavirus innerhalb der Bevölkerung. In vielen Fällen war in den Diagrammen eine horizontale Linie eingezeichnet, welche die Intensivbettenkapazität in den Krankenhäusern markierte. Das dazugehörige, hoch emotional besetzte und daher äußerst medienwirksame Narrativ: Das Virus verbreitet sich in kurzer Zeit derartig exponentiell, dass auch bei uns eine dramatische Überlastung der Intensivstationen bevorstehe, die dazu führen werde, dass Ärztinnen und Ärzte bald entscheiden müssten, wem sie ein Beatmungsgerät zur Verfügung stellen und wen sie sterben lassen. Die Öffentlichkeit lernte ein neues Wort: »Triage«! Das bedeutet in diesem Fall eine Einteilung von Erkrankten in solche, die intensivmedizinisch betreut werden, und solche, denen keine Intensivbetreuung angeboten wird. Die exponentielle Kurve überschwemmte die Medien und Internetplattformen.

Manche Versionen davon waren durch Methoden der Diagrammdarstellung so gestaltet worden, dass sie besonders dramatisch aussahen: zum Beispiel, indem die Y-Achse nicht bei null begann und dadurch die Grenze der Intensivbettenkapazität im Vergleich zum Höhepunkt der Kurve optisch weit unten zu liegen kam. Viele Diagramme, die verbreitet wurden, hatten überhaupt keine Achsenbeschriftungen, die dazu geeignet gewesen wäre, auch nur irgendeinen Wert aus ihnen abzuleiten. Bei diesen Versionen war die Y-Achse zum Beispiel nur mit dem Vermerk »Anzahl der Fälle« und die X-Achse mit »Zeit seit dem ersten Fall« versehen. Zahlen und Zeitpunkte fehlten völlig.[120] Solche Darstellungen hatten keinerlei Aussagekraft.

Offensichtlich gaben sich manche bei der Gestaltung dieser Diagramme besondere Mühe, den gewünschten Eindruck vom drohenden Ausnahmezustand zusätzlich zu verstärken – bestimmt nicht in unlauterer Absicht, sondern in dem Bemühen, die Menschen zu größter Vorsicht zu animieren. Das Problem war nur, dass die ohnehin bereits mangelhafte Daten- und Evidenzlage dadurch noch weiter verzerrt wurde. Es lagen natürlich auch korrekt gestaltete Diagramme vor, aber diese Kurve an sich verwandelte sich schnell in ein psychosozial und angstvoll aufgeladenes Konstrukt, das sich weder belegen noch widerlegen ließ. Lange Zeit blieb im Dunkeln, mit welchen Daten und Methoden sie erstellt wurde.

Während das Diagramm sich rasch verbreitete, warnte John Ioannidis in seinem wissenschaftlichen Kommentar vor »Artefakten«, also vor Fehlern, die auf das Messverfahren zurückgehen könnten: »Die Interpretation dieser Kurve ist sehr schwierig. Ein Teil des Anstiegs der dokumentierten Fälle könnte durch die rapide Zunahme der durchgeführten Testungen auf das Coronavirus verursacht worden sein. Die Anzahl der durchgeführten Tests hängt davon ab, wie viele Testsätze verfügbar sind und wie viele Patienten sich testen lassen. Selbst wenn man den zeitweisen Mangel an Testsätzen herausrechnet, bildet die epidemiologische Kurve noch immer primär die Sensitivierung der Bevölkerung und die Testbereitschaft ab und nicht die tatsächliche epidemiologische Entwicklung.«[121] Ich verweise noch einmal auf den Zeitpunkt dieser Analyse am 19. März 2020, also zu Beginn des Shut- und Lockdowns in Österreich und kurz bevor die gleichen Maßnahmen in Deutschland einsetzten.

Es ist erstaunlich, dass in den meisten Leitmedien von diesen wissenschaftlich begründeten und nachvollziehbaren Einwänden nichts zu hören war. Man musste gezielt und länger danach suchen, um sie allenfalls in Fachmedien mit geringer Reichweite zu finden. Ich stand schon damals in persönlichem Kontakt mit zahlreichen Medizinern und Biowissenschaftlerinnen, die den öffentlichen Umgang mit Zahlen skeptisch, aber machtlos hinnehmen mussten. Es ist wahrscheinlich, dass die stark exponentiell anwachsende Infektionskurve, welche die Grundlage der öffentlichen Information durch Politik und Medien war, ein Artefakt darstellte. Und es gab hochspezialisierte Experten wie Ioannidis, die rechtzeitig darauf hinwiesen.

Der März 2020 war der Monat, in dem die Mehrheit dem Killervirus-Narrativ zu folgen begann. Dazu dürfte die allgemeine Verbreitung der exponentiellen Kurve einen maßgeblichen Beitrag geleistet haben. Ich war fassungslos darüber, welche Szenarien uns vorausgesagt wurden. Vieles davon habe ich dokumentiert und archiviert. Selbst Harald Lesch stützte sich am 20. März 2020 in einem Video der ZDF-Produktion *Terra X Lesch & Co* auf die Daten, die von unbeachteten Experten bereits angezweifelt wurden. Darin verbreitete er auch die Prognose, dass eine dramatische Überlastung der Intensivbettenkapazität in Deutschland mit der Notwendigkeit einer Triage bevorstehe und dass dies nur durch das Verschieben anderer Operationen verhindert werden könne. Das Video wurde auf YouTube fast sieben Millionen Mal angeklickt.[122] Am 18. März 2020 äußerte sich der Virologe Christian Drosten in der 16. Folge des Podcasts »Coronavirus Update« des *Norddeutschen Rundfunks* über die auch von ihm prognostizierte Überlastung der deutschen Intensivbettenkapazität. Er sagte, dass man es durch Ausgangsbeschränkungen möglicherweise schaffen könne, »diese Fallzahl in den nächsten Monaten, also in den frühen Sommermonaten, so weit zu senken, dass wir durchaus – *so gerade eben* – alle Patienten versorgen und nicht in diese Situation eines überstrapazierten Gesundheitssystems reinlaufen«.[123]

Die Ausgangsbeschränkungen kamen wenige Tage danach. Jedoch blieb Deutschland von der Situation, seine Intensivpatienten »so gerade eben« noch zu versorgen, weit entfernt. Zu keinem Zeitpunkt waren mehr als zehn Prozent der Intensivbettenkapazität mit COVID-19-Patienten belegt, die beatmet werden mussten. Meistens waren es unter zehn Prozent. Rechnet man die Patienten ohne Beatmung hinzu, stieg der Anteil manchmal geringfügig über zehn Prozent. Den überwiegenden Teil der Intensivpatienten bildeten durchgehend Menschen mit anderen medizinischen Problemen, und – besonders wichtig – die Kapazität der deutschen Intensivbetten blieb während der gesamten Lockdown-Maßnahmen zu 40 bis 50 Prozent frei und näherte sich zu keinem Zeitpunkt einer kritischen Schwelle.[124] Auch Drosten lag also mit seiner Prognose, man könne die Versorgung durch Ausgangsbeschränkungen »so gerade eben« hinbekommen, falsch. Eine Aufarbeitung dieser falschen Prognosen ist wichtig, weil sie zu Maßnahmen führten, die das Leben und die Gesundheit vieler Menschen betrafen, und weil es damals bereits widersprechende Expertisen gab, die auf die mangelhafte Datengrundlage in aller Deutlichkeit hinwiesen – darunter neben Ioannidis wie erwähnt auch das Deutsche Netzwerk Evidenzbasierte Medizin.[125] Eine saubere Analyse falscher Prognosen ist auch deswegen nötig, um daraus für die Zukunft zu lernen und nicht im Winter 2020/21 wieder in das gleiche Evidenz-Fiasko zu steuern.

Im Frühjahr 2020 wurden weitere Modellrechnungen mit den offensichtlich mangelhaften Daten gefüttert. Auch Benutzer sozialer Medien stellten eigene Berechnungen an, um andere durch horrende, haarsträubende Infektions- und Sterbezahlen, die »selbstgebastelt« über Facebook, Twitter, Instagram und verschiedene Blogs verbreitet wurden, von der nahenden Katastrophe zu überzeugen. Viele schienen zu glauben, die Epidemiologie sei eine einfache Prozentrechnung. Für dieses Vorgehen entwickelte ich damals den Begriff »Voodoo-Epidemiologie« – eine Zunft, die auch von Journalistinnen und Journalisten hingebungsvoll betrieben wurde. Robert Misik, ein bekannter österreichischer Publizist, der für mehrere Tageszeitungen tätig ist, schrieb auf seiner Facebookseite am 14. März 2020, unmittelbar vor dem Einsetzen der Ausgangsbeschränkungen: »Wenn wir nicht alle die Maßnahmen, die die Regierung gesetzt hat, übererfüllen, wird von Euren zwanzig Freundinnen und Freunden in drei Monaten einer tot sein. Gut möglich natürlich auch, dass Du diese/r eine bist.« Aus dem Kontext der Aussage, den ich wochenlang beobachtet habe, ging eindeutig hervor, dass das Statement ernst gemeint war. Am 29. März sagte Misik Österreich 50 000 und Deutschland 500 000 Corona-Tote voraus, falls man den Lockdown nicht restriktiv beibehalte.

Am 30. März äußerte sich der österreichische Bundeskanzler Sebastian Kurz in ähnlicher Weise wie Robert Misik. Ich werde übrigens auch im Folgenden immer wieder österreichische Gewährsleute zitieren, nicht nur, weil ich Österreicher bin, sondern insbesondere auch, weil österreichische Entscheidungsträger im deutschsprachigen Raum eine gewisse Vorreiterrolle einnahmen: Der Kurs, den etwa der österreichische Bundeskanzler einschlug, wurde in vielen Punkten zeitversetzt dann auch vom bayerischen Ministerpräsidenten Markus Söder übernommen und hat sich anschließend deutschlandweit durchgesetzt. Österreich ist vor diesem Hintergrund eine Art »Brennglas« der politischen Entscheidungsfindung. In der Nachrichtensendung »ZIB Spezial« des *Österreichischen Rundfunks* sagte Kurz am 30. März also, dass bald jeder jemanden kennen werde, der an COVID-19 verstorben sei.[126] Gegenüber der *Kronenzeitung* fügte er sogar hinzu, wir wüssten das »jetzt schon«.[127] Vizekanzler Werner Kogler bekräftigte diese Prognose in einer vom *Österreichischen Rundfunk* übertragenen Pressekonferenz vom 30. März durch die Behauptung, dass wir »jetzt schon wissen, dass mehr Personen an dieser Krankheit sterben werden, als sich viele von uns jetzt schon vorstellen können«.[128]

Zu diesem Zeitpunkt war der Lockdown in Österreich bereits seit mehr als zwei Wochen verordnet. Die Prophezeiungen des Kanzlers und des Vizekanzlers waren also offensichtlich Fehleinschätzungen. Die hohen Sterbezahlen wären ihren Aussage zufolge ja trotz des Lockdowns zu erwarten und nicht mehr zu verhindern gewesen. Mitglieder der österreichischen Regierung sprachen wiederholt von bevorstehenden 100 000 Toten im

Land.[129] Deutsche Politiker äußerten sich vergleichbar. Auf Basis der zuvor genannten mangelhaften Daten sprach zum Beispiel der SPD-Gesundheitspolitiker Karl Lauterbach von acht Millionen Infizierten und Zigtausenden Toten, die bis zum Herbst 2020 ohne restriktive Maßnahmen in Deutschland zu befürchten stünden. Diese Einschätzung bezeichnete er als »noch eher optimistisch«.[130] In einem ZDF-Interview nannte er 50 000 wegen COVID-19 zu befürchtende Todesfälle.[131] Neben dem Lockdown ist es mit Sicherheit auch der Kreuz- und Hintergrundimmunität zu verdanken, dass Deutschland die von Lauterbach befürchteten acht Millionen Infizierten bis in den Herbst 2020 nicht mal annähernungsweise erreicht hat.

Es kann nicht oft genug betont werden, dass die weit verbreitete Immunität und die Fähigkeit des Immunsystems vieler Menschen, das Virus abzuwehren, wesentliche Faktoren dafür sind, dass die übertriebenen Befürchtungen weder in Deutschland noch in Österreich eingetreten sind. Es würde allen immunologischen Evidenzen widersprechen, diese positive Entwicklung nur den restriktiven Maßnahmen zuzuschreiben. Bei dieser Analyse geht es mir nicht darum, Fehler bei Entscheidungsträgern zu suchen, sondern um einen *Lernprozess* für eine Zukunft ohne unverhältnismäßige Dramatisierung von SARS-CoV-2, ohne medialen Sensationalismus und ohne Einengung der Aufmerksamkeit auf *ein* Gesundheitsrisiko von vielen, das mit wachsendem Wissen immer weniger als außergewöhnlich gefährliche Bedrohung erscheint. Die Immunsysteme der Bevölkerung sind dem neuen Coronavirus nicht so schutzlos ausgeliefert, wie es behauptet wurde.

In der Realität wurde das neuartige Coronavirus bis Ende Juli 2020 in Österreich bei etwa 700 Verstorbenen nachgewiesen. In Deutschland betrug die Anzahl der Personen, die das Coronavirus zum Zeitpunkt des Todes in sich trugen, ungefähr 9000. Das heißt, in Österreich waren bis zu diesem Zeitpunkt pro 100 000 Einwohner 7,9 und in Deutschland 10,8 Todesfälle zu beklagen.

Im Durchschnitt sind in unseren beiden Ländern jährlich 40 bis 50 Todesfälle pro 100 000 Einwohner auf infektiöse Lungenerkrankungen zurückzuführen.[132]

Es ist sehr wichtig, diese Einordnung im Kopf zu behalten. Ob sich in Deutschland, Österreich und der Schweiz im Jahr 2020 überhaupt eine Übersterblichkeit wegen Infektionskrankheiten ergibt, kann statistisch erst nach Ablauf des Jahres beurteilt werden. Zunächst kam es in einzelnen Kalenderwochen zu *geringfügigen* Abweichungen, die sich aber im Laufe des Jahres noch ausgleichen können. Der österreichische Landesstatistiker Clemens Himpele, der auch für die Erstellung von Sterbestatistiken zuständig ist, hält es nicht für aussagekräftig, die Übersterblichkeit einzelner Wochen oder Monate in Prozent auszurechnen, weil die Todeszahlen in den einzelnen Kalendermonaten und auch Kalenderjahren »extrem stark schwanken«.[133] Die Statistik kann uns auch nicht sagen, woran eine mögliche Abweichung von Mittelwerten liegt – ob es SARS-CoV-2 oder ein anderer Erreger oder möglicherweise eine Auswirkung des Lockdowns war, womit wir uns ebenfalls noch befassen müssen. Die ersten brauchbaren statistischen Daten werden 2021 vorliegen. Ich möchte noch einmal betonen, dass für mich jeder einzelne Sterbefall bedauerlich ist. Deswegen werde ich im Laufe dieses Buches auch noch Anregungen vorlegen, wie wir durch gesundheitsökologische Maßnahmen Gesundheitsbedrohungen zurückdrängen und Menschenleben retten können – nicht nur bei COVID-19. Es wäre aber auch eine Illusion zu glauben, dass wir jährlich 40 bis 50 Todesfälle, die pro 100 000 Einwohner auf Lungeninfektionen als Todesursache Nummer eins zurückzuführen sind, auf null reduzieren können. Wir könnten jeden dieser Erreger durch Tests quantifizieren, seine Ausbreitung über die Medien verfolgen und die von ihm verursachten Todesfälle, die stetig ansteigen, im Fernsehen oder Radio hochzählen. Das Ergebnis sähe immer so ähnlich aus wie bei SARS-CoV-2 und in manchen Fällen – etwa bei bakteriellen

Erregern – sogar noch dramatischer. Ein großer Teil der Lungeninfektionen wird von Bakterien verursacht.[134] Einige davon lösen auch Gehirnhautentzündung und andere potenziell lebensbedrohliche Krankheiten aus.[135] Hier könnte man zusätzlich in medial verbreiteten Diagrammen eindrücklich zeigen, wie die Erreger immer resistenter gegen Antibiotika und dadurch immer gefährlicher werden.

Der Infektiologe Franz Allerberger, Leiter der Abteilung für öffentliche Gesundheit der Agentur für Gesundheit und Ernährungssicherheit (AGES) in Österreich, forderte als Maßnahmen gegen die wachsende Antibiotikaresistenz bei bakteriellen Erregern *Medienkampagnen*, um das Bewusstsein für dieses Problem zu schärfen. Mit dieser medialen Aufklärung seien laut Allerberger folgende lebensrettenden Maßnahmen erreichbar: Förderung besserer Hygiene in der Bevölkerung; Verzicht auf Verschreibung und Einnahme überflüssiger Antibiotika; Schnelltestverfahren zur Feststellung bakterieller oder viraler Infektionen bei Patienten, um die Therapie gezielt an den Erreger anzupassen und unwirksame oder überflüssige Antibiotika zu vermeiden; Investition in die Erforschung neuer antimikrobieller Arzneistoffe.[136]

Die WHO fordert zur Eindämmung der Gesundheitsschäden durch resistente Keime unter anderem eine starke Reduktion des Antibiotikaeinsatzes in der Intensivtierhaltung, wo die Präparate oft sogar vorbeugend ins Trinkwasser gemischt werden, sowie ebenfalls eine Verstärkung der Forschung an neuen Wirkstoffen.[137] Derzeit versterben in der EU pro Jahr etwa 25 000 Menschen an bakteriellen Erregern, die nicht mehr auf Antibiotika ansprechen. Experten rechnen mit einem kontinuierlichen Anstieg dieser Zahl, die bis 2050 jährlich etwa 400 000 in der EU und vier bis fünf Millionen in Afrika erreichen wird.[138] Um diesen Anstieg zu verhindern, brauchen wir mehr Forschung an alternativen Wirkstoffen, und wir dürfen dabei keine Zeit mehr verlieren. Denn es geht um Menschenleben, darunter ein hoher Anteil Kinderleben.

Doch Pharmakonzerne machen das Gegenteil. Sie steigen reihenweise aus der Antibiotika-Forschung aus. Laut Recherchen des *Norddeutschen Rundfunks* befinden sind unter den Aussteigern aus dieser wichtigen Forschung große Firmen wie beispielsweise Sanofi, Novartis, Bayer und AstraZeneca.[139] Gemäß einer Veröffentlichung auf der Homepage der *Deutschen Bundesärztekammer* dürften die Gründe für den Rückzug bei vielen Konzernen wirtschaftlicher Art sein: Die finanziellen Einnahmen mit Antibiotika, die immer als Kurzzeittherapie angelegt sind, seien geringer als die Gewinne durch andere Wirkstoffe, die als Dauermedikamente eingesetzt werden.[140] Einige der Antibiotika-Aussteiger haben anscheinend andere Pläne: AstraZeneca tritt zum Beispiel derzeit zusammen mit dem Unternehmen Vaccitech aus Oxford als Produzent und Vermarkter eines favorisierten genetischen COVID-19-Impfstoffs auf, der laut dem Unternehmen schon Ende 2020 angewendet werden könnte.[141]

Kommen wir zurück zu SARS-CoV-2. Anfang April 2020 äußerte Martin Sprenger, ein Mediziner und Experte für öffentliche Gesundheit (Public Health), der ein Mitglied der Corona-Taskforce des österreichischen Gesundheitsministeriums war, Kritik an den Aussagen der Regierung. Insbesondere richtete er sich gegen die weiterhin an die Wand gemalten »lombardischen Verhältnisse«, also eine bevorstehende Überlastung der Intensivstationen mit hohen Sterbezahlen wie in Norditalien. Er kritisierte außerdem, dass die gezielten Maßnahmen zum Schutz von Pflegeheimen und anderen Hotspots mit Risikopatienten nicht ausreichend waren sowie zu spät einsetzten, und legte Wert auf die Feststellung, dass das Ansteckungsrisiko im Freien bei Einhaltung eines Sicherheitsabstands gering ist.[142] In einer populären Nachrichtensendung wurde der österreichische Bundeskanzler von Moderator Armin Wolf auf Sprengers Aussagen angesprochen und antwortete, dass er nie auf die »falschen Experten« gehört habe und dies auch weiterhin nicht tun wolle. Wenige Tage danach schied Sprenger aus der Corona-Taskforce des österreichischen Gesundheitsministeriums aus.[143]

Ein weiteres Mitglied der Taskforce ist der zuvor genannte Infektiologe Franz Allerberger. In der von ihm geführten Abteilung für öffentliche Gesundheit der AGES laufen alle Coronadaten zusammen und werden dort analysiert. Allerberger äußerte sich im Mai öffentlich über die kolportierte Infektiosität von SARS-CoV-2: »Dieses Virus ist nicht so ansteckend wie manche annehmen.«[144] Hinsichtlich politischer Verordnungen sah er »zwischen dem, was sich belegen lässt, und dem, was die Regierung tut« einen »großen Unterschied«.[145] Allerbergers Äußerungen sind relevant, weil kein anderer die Infektionsdaten besser kennt als er und sein Team. Die Tatsache, dass sich seine Äußerungen kaum in den politischen Entscheidungen widerspiegelten, zeigt, dass die Politik – nicht nur in Österreich – einer klaren Voreingenommenheit folgt, einem früh festgelegten Kurs, wenn es um die Abwägung von Expertisen geht.

Mit ähnlichen Schwierigkeiten hatten auch andere renommierte Expertinnen und Experten zu kämpfen, wenn ihre Analysen von der politisch und medial vorherrschenden Deutung abwichen. Sogar John Ioannidis geriet unter Beschuss.[146] Nach der Logik des österreichischen Kanzlers Kurz müsste der »Löwe« unter den Epidemiologen konsequenterweise als »falscher Experte« gelten, denn seine Aussagen ähneln denen Sprengers. Unter anderem wurde ihm wegen seiner kritischen wissenschaftlichen Analyse der politischen und medialen Berichterstattung sowie aufgrund seiner kritischen Einschätzung von Lockdowns vorgeworfen, eine neoliberale Position zu vertreten, welche die Wirtschaft über Menschenleben stelle. Dabei wurde er wiederholt in eine Reihe mit Donald Trump gestellt.

Die unabhängige Investigativ- und Medizinjournalistin Jeanne Lenzer sowie Shannon Brownlee, die Vizepräsidentin des Lown Instituts, eines Thinktanks (also einer »Denkfabrik«) für Medizin und Gesundheit, kommentierten diesen Vorwurf in ihrer Auseinandersetzung mit den COVID-19-Positionen des Epidemiologen: »Ioannidis Sicht auf Lockdowns ist von Trumps Bestrebungen, der Wall Street einen Vorteil zu verschaffen, weit entfernt. Sie ist mit seiner langjährigen wissenschaftlichen Arbeit konsistent.«[147] Ioannidis argumentierte nicht nur wissenschaftlich stringent und evidenzbasiert, sondern er war auch unter den Ersten, die auf »Kollateralschäden« verwiesen, also auf Nebenwirkungen des COVID-19-Lockdowns, die ebenfalls die Gesundheit und das Leben von Menschen betrafen: verschobene Operationen, Verzögerungen bei der Behandlung lebensbedrohlicher Erkrankungen, monatelange Unterbrechungen von Therapien und Förderprogrammen für Kinder mit besonderen Entwicklungsbedürfnissen, psychosoziale Folgen und so weiter. Diese Probleme werden im zweiten Teil dieses Buches genauer beleuchtet werden.

Wer auf Schäden des Lockdowns für die menschliche Gesundheit verweist, ist nicht automatisch ein Wirtschaftslobbyist, der Profit über Menschenleben stellt. Ein so komplexes Geschehen wie COVID-19, das nach wie vor viele Fragezeichen beinhaltet, braucht einen umfassenden und differenzierten Diskurs, keine Denkverbote und keine Totschlagargumente. Gerade im Hinblick auf die prognostizierte zweite Welle und die möglichen weiteren Ausgangsbeschränkungen, die uns ab Herbst 2020 erwarten könnten, sollten wir zu einer komplexen Betrachtung zurückfinden, bei der auch Expertisen, die nicht der Deutungsweise unserer Regierungen entsprechen, zugelassen und medial abgebildet werden.

Ein weiteres Beispiel für die weitgehende Ignoranz gegenüber Expertenwissen, das nicht in die herrschende Erzählung passt, sind die Evidenzen rund um einzelne Hotspots in Norditalien. Damit steigen wir in ein höchst relevantes gesundheitsökologisches Thema ein.

## Killervirus oder Killerumwelt?

Die Gruselbilder von Fledermaussuppen und das Foto aus dem Krankenhaus in Wuhan habe ich bereits erwähnt. Auch die Bilder aus einzelnen stark betroffenen Regionen Norditaliens sind vielen von uns noch in Erinnerung. Sie zeigten vorwiegend Särge und Lastkraftwagen, die Verstorbene abtransportierten. In manchen Medienberichten wurden Kopien von Todesanzeigen aus Lokalzeitungen verbreitet, die ungewöhnlich umfangreich gewesen sein sollen. Natürlich stellte all dieses Bildmaterial keine brauchbaren Daten und Evidenzen dar, dennoch steht es außer Frage, dass die Situation in Teilen Norditaliens außergewöhnlich war. Ich möchte die Wucht, mit der COVID-19 diese Regionen getroffen hat, unter keinen Umständen verharmlosen. Allerdings gibt es Einwände gegenüber dem Umgang mit den Eindrücken aus Italien im deutschsprachigen Raum und letztlich weltweit.

Immer wieder wurde gefragt: »Warum gerade Italien?« In Medienberichten und seitens politischer Verantwortungsträger wurde bis in den April 2020 behauptet, dass »italienische Verhältnisse« auch bei uns zu befürchten seien. Faktum ist aber, dass die Frage »Warum gerade Italien?« im März bereits beantwortet und es aus wissenschaftlicher Sicht als unwahrscheinlich einzustufen war, dass sich Norditalien bei uns wiederholen würde. Vieles davon, was uns jetzt als »neue« Erkenntnisse präsentiert wird, war schon vor dem Einsetzen des Lockdowns evident. Dazu gehören auch hoch relevante gesundheitsökologische und umweltmedizinische Zusammenhänge, die mittlerweile mehrfach bewiesen wurden.

Dass es in Italien zu einer Verkettung von unglücklichen Umständen gekommen war, die in Kombination mit SARS-CoV-2 zu einer außerordentlichen Belastung führten, ist hinlänglich bekannt. Das beginnt bereits bei der Ausbeutung von Billigarbeitskräften. Soziologen und Gesundheitsökologen warnen schon lange davor, dass dieser Umgang mit Menschen nicht nur ethisch fragwürdig ist, sondern auch das Risiko der Entstehung von Epidemien erhöht. Auch ich habe dieses Problem in meinen früheren Büchern über die Agrar- und Lebensmittelindustrie, die in ganz Europa auf Billigarbeitskräften aufbaut, thematisiert. Daher weiß ich aus unmittelbarem Erleben, dass solche Zusammenhänge nicht nur schon lange bekannt sind, sondern dass politische Entscheidungsträger auch keine ausreichenden Maßnahmen dagegen getroffen haben, und zwar trotz der Warnungen aus Expertenkreisen.

In Norditalien wurden Zehntausende Arbeitskräfte aus China bei 16 bis 18 Stunden Akkordarbeit pro Tag in der Textilindustrie zu Dumpinglöhnen beschäftigt.[148] Diese Arbeitskräfte waren – wie wir es auch aus der Agrar- und Lebensmittelindustrie kennen – unter beengten Bedingungen in Baracken und Massenquartieren untergebracht, ein idealer Raum für die Verbreitung von Viren. Hinzu kommt, dass solchen Billigarbeitskräften in der Regel kein ausreichender Krankenversicherungsschutz zur Verfügung steht. Sie fallen aus dem hiesigen Gesundheitssystem häufig heraus. Auch dieses Problem ist lange bekannt. So können sich Infektionen unbemerkt und unbehandelt innerhalb einer großen Gruppe verbreiten, bis es zur Explosion kommt. Schon im Februar 2020, als COVID-19 in Italien stark im Vormarsch war, wussten wir um diesen Zusammenhang. Aber wir wussten noch viel mehr.

Zum Beispiel war es bekannt, dass das italienische Gesundheitswesen im europäischen Vergleich schlecht abschneidet. Bezogen auf die Einwohnerzahl verfügt Italien nur über ein Viertel der Intensivbettenkapazität Deutschlands. In Italien kommen auf 100 000 Einwohner nur 8,6 Intensivbetten, in Deutschland sind es 34. In Österreich sind es 29, also noch immer dreieinhalb Mal so viele wie in Italien.[149] Diese Unterschiede sind hoch signifikant und erzeugen auch gravierende Unterschiede bei den medizinischen Auswirkungen, wenn es zur Belastung von Krankenhäusern kommt. Eine knapp bemessene Kapazität führt zusätzlich zu den Defiziten bei der Ausrüstung auch zu einem deutlich früheren Einsatz von Stresssituationen, denen das Klinikpersonal auf der psychosozialen Ebene ausgesetzt ist. Wenn einem das Wasser viermal schneller bis zum Hals steht, setzt auch früher der Panikmodus ein. Und das ist in Italien passiert, was nachvollziehbar und verständlich ist.

Infizierte Patienten wurden aus Angst vor dem unbekannten Virus zum Teil in Krankenhäuser eingeliefert und auf Intensivstationen verlegt, obwohl ihr Zustand unter anderen Umständen nicht als hospitalisierungspflichtig gegolten hätte. Ältere, teils mild Infizierte wurden zur Behandlung in Altersheime gebracht. Durch diese falschen Maßnahmen wurden die Kapazitäten des Gesundheitswesens noch mehr beansprucht und hochgefährdete Patienten in Spitälern und Pflegeheimen dem Risiko einer Neuinfektion ausgesetzt. Das Virus wurde auf diese Weise also dorthin gebracht, wo viele Vertreter der Risikogruppen untergebracht waren.[150] Dass das Durchschnittsalter in Italien im Vergleich zu vielen anderen europäischen Ländern etwas höher ist, stellt vermutlich nur einen zusätzlichen, aber nicht ausschlaggebenden Sekundärfaktor dar. Auch leben viele Italienerinnen und Italiener in engen Familienverbänden und Mehrgenerationenhaushalten. Hinzu kommt der ausgeprägte Massentourismus. Viel bedeutsamer als die Altersstruktur sind jedoch die Zusammenhänge mit Umweltbelastungen, die trotz erdrückender Evidenzen nach wie vor oft heruntergespielt werden.

Wie das *Deutsche Ärzteblatt* berichtete, verursachte das gehäufte Auftreten von Lungenentzündungen in Norditalien bereits 2018 große Besorgnis bei den italienischen Gesundheitsbehörden.[151] Die Lombardei war am stärksten von der Zunahme der Infektionen betroffen. Einige der Krankheitsfälle ließen sich auf bakterielle Gewässerverunreinigungen mit Legionellen zurückführen, die über Klimaanlagen, Pools, Bäder oder Duschen in die Atemwege gelangen können, wenn die Keime mit Wasser-Aerosolen eingeatmet werden. In der Umweltmedizin ist es bekannt, dass Verunreinigungen mit Legionellen vor allem auf die industrielle Landwirtschaft und die Intensivtierhaltung zurückzuführen sind und durch Abwasser- und Lüftungssysteme aus Industrieanlagen in die Umwelt gelangen. Eine Hypothese besagt, dass SARS-CoV-2 die Lombardei unter anderem wegen dieser Gewässerverunreinigung so stark getroffen haben könnte. Da Patienten nach Lungenentzündungen anfälliger für weitere Infektionen sind, könnte diese Annahme zutreffen.[152] Dieser Aspekt könnte ein Puzzlestein im gesundheitsökologischen »Rätsel« rund um Norditalien sein. Fakt ist jedenfalls, dass vor allem die Lombardei schon vor Corona mit einer ungewöhnlichen Häufung von Atemwegsinfektionen konfrontiert war. Offenbar steuerte Norditalien schon länger auf eine außergewöhnliche Belastung des Gesundheitswesens zu.

Am 22. März 2020 veröffentlichte ich im Internet ein Video mit dem Titel »Killervirus oder Killerumwelt?«, in dem ich über den Zusammenhang zwischen Umweltschadstoffen und der Ausbreitung von SARS-CoV-2 berichtete. Es war damals schon völlig klar, dass COVID-19 nicht nur in seiner Entstehung, sondern auch in seinen punktuellen dramatischen Auswirkungen in bestimmten Regionen neben einem virologischen auch ein Umweltproblem darstellte. Die erste Studie, die zu diesem Ergebnis kam, wurde an den Universitäten Bologna und Bari in Kooperation mit der italienischen Gesellschaft für Umweltmedizin durchgeführt und in der ersten Märzhälfte 2020 veröffentlicht.[153] Dabei wurden Satellitenbilder, Umweltdaten und Gesundheitsdaten miteinander verknüpft. Es zeigte sich, dass der schubhafte Anstieg von COVID-19-Infektionen in Norditalien mit signifikanten Überschreitungen der Grenzwerte für Feinstaub zusammenhing, und zwar geographisch deckungsgleich mit den Hotspots der Ausbrüche.

Als Feinstaub bezeichnet man Partikel in der Größenordnung von ungefähr 2,5 Mikrometern (0,0025 Millimetern). Die außergewöhnlichen Umweltbelastungen traten vom 10. bis 29. Februar auf. Die schubhafte Häufung von COVID-19-Erkrankten erfolgte mit einer zeitlichen Verzögerung, die der Inkubationszeit entsprach. Das ist die Zeit, die typischerweise zwischen der Ansteckung und dem Ausbruch der Symptome vergeht.

An der Studie waren zwölf Wissenschaftler beteiligt. Einer von ihnen, Leonardo Setti von der Universität Bologna, kommentierte die Ergebnisse gegenüber der italienischen Tageszeitung *Repubblica* so: »Die im Februar in der Po-Ebene festgestellten Feinstaubkonzentrationen beschleunigten die Ausbreitung von COVID-19. Der Effekt ist am deutlichsten in den Provinzen zu erkennen, in denen die ersten Ausbrüche aufgetreten sind.«[154] Ein anderer Studienautor, Gianluigi de Gennaro von der Universität Bari, ging bei der Interpretation einen Schritt weiter: »Der Feinstaub überträgt das Virus. Die Partikel fungieren als Träger. Je mehr Feinstaub vorhanden ist, desto mehr Ansteckungswege werden geschaffen.«[155] Er vermutete also, dass sich das Virus in feinstaubbelasteten Regionen länger in der Luft halten und aktiv bleiben, also infektiös sein kann, indem es sich an Feinstaubpartikel anheftet. Dieser Theorie zufolge verlängert der Feinstaub die Zeit, die vergeht, bis das Virus an der Luft austrocknet oder zu Boden fällt und inaktiv wird. Ich persönlich war aufgrund meiner Erfahrungen mit dem Thema »Umwelt und Immunsystem« allerdings schon damals der Meinung, dass man den signifikanten Zusammenhang zwischen Umweltbelastungen und Ausbrüchen etwas differenzierter interpretieren sollte. Ich glaube nicht, dass das Coronavirus mit dem Feinstaub »durch die Lüfte reist«. Zumindest gibt es keine belastbare Evidenz dafür. Feinstaub hemmt vielmehr die menschliche Immunfunktion auf mehreren Ebenen. Darauf werde ich gleich näher eingehen. Wenn eine außergewöhnliche Feinstaubbelastung zeitlich mit dem gehäuften Auftreten eines Virus zusammentrifft, kann dies zur Folge haben, dass wir anfälliger für Infektionen und schwere Verläufe werden. Das führt auch zu einer höheren Virenlast, und dadurch wird man als Infizierter »ansteckender«, wodurch die Verbreitungsrate des Virus steigt. Wir sollten aber nicht außer Acht lassen, dass vor allem die chronische Exposition gegenüber Feinstaub unsere Immunfunktion herabsetzt und uns anfällig macht.

Eine 2016 im umweltmedizinischen Journal *Environmental Heath* veröffentlichte Studie wies einen hoch signifikanten Zusammenhang zwischen Feinstaubbelastung und der Anfälligkeit für Influenzainfektionen sowie ähnliche virale Erreger nach. Die Studie wurde in der chinesischen Hauptstadt Peking durchgeführt und basierte auf einer epidemiologischen Analyse der Jahre 2008 bis 2014.[156]

Eine weitere Studie, die 2017 in einem Journal für Biochemie und Biophysik veröffentlicht wurde, blickte experimentell genauer auf die Mechanismen, mit denen uns Feinstaub für Influenza anfälliger macht.[157] Langzeitexposition gegenüber Feinstaub führt unter anderem dazu, dass Fresszellen aus der Gruppe der weißen Blutkörperchen, die sich auch in unseren Atemwegen und im Lungengewebe befinden, ihre Fähigkeit verlieren, bestimmte Substanzen abzugeben, die für eine effiziente Abwehr von Viren wichtig sind. Dazu gehört Interleukin-6, das weitere Immunzellen anlockt, die in der Lage sind, effizient gegen Viren und Bakterien vorzugehen – zum Beispiel T-Zellen, die wie erwähnt für die Abwehr von SARS-CoV-2 im Rahmen der Kreuz- und Hintergrundimmunität essenziell sind.

Die T-Zellen stellen den Übergang vom angeborenen zum erworbenen Immunsystem dar. Sie verfügen über eine biologische Erinnerung an frühere Infektionen, sind also lernfähig und können spezifisch gegen Viren vorgehen. Vor allem, wenn man noch keine spezifischen Antikörper hat, sind die T-Zellen von zentraler Bedeutung für den weiteren Verlauf. Feinstaubbelastung stört diesen äußerst wichtigen Prozess der Anlockung wirksamer Abwehrzellen.

Auch ein Botenstoff namens Beta-Interferon wird normalerweise von Fresszellen im Lungengewebe abgegeben, wenn es zum Eindringen von Krankheitserregern kommt. Beta-Interferon spielt eine äußerst wichtige Rolle bei der Aktivierung weiterer viraler Abwehrmechanismen und im Übrigen auch bei der Krebsabwehr. Feinstaubeinwirkung beeinträchtigt diesen Prozess. Der Grund dafür dürfte sein, dass die winzigen Partikel die Strukturen und Funktionen unserer Immunzellen zerstören, indem sie in sie eindringen. Die Studie zeigte aber nicht nur, dass die Infektionsgefahr bei Influenza durch Feinstaub steigt, sondern auch die Gefahr, an der Influenzainfektion zu versterben.

Eine dritte Studie wurde zwischen 2005 und 2016 an einer halben Million Patienten in New York durchgeführt, die wegen Influenza und ähnlichen Atemwegsinfektionen als Notfälle hospitalisiert wurden. Zeiten mit einem Anstieg der Häufung und Schwere der Fälle ließen sich eindeutig mit Anstiegen der Feinstaubkonzentration in New York korrelieren.[158] Ich erinnere noch einmal daran, dass jedes Jahr im Durchschnitt 290 000 bis 650 000 Menschen an Influenza und 2,6 bis 4 Millionen Menschen an Lungeninfektionen insgesamt versterben. Wenn in Zeiten von COVID-19 Vergleiche mit Influenza und anderen Erregern als »unlauter« gelten und man sich ausschließlich auf ein Coronavirus fokussiert, dann sehe ich darin eher eine Missachtung derjenigen, die davon schwer betroffen sind. Vielmehr sollten wir unseren Blick erweitern und anlässlich der Corona-Krise auch auf ähnliche Gesundheitsprobleme blicken, da uns die Situation über die gesundheitsökologische Lage der Menschheit vieles lehrt.

Außer den bisher genannten Erkenntnissen, die bereits im März 2020 vorlagen, verfügen wir mittlerweile über weitere Evidenzen dafür, dass die COVID-19-Hotspots eher auf eine Killerumwelt als einen Killervirus hindeuten. Der folgende Abschnitt vertieft dieses Thema.

## Corona-Tote oder Feinstaub-Tote?

Feinstaub von Autoabgasen hemmt die Funktion der natürlichen Killerzellen (NK-Zellen). Dabei handelt es sich um eine Form der weißen Blutkörperchen (Leukozyten), die in die Untergruppe der Lymphozyten gehören. Sie stellen einen essenziellen und außerordentlich wichtigen Teil der angeborenen Immunabwehr dar und damit auch der Hintergrundimmunität. Die natürlichen Killerzellen haben unter anderem die Aufgabe, von Viren befallene Körperzellen abzutöten. Viren vermehren sich, indem sie in Zellen eindringen und die genetischen Abläufe so manipulieren, dass unsere eigenen Körperzellen genetisch umprogrammiert werden und große Mengen des Virus herstellen. Die natürlichen Killerzellen sind unverzichtbar, um diesen Prozess der viralen Vermehrung zu unterbinden. Zusätzlich greifen sie die Viren auch direkt an. Zu ihren Aufgaben zählt, die Virenlast niedrig zu halten, bis unser Immunsystem spezifische Antikörper gebildet hat. Dadurch wenden sie, sofern ihre Funktion nicht beeinträchtigt wird, in dieser kritischen Phase schwere organische Schäden von uns ab. Die natürlichen Killerzellen sind elementar für die Krankheitsabwehr und werden in diesem Buch noch öfter als Thema vorkommen. Dass ihre Funktion durch Feinstaub beeinträchtigt wird, hat unter anderem ein Laborversuch mit Zellkulturen an der University of North Carolina belegt.[159]

Der Abrieb von Autobremsen ist besonders tückisch. Das wissen wir aus einer im Januar 2020 im Journal *Metallomics* veröffentlichten Studie.[160] Laborversuche mit menschlichen Immunzellen haben gezeigt: Dieser spezielle Feinstaub, der mikroskopische Metallpartikel enthält, die in Zellen eindringen können, zerstört auch Immunzellen des Menschen. Von seiner destruktiven Wirkung sind vor allem die Riesenfresszellen (Makrophagen) betroffen, die zu den weißen Blutkörperchen gehören. Die Aufgabe der Riesenfresszellen besteht darin, Viren und Bakterien zu erkennen und daraufhin zu »umfließen«. Bei diesem Prozess werden die Erreger verdaut und dadurch unschädlich gemacht. Diese Art von Immunzellen spielt also eine wichtige Rolle bei der Abwehr von Coronaviren, Influenzaviren und vielen anderen Krankheitserregern.

Ähnliche Ergebnisse lieferte eine Publikation der Rice University in Houston, Texas: Mikrokunststoffpartikel und Ruß, die massenweise beim Abrieb von Autoreifen entstehen, setzen sich in den Lungen und Bronchien fest, schädigen die Lungenbläschen und hemmen die Immunabwehr gegen respiratorische Infektionskrankheiten. Der Reifenabrief verursacht auch DNA-Schäden im Lungengewebe, woraus sich ein erhöhtes Krebsrisiko ergibt. Letzteres gilt laut der Studie vor allem in Kombination mit Zigarettenrauch.[161]

Feinstaubpartikel verschiedener Art aus Industrie und Verkehr setzen sich an den Flimmerhärchen der Atemwege fest und beeinträchtigen deren Funktion. Die Flimmerhärchen haben die Aufgabe, durch rhythmische Bewegungen Krankheitserreger aus den Atmungsorganen zu befördern. Sie reinigen und schützen also unsere Schleimhäute und verhindern das Eindringen von Erregern in die unteren Atemwege. Feinstaub ist aufgrund seiner mikroskopischen Dimension in der Lage, tief in unsere respiratorischen Organe vorzudringen. Er kann Entzündungen an Schleimhäuten und vor allem in der Luftröhre, den Bronchien, den Lungenbläschen und dem Lungengewebe hervorrufen. Das beeinträchtigt die natürliche Barriere dieser inneren Oberflächen gegenüber Viren und Bakterien. Vor allem bei Rauchern und Personen mit vorbelasteten Atemwegen kann Feinstaubbelastung eine zusätzliche Schädigung der Lunge und ihrer Funktion verursachen, sodass sich daraus bei viralen Infektionen besonders schwere Verläufe ergeben können.[162]

COVID-19 ist in erster Linie, aber nicht nur, eine Lungenkrankheit, und der Ausbruch sowie die Stärke der Erkrankung hängen von der Immunfunktion ab. Beide Bereiche – Immunsystem und Atemwege – sind die Hauptbetroffenen bei Feinstaubbelastung. Italien gehört neben Frankreich, Großbritannien, Ungarn, Rumänien und Deutschland zu den sechs europäischen Ländern, die 2018 von der EU-Kommission wegen wiederholten signifikanten Überschreitungen der Grenzwerte für Luftschadstoffe verklagt wurden. Von diesen Ländern ist Italien der unrühmliche Spitzenreiter. Die europäische Kommission hielt in ihrer Klageschrift fest, dass die Grenzwerte für Feinstaub in Italien im Jahr 2006 an 89 Tagen dauerhaft überschritten wurden, wobei die Lombardei als eine der hauptsächlich betroffenen Regionen angeführt wurde.[163] Jedes Jahr versterben in Italien durchschnittlich 84 000 Menschen aufgrund von chronischer Luftschadstoffbelastung und deren gesundheitlichen Folgen.[164]

Somit sind wir auf eine weitere Gesundheitsbedrohung gestoßen, bei der sich die Zahl der Todesopfer durch gezielte Maßnahmen wie eine effiziente Reduktion von Schadstoffemissionen reduzieren ließe. Norditalien, und dort vor allem die Po-Ebene, wo sich die Hotspots der COVID-19-Ausbrüche befanden, ist die Region Europas, die am stärksten mit Feinstaub belastet ist. Eine kartographische Abbildung, die dies sehr eindrucksvoll veranschaulicht, ist unter anderem auf der deutschen Wikipedia-Seite unter dem Begriff »Feinstaub« zugänglich.[165] Annähernd so hohe Belastungen wie in Norditalien werden in Europa sonst nur noch im Osten Polens erreicht.

Neben Industrie und Verkehr trägt auch die Agrarindustrie Norditaliens ihren Beitrag zur Umweltbelastung bei. Die weitläufige Po-Ebene, auf der große Maschinen keinerlei Hindernisse vorfinden, wird hochindustriell in Form von Monokulturen bewirtschaftet. Durch den Einsatz von künstlichen Düngemitteln, die hohe Anteile an Stickstoff enthalten, entsteht Ammoniak, eine Verbindung aus Stickstoff und Wasserstoff. Dieses Gas entwickelt sich auch im Rahmen der industriellen Tiermast in großen Mengen. Ammoniak verbindet sich in der Luft mit anderen Schadstoffen und »kristallisiert« dadurch zu chemisch entstandenen Feinstaubpartikeln aus.[166] So erklärt es sich, dass auch in ländlichen Regionen Corona-Hotspots entstehen konnten. Eine Studie der University of Birmingham und der Universität Bern, die in 355 niederländischen Gemeinden durchgeführt wurde, bestätigte ein weiteres Mal den Zusammenhang zwischen Feinstaubbelastung und schweren COVID-19-Verläufen.[167] In den Niederlanden liegen die am meisten betroffenen Corona-Hotspots in ländlichen Regionen wie Nordbraband und Limburg, den Zentren der Tiermastindustrie. Die Studienautoren bringen diesen Umstand mit der starken Ammoniakbelastung in Zusammenhang, die zur Bildung von gesundheitsschädlichen Partikeln führt, die negativ auf das menschliche Immunsystem einwirken.

An der Harvard University wurden die Erkenntnisse der Universitäten in Bari, Bologna, Bern und Birmingham in einer umweltbezogenen epidemiologischen Studie auch für die USA bestätigt. Die Analyse, die 98 Prozent der amerikanischen Bevölkerung abdeckte, kam zu dem eindeutigen Ergebnis, dass die Sterblichkeit bei COVID-19 mit der Feinstaubbelastung ansteigt. Ich benutze ab jetzt den korrekten Begriff »Letalität«, da wir es mit einem noch relativ jungen Krankheitsgeschehen zu tun haben.

Die Letalitätsrate (genau genommen: »Infektions-Letalitätsrate«) gibt an, wie viel Prozent der Patienten, die eine bestimmte Krankheit bekommen, an dieser versterben werden. Was die meisten Menschen bei SARS-CoV-2 interessiert, ist diese Letalitätsrate. Der Begriff »Mortalität« hat eine andere Bedeutung. Die Mortalität oder Todesrate gibt an, wie viele Personen der Gesamtbevölkerung oder einer Bevölkerungsgruppe in einem bestimmten

Zeitraum versterben, also wie hoch zum Beispiel das jährliche Sterberisiko für alle ist. Mortalität kann sich entweder auf sämtliche Todesursachen oder auf eine bestimmte Todesursache beziehen. Wenn sich die Mortalitätsrate auf eine einzelne Erkrankung wie Influenza oder Corona bezieht, dann verrät sie uns, wie hoch die Gefahr für *alle* ist, an *dieser* Krankheit zu versterben. Es handelt sich um eine Art Risikoeinschätzung, die sich nicht nur auf die Infizierten bezieht. Die Berechnung der Mortalitätsrate für eine bestimmte Gesundheitsbedrohung bedarf daher auch einer längeren Beobachtung und epidemiologischen Analyse. Außerdem kann der Begriff Mortalität auch für absolute Zahlen verwendet werden. Also zum Beispiel: »Die Mortalität bei COVID-19 lag bis zum Sommer 2020 in Österreich bei 700 Todesfällen.«

In Medienberichten und sogar in manchen wissenschaftlichen Arbeiten wird auf die Unterscheidung zwischen Letalitäts- und Mortalitätsrate oft verzichtet, aber das ist fehlerhaft. Was im Zusammenhang mit COVID-19 oft als Mortalitätsrate bezeichnet wird, ist eigentlich die Letalitätsrate. Die Mortalitätsrate wird auch bei COVID-19 *deutlich* unterhalb der Letalitätsrate anzusiedeln sein, weil sie das Risiko für alle ausdrückt, an dem neuen Coronavirus zu versterben. Bitte behalten Sie diese Unterscheidung im Laufe dieses Buches im Hinterkopf. Bedenken Sie aber bitte auch, dass diese Unterscheidung in den meisten Medienberichten nicht stattfindet und dort fast immer von »Mortalitätsraten« die Rede ist, auch wenn die Letalitätsrate der Infektion gemeint ist.

Zurück zur Luftverschmutzung: Bei der amerikanischen Feinstaubstudie aus Harvard wurden die Berechnungen von anderen Einflussfaktoren wie Rauchen, Fettleibigkeit, Einkommen, Lebensgewohnheiten und anderen Variablen bereinigt, indem diese statistisch herausgerechnet wurden, wie es in der Epidemiologie üblich ist. Das Ergebnis dieses Verfahrens sind rein umweltbezogene Zusammenhänge. Es zeigte sich, dass bereits eine geringfügig erhöhte chronische Feinstaubbelastung zu einem stark erhöhten

Risiko eines schweren oder tödlichen Verlaufs bei COVID-19 führt. Mit einer Zunahme von nur einem Mikrogramm Feinstaub pro Kubikmeter Luft – das entspricht 0,001 Milligramm – erhöht sich die Letalität um acht Prozent.[168] Achtung! Das bedeutet nicht, dass diese Schadstoffbelastung zu einem plötzlichen Hochschnellen des Sterberisikos auf acht Prozent führt, sondern dass der Wert für die Letalität um acht Prozent ansteigt. Das heißt: Wenn in einer Region mit einer durchschnittlichen Feinstaubbelastung 0,3 Prozent der mit SARS-CoV-2 Infizierten versterben, so sind es in einer Region mit nur einem Mikrogramm zusätzlichem Feinstaub pro Kubikmeter Luft 0,324 Prozent. Kommt nun ein weiteres Milligramm dazu, erhalten wir bereits eine Letalität von rund 0,35 Prozent. Dieses gestaffelte Rechenmodell lässt sich fortsetzen und wirft für Gebiete mit besonders starker Luftverschmutzung stark erhöhte Angaben zur Sterblichkeit aus. Dabei geht es um Langzeitexposition. Das heißt, das Risiko durch Feinstaub steigt vor allem für diejenigen, die längere Zeit in der belasteten Region leben.

Die US-Studie deckt sich mit anderen wissenschaftlichen Erkenntnissen aus der Zeit, bevor New York von COVID-19 getroffen wurde. Eine 2019 im *Journal of the Total Environment* publizierte epidemiologische Arbeit mehrerer amerikanischer Universitäten warnte vor der steigenden Feinstaubbelastung in New York City und einem damit verbundenen Anstieg an Herz-Kreislauf-Erkrankungen und Lungeninfektionen.[169]

Das Gleiche gilt für Madrid, einen der am stärksten betroffenen Corona-Hotspots Europas. Bereits 2010 publizierten mehrere medizinische Universitäten Spaniens eine gemeinsame Studie, die einen besorgniserregenden Anstieg der Feinstaubbelastung in Madrid sowie eine damit verbundene Zunahme an Herz-Kreislauf- und Lungenkrankheiten feststellte. Die Studie erschien in dem zuvor genannten wissenschaftlichen Journal.[170] Bereits 2008 hatten Umweltschützer den spanischen Behörden vorgeworfen, nicht angemessen auf die hohe Feinstaubbelastung der Hauptstadt zu reagieren, und warnten vor einer bevorstehenden massiven Zunahme von Herzinfarkten, Lungeninfekten, Schäden am Immunsystem sowie Krebs.[171] Im selben Jahr prognostizierten spanische Ärzte eine massive Zunahme von Atemwegsinfekten, Asthma und Bronchitis auch bei Kindern in Madrid, die in einem Zusammenhang mit der Belastung der Atemluft durch Feinstaub, Ozon und andere Luftschadstoffe stünden. Sie empfahlen Kindern, Senioren und Vorerkrankten, sich in der Stadt möglichst wenig im Freien aufzuhalten.[172]

Wie die Lombardei bewegten sich Madrid und New York also schon in der Vergangenheit und unabhängig von der Corona-Pandemie auf eine Belastung des Gesundheitswesens zu, die umweltmedizinische Gründe hatte. Warum reagierten Politik und Gesundheitsämter nicht auf diese Prognosen und Warnungen von Experten? Diese COVID-19-Hotspots wären zusammen mit vielen anderen Sterbefällen, die auf Umweltbelastungen zurückgehen, vermeidbar gewesen, wenn man die evidenzbasierten Warnungen nur ansatzweise so ernst genommen hätte wie die umstrittenen Corona-Modellrechnungen.

Eine weitere Warnung wurde im Februar 2019 vom *Internationalen Konzil für sauberen Transport* gegenüber den französischen Behörden ausgesprochen: Die Experten wiesen darauf hin, dass die Luftbelastung durch Feinstaub, Ozon, Stickoxide und andere Schadstoffe in Paris ansteige und eine Bedrohung der öffentlichen Gesundheit darstellten. Damit sei ein Anstieg der Mortalität der Stadtbewohner verbunden. Die Autoren dieser Stellungnahme nennen als Ursache für die Belastung vor allem den städtischen Kraftfahrzeugverkehr.[173]

Diese bekannten und bewiesenen Zusammenhänge unterstützen die Erkenntnisse aus Italien, wonach sich die hohe Letalitätsrate in der Po-Ebene unter anderem durch die dort besonders stark erhöhten Feinstaubwerte und Umweltschadstoffe erklären lässt. Dabei handelt es sich natürlich nur um einen Faktor von mehreren. Ausschlaggebend ist letztlich die Kombination unterschiedlicher Bedingungen: Das Virus verbreitet sich unter beengten Bedingungen und bei fehlender medizinischer Betreuung in der Gruppe der ausgebeuteten Billigarbeitskräfte und trifft, nachdem die Infektion auf die Gesamtbevölkerung übergegangen ist, auf eine außergewöhnlich schadstoffbelastete Umwelt, die die Immunsysteme vorgeschädigt und empfänglich für virale Infekte gemacht hat. Eine spätestens seit 2018 evidente Vorbelastung der Region durch eine vorangegangene Häufung von Lungeninfektionen kommt hinzu. Diese explosive Mischung wiederum trifft dann auf ein ineffizientes Gesundheitssystem mit einer Intensivbettenkapazität, die nur einem Viertel der deutschen Kapazität entspricht, sodass es rasch zur Überforderung der Krankenhausstrukturen mit Panik und Fehlentscheidungen kommt.

Im Juni 2020 bestätigte eine weitere epidemiologische Analyse, die an der Universität Siena durchgeführt wurde, dass Luftschadstoffe einen signifikanten Beitrag zur COVID-19-Eskalation in Italien geleistet haben. Die Arbeit wurde im Journal *Environmental Pollution* veröffentlicht. Die Autoren weisen explizit darauf hin, dass der Zusammenhang zwischen Sterblichkeit und Luftverschmutzung nicht dadurch geschmälert wird, dass auch während Zeiten mit geringerer Belastung hohe Infektionsraten festzustellen waren. Denn Immunsysteme können, wie erwähnt, durch langfristige Exposition gegenüber Luftschadstoffen *anhaltend* geschädigt werden, sodass auch ein kurzfristiges Nachlassen der Umweltbelastung für eine Regeneration nicht ausreicht. Die Autoren fügen hinzu: »Unter älteren Menschen, die in belasteten Regionen leben und von Komorbiditäten (weiteren Erkrankungen) betroffen sind, können die Funktion der Flimmerhärchen sowie die Abwehrmechanismen der oberen Atemwege sowohl altersbedingt als auch durch Umweltschadstoffe beeinträchtigt gewesen sein, was wiederum das Eindringen des Virus in die unteren Atemwege begünstigt haben dürfte. Schlussendlich kann eine durch chronische Belastung mit Luftschadstoffen verursachte Schädigung des Immunsystems zum Lungenversagen führen, was vor allem bei schweren Vorerkrankungen der Atemwege und des Herz-Kreislauf-Systems den Tod verursachen kann.«[174] Ich würde sagen, wenn unsere Politik und unsere Gesellschaft es mit dem Schutz der älteren und vorbelasteten Mitbürgerinnen und Mitbürger ernst meinen, dann sollten wir umgehend dafür sorgen, dass diese Gruppe nicht weiterhin in einer schadstoffbelasteten Umwelt leben muss, die für sie tödlich sein kann. So verhindern wir auch, dass noch mehr Menschen im Hinblick auf Atemwege und Immunsystem geschädigt werden, denn die Jungen von heute sind die Alten (und umweltmedizinisch Vorbelasteten) von morgen.

Laut Angaben der WHO sterben jedes Jahr im Durchschnitt weltweit sieben Millionen Menschen an den Folgen der Luftverschmutzung, davon 300 000 bis 600 000 in der Europäischen Union.[175] In China lassen sich gemäß einer Erhebung der Universität Hongkong jährlich etwa eine Million Todesfälle auf das Konto der Atemluftverschmutzung zurückführen.[176] Wohlgemerkt: Alle diese Zahlen beziehen sich nur auf die Luft im Freien. Die Luftverschmutzung in Innenräumen und an industriellen Arbeitsplätzen ist dabei noch nicht mitberücksichtigt. Über diese hohen umweltbezogenen Todeszahlen, welche die gesamte Welt betreffen, habe ich im Frühjahr 2018 ausführlich in meinem Buch *Biophilia in der Stadt* und in einer umfangreichen dazugehörigen Presseaktion berichtet. Weder ich noch andere Autoren, Wissenschaftlerinnen oder Medizinjournalisten, von denen sich viele seit Langem um ein Umdenken bemühen, konnten dieser gravierenden Gesundheitsbedrohung bisher zu einer ausreichenden medialen und politischen Präsenz verhelfen, sodass es zu effizienten gesundheitsökologischen Maßnahmen gekommen wäre. Aus eigener Erfahrung kann ich berichten, dass uns dabei immer wieder wirtschaftliche Argumente entgegengehalten wurden. In meinen Büchern habe ich daher oft betont, dass es uns noch viel teurer zu stehen kommen wird, wenn wir die umweltbedingten Gesundheitsprobleme weiterhin zugunsten des Wirtschaftswachstums ignorieren.

Dabei habe ich auf die steigenden Kosten für das Gesundheitswesen verwiesen. Gesundheitsschäden durch Luftverschmutzung kosten den chinesischen Staat jedes Jahr 267 Milliarden Yuan, also rund 33 Milliarden Euro. Das ergab die zuvor erwähnte Erhebung der Universität Hongkong. In den Vereinigten Staaten von Amerika verursachen Luftschadstoffe dem öffentlichen Gesundheitswesen laut einer Berechnung der Stanford University jährlich Kosten von 800 Milliarden Dollar, das sind knapp 700 Milliarden Euro.[177] Da Europa dichter besiedelt ist und über weniger weitläufige Landschaften und Naturreservate als die USA verfügt, fallen die Werte für die Europäische Union noch ungünstiger aus. Gemäß Angaben der WHO belaufen sich die Gesundheitskosten in der gesamten EU, die auf Luftschadstoffe zurückgehen, auf 1,4 Billionen Euro.[178] Selbst wenn man berücksichtigt, dass solche Rechnungen schwierig anzustellen sind und sich je nach Wahl der epidemiologischen Methoden eine gewisse Fehlerquote nach unten oder oben ergeben kann, steht eines jedenfalls fest: Schadstoffbelastete Luft führt zum Tod vieler Menschen und verursacht der Volksökonomie hohe Kosten.

Bei diesen Berechnungen sind andere gesundheitsschädliche Umweltfaktoren wie Chemikalien in Umwelt und Nahrung, Lärm, Lichtverschmutzung und Versiegelung der Landschaft noch gar nicht mit eingerechnet. Mit COVID-19, einer Erkrankung, die wie ein Brennglas für diese Umweltprobleme wirkt, erhalten wir einen ersten Eindruck, um wie viel schädlicher die Ignoranz der umweltmedizinischen Erkenntnisse für die Wirtschaft im Gegensatz zu einer vorausschauenden, präventiven Gesundheits- und Umweltpolitik sein kann. Die Kosten der Maßnahmen zur Eindämmung von SARS-CoV-2 sind bislang noch kaum abzuschätzen. Gesundheitsökologische Prävention mag zwar auf kurze Sicht teurer erscheinen, erspart uns langfristig betrachtet aber enorme Kosten. Ich wiederhole: Ich bin nicht der Einzige, der diesen »Kampf gegen Windmühlen« schon lange führt. Es ist Zeit, umweltmedizinische und gesundheitsökologische Evidenzen ernst zu nehmen. Eigentlich ist es längst überfällig.

Im März 2020 war es wissenschaftlich weitgehend geklärt, dass die Härte, mit der SARS-CoV-2 eine Region trifft, unter anderem mit der Schadstoffbelastung zusammenhängt. Ich gestaltete Mitte März eine Presseaussendung, in der die Zusammenhänge zwischen COVID-19 und Feinstaub in Italien thematisiert wurden, und ersuchte meinen damaligen Verlag, den Text zu verschicken. Dabei handelte es sich *nicht* um den Verlag, bei dem das vorliegende Buch erschienen ist. Die PR-Abteilung strich die entsprechende Passage aus meiner Aussendung. Meine E-Mail, in der ich um eine Begründung für die Streichung ersuchte, blieb unbeantwortet. Einmal mehr erlebte ich, dass viele Menschen Vorbehalte gegenüber gesundheitsökologischen Erkenntnissen haben.

Ich verstehe das teilweise, denn Ökologie und Umweltmedizin sind so komplex und vielschichtig, dass man sich die immensen Einflüsse von Umweltproblemen auf unsere Gesundheit oft nicht so recht vorstellen kann. Die Umwelteinflüsse wirken über komplizierte Regelkreise auf unseren ebenso komplizierten Organismus. Um das zu verstehen, muss man sich vorher damit befasst haben. Ich versendete die Presseinformation dann auf eigene Faust, wurde mit diesem Thema aber weitgehend von den Medien ignoriert.

Man diskutierte weiterhin im Fernsehen, im Radio und in Zeitungsartikeln über die Frage, warum es Italien so hart getroffen haben könnte, und unentwegt behaupteten Experten und Journalisten, dass lombardische Verhältnisse vor unserer Türe stehen. Dabei war es dank ausreichender Erkenntnisse schon damals glasklar, dass dies bei uns nicht zu befürchten stand. Die Gesundheitsökologie kannte bereits den fehlenden Puzzlestein für das lombardische »Rätsel«. Es war nur leider kein Durchdringen an die Öffentlichkeit möglich. Zwar griffen einige Medien mit geringer Reichweite sowie »Alternativmedien« das Thema in den folgenden Monaten auf, die Leitmedien begannen hingegen erst im Juni und Juli, es allmählich ernst zu nehmen. Doch während des Shut- und Lockdowns wurden mit Schreckensbildern aus Italien und viel zu hoch angesetzten Letalitätsraten von SARS-CoV-2 drohende Horrorszenarien an die Wand gemalt.

Es war eine Zeit, die für viele differenziert denkende Wissenschaftlerinnen und Wissenschaftler, mit denen ich teilweise im persönlichen Austausch stand, nur schwer zu ertragen war. Daher sind die Korrekturen der medialen Falschmeldungen, die ich in diesem Buch anbringen möchte, noch nicht ganz abgeschlossen. Lassen Sie mich deshalb einen Blick auf die monatelang kolportierten hohen Sterberaten bei COVID-19 werfen.

## Letalitätsrate: Übertreibung trotz Korrekturen

Bis in den Mai 2020 wurden für COVID-19 übertriebene Letalitätsraten von ein bis zehn Prozent verbreitet, in Einzelfällen sogar noch höhere Prozentangaben. Das geschah, obwohl ab März datenbereinigte epidemiologische Analysen zur Verfügung standen, welche die Sterblichkeit bei unter 0,5 Prozent ansetzten. Auch in diesem Punkt war der international renommierte Epidemiologe John Ioannidis einer der Ersten, die mit ihren stark von der öffentlichen Berichterstattung abweichenden Expertisen nach allem, was wir bisher wissen, recht hatten. Während bei uns die Ausgangsbeschränkungen einsetzten, bezeichnete er die kursierenden Angaben zur Sterblichkeit als übertrieben und veröffentlichte seine eigenen Ergebnisse, wonach sich die Letalitätsrate bei COVID-19 zwischen 0,1 und 0,4 Prozent bewege. Diese Angabe vertrat er zuerst im März in einem Interview mit dem Titel »perspectives on the pandemic – episode 1« (»Perspektiven auf die Pandemie – Folge 1«). Das Interview wurde an der Stanford University aufgezeichnet und unter anderem auf YouTube verfügbar gemacht. Äußerst überraschend wurde dieses sachliche und wissenschaftlich fundierte Video dann wieder gelöscht. Beim Aufruf des Interviews erscheint nunmehr folgender Hinweis: »Dieses Video wurde entfernt, weil es gegen die Community-Richtlinien von YouTube verstößt.«[179] Später wurde es auf der Videoplattform *Dailymotion* erneut verfügbar gemacht.[180] Andere Interviews mit Ioannidis sind aber noch auf YouTube verfügbar. Am 17. März 2020 legte er seine Einwände gegen die kolportierten Letalitätsraten in dem Medizinjournal *STAT News* auch schriftlich offen.[181] Mittlerweile liegen die konkretisierten Endergebnisse seiner epidemiologischen Analysen vor, wonach die Infektionssterblichkeit gemittelt über die Gesamtbevölkerung bei 0,24 Prozent anzusetzen ist.[182]

Die von Ioannidis errechnete Letalitätsrate unter den bisherigen COVID-19-Erkrankten wurde für Deutschland auch durch die Ergebnisse der Heinsberg-Studie bestätigt, die für die Bundesrepublik eine Infektionssterblichkeit von 0,37 Prozent ergab. Einer der Studienleiter, der Virologe Hendrik Streeck, vertritt die Position, dass das neuartige Coronavirus weder bagatellisiert noch dramatisiert werden sollte.[183] Die angegebene Letalitätsrate von 0,37 Prozent dürfte ihm zufolge noch immer etwas zu hoch angesetzt sein, weil die Dunkelziffer der Infizierten, die nicht getestet worden seien, sicherheitshalber eher zurückhaltend eingeschätzt wurde.[184] Die Ergebnisse von Ioannidis, der eine Letalität von 0,24 Prozent errechnete, sind trotz der geringfügigen Differenz mit der Heinsberg-Studie in Übereinstimmung zu bringen. Da ein großer Teil der Betroffenen von einer Infektion mit SARS-CoV-2 nichts merkt und keine Symptome entwickelt, ist die Dunkelziffer generell schwer einzuschätzen. Ioannidis setzte sie etwas höher als die Autoren der Heinsberg-Studie an.

In *Nature* wurden die Ergebnisse eines neuen epidemiologischen Rechenmodells veröffentlicht, das auf Basis der jüngsten Evidenzen und Daten das Infektionsgeschehen in Wuhan rekonstruiert. Zumindest bis zum Mai 2020 dürften laut diesem Modell 87 Prozent der Infektionen in Wuhan unentdeckt geblieben sein – also der überwiegende Teil.[185] Wer jetzt denkt, dass Daten aus China nicht verlässlich sind, weil die Testpraxis in der frühen Phase der Pandemie stark mangelhaft war und die chinesischen Autoritäten die Daten möglicherweise nicht transparent weitergegeben haben, hat bestimmt recht. Doch die in *Nature* publizierte Rekonstruktion hatte explizit das Ziel, dieses Datendefizit zu überbrücken und das tatsächliche Infektionsgeschehen zu ermitteln. Diese Rekonstruktion ist also verlässlicher als alle bisherigen Aufzeichnungen aus China. Chinesische Daten tragen aufgrund der hohen Dunkelziffer vermutlich maßgeblich zur Überschätzung der globalen Infektionssterblichkeitsrate bei. Bei einer Dunkelziffer von 87 Prozent müsste die Letalität für China stark nach unten korrigiert werden.

Weitere Analysen zur Dunkelziffer sind auch in anderen Ländern nötig. Doch bereits jetzt deutet vieles auf hohe Zahlen von nicht entdeckten COVID-19-Infektionen hin, wenn diese auch nicht überall so hoch sein dürften wie in Wuhan. Die bereits erwähnte Studie des schwedischen Karolinska University Hospital spricht ebenfalls für eine hohe Dunkelziffer: Bei den 80 Prozent der Patienten mit leichten Verläufen sind bei vielen keine Antikörper nachweisbar, ein Test auf T-Zellen-Immunität weist die überstandene Infektion aber nach. Selbst mit Antikörpertests lässt sich die Dunkelziffer also noch immer nicht bestimmen. Dazu bräuchte man zusätzlich T-Zellen-Tests. Ende Juli 2020 waren weltweit 16 Millionen zurückliegende Infektionen allein mittels Antikörpertests im Labor bestätigt worden. Bereits bevor die Studie mit den 87 Prozent unentdeckten Fällen aus Wuhan in *Nature* veröffentlicht wurde, hatte sich Ioannidis, der »Sargnagel der schlampigen Wissenschaft«, ein weiteres Mal zu Wort gemeldet und eindringlich darauf verwiesen, dass nach jüngsten Hochrechnungen 150 bis 300 Millionen Menschen weltweit bereits mit SARS-CoV-2 infiziert gewesen sein dürften.[186] Wir haben es also jedenfalls mit einer hohen Dunkelziffer zu tun, die zuvor unterschätzt worden war. Wie hoch sie genau ist, kann wohl erst nach weiteren Nachforschungen beantwortet werden. Je höher die tatsächliche Dunkelziffer anzusetzen ist, desto weiter müssten die genannten Letalitätsraten für COVID-19 nach unten korrigiert werden, so wie es Hendrick Streeck bereits im Zusammenhang mit der Heinsberg-Studie erwähnt hat. Eine Korrektur nach oben wird immer unwahrscheinlicher.

Das *Redaktionsnetzwerk Deutschland* berichtete im Mai über die Ergebnisse der Heinsberg-Studie mit der Schlagzeile: »Heinsberg-Studie überrascht: Corona-Todesrate in Deutschland wohl sehr niedrig«.[187] Aber vielleicht wäre die Überraschung nicht ganz so groß gewesen, wenn man die differenzierten Analysen, die bereits im März verfügbar waren, nicht eisern ignoriert, torpediert, aus dem Internet gelöscht und mittels angeblicher »Faktenchecks« ins Abseits gestellt hätte. Nein, die Ergebnisse der Studien von Ioannidis und Streeck waren keine Überraschungen.

Genauso wenig war es überraschend, dass sich die Intensivstationen in Deutschland, Österreich und der Schweiz zu keinem Zeitpunkt einer Auslastung ihrer Kapazitäten auch nur annäherten. Dieses Ausbleiben der angekündigten Engpässe wurde in manchen Medienberichten noch im April als »Ruhe vor dem Sturm« gedeutet.[188] Auch der österreichische Bundeskanzler bezeichnete das Ausbleiben das Ansturms auf Intensivstationen im April noch immer mit diesen Worten: »Die Wahrheit ist: Es ist die Ruhe vor dem Sturm. Und wie grausam dieser Sturm sein kann, das merkt man, wenn man in unser Nachbarland Italien schaut.« Weil der »Sturm« trotzdem nicht kam, einige Fernsehredaktionen aber offenbar weiterhin quotentaugliche Berichte liefern wollten, machten sie sich auf, in leeren Krankenhäusern zu filmen, wie Lagerräume mit Schutzausrüstung und Notfallmaterial aufgefüllt, provisorische Beatmungsgeräte herangeschafft und ganze Trakte abgesperrt und mit leerstehenden Betten für die bevorstehende Überlastung bestückt wurden. Diese Art von Berichterstattung fiel mir äußerst unangenehm auf, da sie offenbar darauf ausgelegt war, das Killervirus-Narrativ um jeden Preis weiter einzulösen, anstatt endlich auch Entspannendes, Differenziertes zu berichten – oder zwischendurch gern auch über *anderes* als sieben Tage pro Woche und 24 Stunden pro Tag über Corona.

Zu dieser Zeit war es auch üblich, Skype-Schaltungen zu Infizierten durchzuführen, die darüber berichteten, wie es sich anfühlt, grippeähnliche Symptome zu haben. Es wurde immer deutlicher, wie sehr Corona ein Medienphänomen und ein Problem der einseitig fokussierten Aufmerksamkeit ist. Solche Skype-Interviews hätte man auch mit Betroffenen anderer Infektionen veranstalten können, die über Fieber, Husten und Gliederschmerzen berichten. Auch die Verbreitung anderer Erreger in Wien, Berlin, München, Zürich, Stockholm und weiteren Städten hätte man in kartographischen Darstellungen live im TV übertragen können und wäre dabei auf ähnliche Muster und Zahlen gekommen.

Die ganze Welt wurde nach einzelnen Kindern mit schweren COVID-19-Verläufen abgesucht, um diese traurigen Fälle medial auszuschlachten. Warum nicht auch bei Influenza? Wie erwähnt sterben jährlich 10 000 bis 105 000 Kinder unter fünf Jahren im Zusammenhang mit Influenzainfektionen. Warum wurde nicht unter den 800 000 Kindern gesucht, die jedes Jahr an Lungenentzündungen versterben, obwohl viele dieser Todesfälle vermeidbar wären, wenn man auch ökonomisch benachteiligte

Weltregionen mit ausreichend Antibiotika und anderen Medikamenten versorgen würde? Stattdessen scheuten sogar angesehene Medienhäuser wie das österreichische Unternehmen *Die Presse* nicht davor zurück, einzelne Kinderschicksale öffentlich breitzutreten, wenn diese im Zusammenhang mit SARS-CoV-2 standen.[189] Vielen Menschen scheint nicht bewusst zu sein, in welch hohem Maße es zutreffend ist, dass man den gleichen oder einen noch wirksameren Sensationalismus auch mit vielen anderen Krankheiten hätte betreiben und dadurch ähnliche Massenphänomene wie bei Corona verursachen können. Leider bringen uns einseitige Darstellungen und eine Verengung unseres Blicks auf ein einzelnes Virus nicht dabei weiter, globale Gesundheitsbedrohungen zu verstehen, umfassend darüber zu berichten und schließlich effizient und gemeinsam dagegen vorzugehen.

## Der Killervirus-Filter: selektive Verbreitung von Wissenschaft

Seit Beginn der COVID-19-Pandemie werden Medienberichte ebenso wie soziale Medien von Meldungen überschwemmt, die dazu geeignet sind, bei Menschen ohne biowissenschaftliche oder medizinische Vorkenntnisse den Eindruck zu verstärken, SARS-CoV-2 sei im Vergleich zu anderen Erregern ein Virus mit außergewöhnlichen oder sogar besonders heimtückischen Grundeigenschaften. Laufend wird über neue, teils unausgereifte wissenschaftliche Hypothesen, einzelne Erkenntnisse aus Forschungsarbeiten sowie Einzelfallbeobachtungen aus dem klinischen Alltag berichtet. Studien, die die Mechanismen erforschen, mit denen das Virus Zellen befällt, haben in einem nie dagewesenen Ausmaß Einzug in die Medien gefunden. In den meisten Fällen sind weder die Redakteure, die diese Erkenntnisse journalistisch aufbereiten und verbreiten, noch die Medienkonsumenten dazu in der Lage, solche Meldungen biowissenschaftlich einzuordnen.

So hört und liest man neuerdings fast täglich über biologische Hypothesen und Erkenntnisse über das Coronavirus, während in der Vergangenheit niemals in vergleichbarem Ausmaß über andere Viren berichtet wurde. Das führt zu einem verzerrten Eindruck – man könnte es auch eine »Wettbewerbsverzerrung« zugunsten des Coronavirus nennen. Wissen über die Biologie der Influenzaviren ist nicht einmal ansatzweise so verbreitet und medienpräsent wie Erkenntnisse über SARS-CoV-2. Die Öffentlichkeit bekam und bekommt allerhöchstens in Ausnahmefällen vermittelt, wie sich Influenzaerreger im Körper verhalten, auf welche Weise sie Zellen befallen, wie sie gezielt das menschliche Immunsystem angreifen oder welche organischen Schäden sie verursachen können. Der einseitige und extreme Fokus auf *ein* Coronavirus birgt die Gefahr, dass sich innerhalb der Bevölkerung Desinformation und irrationale Vorstellungen über SARS-CoV-2 verbreiten, woraus sich eine Überschätzung des Virus im *Verhältnis* zu anderen Erregern ergeben kann. Lassen Sie mich diesen problematischen medialen Filter anhand von Beispielen veranschaulichen.

Ich habe die verschiedenen Testverfahren für SARS-CoV-2 bereits erwähnt: Antikörper- und T-Zellen-Tests sind wichtig, um die Immunität nachzuweisen. Sie basieren auf Laboranalysen von Blut. Wenn sie positiv sind, bedeutet das, dass die Testperson *in der Vergangenheit* infiziert war. Die T-Zellen-Immunität ist beim neuen Coronavirus besonders relevant, wenn auch bislang kaum solche Tests zum Einsatz gekommen sind. Für den Nachweis einer aktuell bestehenden Infektion sind jedoch weder Antikörpertests noch T-Zellen-Tests geeignet. Dafür benötigt man das PCR-Verfahren, bei dem ein Enzym namens »Polymerase« eine chemische Kettenreaktion auslöst, um die Suche nach Bestandteilen des genetischen Materials von SARS-CoV-2 zu ermöglichen. Ein PCR-

Verfahren kann, wie erwähnt, auch dann positiv ausfallen, wenn eigentlich nur Virenbruchstücke oder inaktive Viren vorliegen. Es wird ja lediglich nach dem viralen Genom gesucht.

PCR-Tests sind nicht dazu geeignet, eine vergangene Infektion oder die Immunität nachzuweisen. Für das Verfahren werden in der Regel Abstriche der Rachenschleimhaut untersucht. Bei Infektionen der unteren Atemwege wird Sekret aus den Bereichen der Bronchien oder der Luftröhre entnommen. Auch Stuhlproben sind geeignet, weil wir die Erreger im Falle einer Infektion verschlucken und ihr genetisches Material in unseren Verdauungstrakt gelangt. Zeitweise können Abstriche des Rachens negativ ausfallen, während das Virus in den tieferen Atemwegen vorhanden und nachweisbar ist. Es ist auch möglich, dass ein Rachenabstrich bereits negativ war, später aber wieder Virionen – so nennt man die einzelnen Viren – von unten in den Rachenbereich gelangen, weil die Infektion noch nicht ausgestanden war. Dann können PCR-Tests im Rachen erneut positiv ausfallen, obwohl sie schon negativ waren.

Selbstverständlich kann es bei SARS-CoV-2, wie bei jedem anderen Erreger, auch zu Rückfällen kommen. Die Infizierten können bereits symptomfrei sein und einige Zeit später wieder Symptome entwickeln, weil das Virus noch nicht gänzlich eliminiert war. Dieses völlig normale Phänomen kommt bei allen grippeähnlichen Erregern von Rhinoviren bis zur Influenzaviren vor. Nichtsdestotrotz wurde ausgiebig über einzelne Fälle berichtet, bei denen das Coronavirus »nicht mehr weg«gehe.[190]

Es kursierten von April bis Juli 2020 auch zahlreiche Presseberichte über Patienten, die sich Wochen nach der Infektion wegen eines Rückfalls noch nicht wieder leistungsfähig fühlten und bei Sport oder Anstrengung über Kurzatmigkeit, Schwindel, Hitzewallungen oder Schwäche klagten. Auch die Möglichkeit von bleibenden Schäden an unterschiedlichen Organen kann bei COVID-19 nicht ausgeschlossen werden. Da die Arbeit an diesem

Buch im Juli beendet wurde, kann die weitere Entwicklung der Berichterstattung zu dieser Frage leider nicht berücksichtigt werden. »Forscher schlagen Alarm«, so schrieb jedenfalls noch am 19. Juli der *Bayerische Rundfunk* im Zusammenhang mit Rückfällen und Langzeitfolgen unter der Schlagzeile »Wenn Corona-Patienten nicht gesund werden«. [191] Der *Norddeutsche Rundfunk* betätigte sich im Juni sogar selbst als epidemiologische Instanz und sagte ohne geeignete Evidenzlage voraus, dass »Millionen Menschen unter lebenslangen Folgeschäden durch COVID-19 leiden« könnten.[192] Selbstverständlich sollte diese Problematik im Auge behalten und wissenschaftlich erforscht werden. Das Problem ist aber auch in diesem Zusammenhang die selektive Einseitigkeit der Berichterstattung.

Es ist keinesfalls neu, dass virale Infekte zu Rückfällen und leider auch zu Langzeitbeschwerden führen können. Vertreter der Influenza-A-Viren, auch Influenza-1 genannt, sind die häufigsten Erreger der »echten« Grippe und kehren auch bei uns regelmäßig wieder. Eine 2011 im *Virology Journal* erschienene Studie ergab, dass Influenza-A auch bei jungen Patienten eine längerfristige Beeinträchtigung der Lungenfunktion mit Entzündung des Lungengewebes verursachen kann, die in dieser Studie ein halbes Jahr lang messbar war.[193] Da die Beobachtung nicht länger fortgesetzt wurde, ist nicht dokumentiert, ob bei Patienten aus dieser konkreten Studie nach der Infektion auch lebenslange Schäden verzeichnet wurden, und falls ja, wie viele von ihnen davon betroffen waren.

Eine aktuelle Studie britischer Medizinwissenschaftler aus dem Jahr 2019 legte aber offen, dass es bei der saisonalen Influenza-A zu *dauerhaften* Veränderungen des Lungengewebes kommen kann, darunter Fibrose, also eine krankhafte Vermehrung von Bindegewebe, die die Lungenfunktion stark einschränkt.[194] Sollte sich in Langzeituntersuchungen herausstellen, dass COVID-19 zu ähnlichen bleibenden Veränderungen führt, so ist das keine neue Erkenntnis. Wir sollten dieses Problem bei *allen* Infektionserkrankungen sehr ernst nehmen. Lungenentzündungen, die von Viren, Bakterien und Pilzen verursacht werden, erhöhen laut einer Studie der University of Alberta und der Dalhousie University das Risiko, innerhalb von zehn Jahren nach der Infektion zu versterben, um mehr als 50 Prozent. In dieser Studie wurden 6000 Patienten nach Lungeninfektionen einer vergleichbaren, aber nicht infizierten Patientengruppe mit 30 000 Personen gegenübergestellt. Unter denen, die von der Infektion betroffen waren, traten in den Folgejahren signifikant häufiger Lungenkrankheiten sowie Besuche in Notaufnahmen auf.[195]

Eine im Journal *Pneumonia* publizierte Studie kam zu dem Ergebnis, dass Kinder im Alter bis fünf Jahre nach Lungeninfektionen ein signifikant erhöhtes Risiko aufweisen, ihr ganzes Leben lang an einer eingeschränkten Lungenfunktion zu leiden, da der Einfluss der schon lange bekannten Viren, Bakterien und Pilze auf die sich entwickelnde Lunge besonders groß sein kann.[196] Insbesondere bakterielle Erreger von Lungenentzündungen können laut einer Studie, die am renommiertem St. Jude Children's Research Hospital in Memphis, Tennessee, durchgeführt wurde, bleibende Schäden im Gehirn und am Herzen der jungen Patienten hervorrufen.[197] Das ist ein Grund mehr, vielen unserer Pharmakonzerne ihren wirtschaftlich begründeten reihenweisen Ausstieg aus der Erforschung neuer Antibiotika vorzuhalten.

Es ist evident, dass Langzeitschäden an Lunge, Herz, Nervensystem und Gehirn auch bei Erwachsenen als Folge einer viralen, bakteriellen oder pilzbedingten Lungeninfektion eintreten können.[198] Wir könnten, wenn es Publizistinnen und Publizisten darauf anlegen würden, in Fernsehen, Radio und Druckmedien schon seit vielen Jahren unzählige Fälle mit schweren Langzeitkomplikationen nach Infektionskrankheiten mitverfolgen. Der Eindruck, dass diese Phänomene bei Corona in irgendeiner Weise neu oder außergewöhnlich seien, entsteht ausschließlich aus der selektiven Berichterstattung, die bisher kaum über derartige Gesundheitsprobleme berichtet hat. Im Zusammenhang mit den zuvor genannten Umweltproblemen sollten wir also neben den COVID-19-Fällen unbedingt auch die vielen anderen Infektionskrankheiten mitberücksichtigen, von denen wir durch Langzeitstudien bereits *mit Sicherheit* wissen, dass sie schwerwiegende bleibende Schäden verursachen können, so wie wir es auch bei Corona annehmen müssen.

Auch Influenza kann bleibende Schäden am Nervensystem hinterlassen. Grund dafür sind chronische Entzündungen im Nervengewebe sowie Schäden an Gehirnstrukturen, die das Virus hervorrufen kann. Das hat eine experimentelle Studie ergeben, die 2018 im *Journal of Neuroscience* veröffentlicht wurde.[199] Von neurologischen Langzeitschäden durch saisonale Influenza sind laut einer Erhebung aus dem Jahr 2006, die von Medizinern der Kinderklinik des University College London durchgeführt wurde, Kleinkinder zwischen 6 und 18 Monaten am häufigsten betroffen. Die Studie identifizierte mögliche chronische Folgen der Influenzainfektion, die bis hin zur Gehirnentzündung und Epilepsie reichen.[200]

Weil SARS-CoV-2 neben den Atemwegen auch andere Organe befallen kann, wird es in den Medien mit dem Begriff »Multiorganvirus« bezeichnet.[201] Sucht man im Internet nach diesem Wort, stößt man sowohl im deutschen als auch im englischen Sprachraum ausschließlich auf Artikel über COVID-19. Bisher ist in der Wissenschaft – nicht nur bei Coronaviren – von »systemischen Schäden« die Rede gewesen. Daher bleibe ich bei dieser Bezeichnung.

Es ist offensichtlich, dass auch diese Meldungen dazu geeignet sind, den Eindruck vom außergewöhnlich heimtückischen Virus zu verstärken, wenn sie von medizinischen Laien gelesen werden. Allerdings ist es weder neu noch außergewöhnlich, dass Erreger, die vorwiegend für Atemwegserkrankungen bekannt sind, auch andere Organe und Organsysteme befallen können. Alle Atemwegsinfektionen können zu einer Beteiligung mehrerer Organe und zu Herzmuskelproblemen führen, weshalb in Deutschland im Durchschnitt wie erwähnt jedes Jahr 40 000 und in Österreich etwa 4000 Menschen an den Folgen einer Atemwegsinfektion durch verschiedene Erreger sterben.[202] Nimmt man auch die nichtinfektiösen Atemwegserkrankungen wie Asthma, Lungenkrebs und COPD (chronisch obstruktive Lungenerkrankung mit Verengung der Atemwege) hinzu, so sind diese für mehr als zehn Prozent aller Todesfälle verantwortlich, also in Deutschland für mehr als 90 000, in Österreich für mehr als 8000.[203] Der Zustand der Lunge ist stark mit dem Zustand des Herzens und anderer Organsysteme verbunden. Es ist seit Langem bekannt, dass Lungenerkrankungen nicht nur zum »Lungentod«, sondern auch zum Tod durch das Versagen anderer Organe führen können.

Aber bleiben wir beim Influenzaerreger als Beispiel. Auch Influenza ist ein »Multiorganvirus«, wie schon aus den vorangegangenen Schilderungen deutlich hervorgegangen ist.[204] Saisonale Influenzaerreger sind in der Lage, das Herz zu befallen und können sogar einen Herzinfarkt auslösen, ebenso wie einen Schlaganfall durch Schädigung des Nervensystems.[205] Eine umfassende epidemiologische Analyse an der University of Texas legte bereits 2004 offen, dass Influenzainfektionen bleibende Schäden am Herz-Kreislauf-System mitverursachen können, darunter die koronare Herzkrankheit, eine durch Arteriosklerose (»Gefäßversteifung«) bedingte Einengung der Herzkranzgefäße.[206] Die koronare Herzkrankheit stellt in den Industrienationen die häufigste Todesursache dar. Mittlerweile wurde der *kausale* Zusammenhang zwischen saisonalen Influenzainfektionen und einem Anstieg der Hospitalisierungsrate wegen Herzversagens in einer Studie an der Harvard University epidemiologisch nachgewiesen. Im Untersuchungszeitraum von 2010 bis 2014 stieg die Rate für Herznotfälle während der viralen Erkrankungswellen jeweils um etwa 24 Prozent.[207] Die saisonale Influenza ist dazu in der Lage, die Leber anzugreifen, indem sie das Absterben von Leberzellen sowie eine Leberentzündung verursachen kann.[208] Auch die Nieren und andere Harnwegsorgane können sich durch saisonale Influenzaerreger entzünden und Schaden nehmen.[209]

Diese Komplikation betrifft vor allem Kinder. Dass Kleinkinder unter fünf Jahren sowohl bei Erregern der Gruppe Influenza-A als auch der Gruppe Influenza-B Gehirnschäden und Gehirnentzündungen entwickeln können, wurde schon 2002 wissenschaftlich dokumentiert.[210] In allen Altersgruppen können Gehirnstrukturen wie der Hippocampus durch die »echte« Grippe beschädigt werden, und die Erreger dürften sogar dazu in der Lage sein, bleibende neurodegenerative Erkrankungen des Hirns und des gesamten Nervensystems mitzuverursachen.[211] Influenza ist genauso ein systemisches Virus, das unterschiedliche Organe befällt, wie SARS-CoV-2 und viele andere Erreger. Es ist sogar unklar, ob das Potenzial für systemische Schäden und Langzeitfolgen bei SARS-CoV-2 überhaupt so groß ist wie bei Vertretern der saisonalen Influenza. Um diese Frage zu beantworten, fehlen derzeit die sicheren Evidenzen. Medial vorgeführte Einzelfälle bringen dabei keinen Erkenntnisgewinn.

Viren sind zudem dazu in der Lage, das Herz-Kreislauf-System akut zu schädigen, zum Beispiel durch Beeinträchtigung der Blutgefäße und Veränderungen der Blutgerinnungsfaktoren. Eine *Thrombose* ist eine Gefäßverengung durch ein Blutgerinnsel. Vor allem Venenthrombosen äußern sich als Schwellungen und blaue Verfärbungen mit Hitze- und Taubheitsgefühl, die sich in schweren Fällen über ganze Extremitäten erstrecken können. Diese Veränderungen wurden im Zusammenhang mit COVID-19 beobachtet und sind ernst zu nehmen. Eine Thrombose im Lungengewebe führt zur Lungenembolie mit hohem Sterberisiko innerhalb von zwei Stunden. Auch diese Komplikationen sind aber nicht spezifisch für Corona. Wir wissen bereits seit 1970 aufgrund einer

Obduktion von Influenza-Toten, dass Influenzaviren Thrombosen und Lungenembolien verursachen können.[212] Im Jahr 2019 veröffentlichten japanische Kardiologen und Pulmologen einen Bericht über einen Patienten, der im Rahmen einer Influenzainfektion massive Thrombosen mit Schwellungen und Verfärbungen an den Füßen und Gliedmaßen sowie ein gefährliches Blutgerinnsel im linken Herzventrikel aufwies.[213] Der Patient war Raucher. Zigarettenrauch erhöht das Thromboserisiko bei einer viralen Infektion. Bereits 2014 kam eine umfassende Übersichtsarbeit von Medizinern der Sapienza-Universität in Rom, in die zahlreiche Studien und Fallberichte einbezogen wurden, zu dem Ergebnis, dass Lungeninfektionen mit verschiedenen Erregern das akute Thromboserisiko erhöhen und Blutgefäße schädigen können, wodurch die Gefahr eines Herzinfarkts, Schlaganfalls und einer Lungenembolie ansteigt. Patienten mit schweren Verläufen und vorangegangenen Lungenentzündungen hatten das höchste Risiko, derartige Komplikationen zu entwickeln. Das Risiko stieg laut dieser Analyse außerdem mit dem Alter.[214]

Wir haben es mit einer Situation zu tun, in der die gesamte Weltöffentlichkeit zum ersten Mal erfährt, was Viren alles können – insbesondere im Zusammenhang mit Vorbelastungen. Aber wir erfahren es nur über *ein* Virus, das dadurch als besonders angriffslustig erscheint. In einem Artikel der *Deutschen Welle* lautete eine Schlagzeile: »Wie das Coronavirus unseren ganzen Körper angreift: Das aggressive SARS-CoV-2 attackiert nicht nur die Lunge, sondern auch das Herz, die Nerven, das Hirn, die Gefäße, die Nieren und die Haut.«[215] *Focus* berichtete über die außerordentliche Aggressivität des »Multiorganvirus« und kommentierte die virologischen Erkenntnisse mit kriegerischem Vokabular: »Corona ist ein Frontalangriff auf unseren Körper.«[216] Die auflagenstarke Schweizer Zeitung *Blick* titelte reißerisch: »Krieg im Körper: So tötet das Coronavirus.«[217] Die selektive Verbreitung von Biologie und die dramatischen Formulierungen verschärften sich, als Erkenntnisse über Strategien des Coronavirus, mit denen es sich vor dem menschlichen Immunsystem schützt, Einzug in die Massenmedien fanden. Besonders drastisch wurde es, als SARS-CoV-2 auch noch mit dem Schreckgespenst HIV verglichen wurde. Diese außergewöhnlich verantwortungslose, unwissenschaftliche Art der Berichterstattung war einer der Höhepunkte des internationalen Medienskandals rund um Corona. Das sehen wir uns im folgenden Buchabschnitt genauer an.

## Immunbiologische Verwirrung auf dem Höhepunkt

Diese Episode begann am 7. April 2020 mit einer Studienveröffentlichung in einem immunbiologischen Journal. In diesem Text wurde ein Laborexperiment beschrieben, bei dem SARS-CoV-2 in einer Zellkultur T-Zellen mithilfe eines Stachelproteins infiziert und abgetötet habe.[218] Für Journalisten weltweit war das ein gefundenes Fressen, um das Killervirus-Narrativ damit weiter zu unterfüttern. Denn auch der Aids-Erreger greift die T-Zellen des Immunsystems an. Aussagen, dass SARS-CoV-2 so schlimm wie HIV sein könnte, tauchten in zahlreichen Berichten auf und hatten vor allem in Kombination mit der bereits erwähnten falschen Darstellung, wonach das Virus womöglich für immer im Körper bleibe, großes Potenzial, um völlig übertriebene und irrationale Vorstellungen von dem neuen Erreger in der Bevölkerung weiter zu befeuern.

*The New York Times* berichtete über eine »verstörende Parallele zu HIV«, die das Coronavirus angeblich aufweise.[219] Sogar die wissenschaftsjournalistische Seite *News Medical* verbreitete die Schreckensmeldung unter der Schlagzeile: »Neuartiges Coronavirus attackiert und zerstört T-Zellen wie HIV.«[220]

Doch der Aids-Erreger unterscheidet sich in seinem Umgang mit dem Immunsystem maßgeblich vom COVID-19-Erreger. HIV missbraucht die T-Zellen zur eigenen Vermehrung und verwandelt sie in HIV-Kopiermaschinen, die sich über das Blut im gesamten Organismus des Infizierten verteilen. Hingegen ergab das Laborexperiment mit SARS-CoV-2, dass das Coronavirus zusammen mit den infizierten T-Zellen abstarb.[221] Ein Vergleich dieses relativ banalen Vorgangs mit der Heimtücke des HI-Virus ist völlig unzulässig. Doch damit nicht genug. Am 10. Juli 2020 zogen die Autoren der ursprünglichen Studie ihre Publikation zurück, nachdem sich herausgestellt hatte, dass sie in ihrem Experiment ungeeignete Laborlinien von T-Zellen benutzt hatten.[222] Bitte bedenken Sie: Selbst die zurückgenommene Studie behauptete nie, dass sich SARS-CoV-2 gegenüber unserem Immunsystem wie HI-Viren verhält. Dieser Teil der Geschichte wurde in vielen Fällen im Rahmen der Medienberichterstattung hinzugedichtet.

Die Tatsache, dass die Immunität gegen das Coronavirus offenbar primär über T-Zellen aufgebaut und aufrechterhalten wird, legt nahe, dass T-Zellen eine Infektion mit dem neuen Coronavirus relativ gut überstehen. Wie jedes andere Virus hat SARS-CoV-2 aber andere Mittel zur Verfügung, sich vor dem Immunsystem bis zu einem gewissen Grad zu schützen. Eine im Juli in *Science* publizierte Studie legt nahe, dass das Coronavirus bestimmte genetische Abläufe der Proteinherstellung in unseren Zellen blockiert. Es behindert das Ablesen von Genen, die den Bauplan bestimmter Immunproteine beinhalten. Das heißt: COVID-19 scheint es unserem Immunsystem zu erschweren, Geschütze gegen Viren aufzustellen. Dieser neu entdeckte Zusammenhang muss noch genauer untersucht werden. Grundsätzlich ist es aber nicht überraschend, dass das Virus solche biologischen »Tricks« beherrscht.

Auch in diesem Zusammenhang haben wir es mit unspektakulären virologischen Erkenntnissen zu tun. Influenzaviren greifen laut einer in *Nature* publizierten Studie zum Beispiel unsere B-Zellen an, die eine wichtige Rolle bei der frühen Immunantwort spielen. Sie töten diese Zellen nicht nur ab, sondern blockieren auch biochemische Vorgänge an den Membranen der B-Zellen, die normalerweise zur Bildung von Antikörpern führen sollen. Dadurch verzögern die Influenzaviren die Abwehrreaktionen unseres Körpers in einer sehr effizienten Weise.[223] Außerdem befallen Influenzaerreger gezielt unsere natürlichen Killerzellen und leiten deren Zelltod ein. Das wissen wir aus einem im *Journal of Virology* publizierten Laborexperiment, bei dem geeignete Zellkulturen eingesetzt wurden.[224] Durch den Angriff auf die natürlichen Killerzellen torpedieren Influenzaviren eine der wichtigsten Gruppen der weißen Blutkörperchen, die für die virale Abwehr zuständig ist. Zur Erinnerung: Die natürlichen Killerzellen greifen Viren an und eliminieren infizierte Körperzellen, in die sich die viralen Erreger zur Vermehrung eingenistet haben.

Ein weiterer Begriff, der sich in vielen Pressemeldungen über SARS-CoV-2 findet, ist »Zytokinsturm« – ein Ausdruck, der für sich betrachtet schon eine kriegerische Metapher darstellt. »Zytokinsturm: Wie Corona Menschen tötet«, lautete eine emotionalisierende Schlagzeile, die vom *Mitteldeutschen Rundfunk* in Umlauf gebracht wurde. Auch der deutsche Nachrichtensender *ntv* alarmierte die Leser seiner Internetausgabe: »Zytokinsturm tötet COVID-19-Patienten«.[225] Die betreffende Journalistin wusste die Symbolkraft des Begriffs zusätzlich auszuschmücken, indem sie die Immunreaktion als einen Sturm beschrieb, der »im Körper tobt«. Doch worum handelt es sich bei diesem Phänomen?

Eine »Hyperzytokinämie« – so lautet der eigentliche Fachbegriff – ist eine immunologische Komplikation, die als Nebenwirkung von Medikamenten oder als seltene Komplikation bei Infektionskrankheiten sowie nichtinfektiösen Entzündungskrankheiten auftreten kann. Dabei werden vom Immunsystem Zytokine in besonders hohen Konzentrationen freigesetzt. Das sind Proteine, die die Immunantwort verstärken und weiße Blutkörperchen dazu bringen, noch mehr Zytokine freizusetzen. So entsteht eine positive Rückkoppelung. Die Reaktion kommt nicht mehr zum Stillstand und führt zu einer starken Entzündung des Gewebes, beispielsweise in der Lunge oder auch in mehreren Organen. Während dieses Vorgangs kommt es zur Ablagerung von potenziell schädlichen Stoffen in hohen Mengen. Dazu zählen zum Beispiel Substanzen, die die Blutgerinnung auslösen, ebenso wie Radikale – das sind aggressive Moleküle, die das Gewebe, die Zellen und die DNA schädigen können. Außerdem sammeln sich auch Immunzellen übermäßig an.

Aufgrund solcher Ablagerungen droht beim Zytokinsturm ein Funktionsverlust der betroffenen Organe. Der Zytokinsturm kann sich daher zu einer potenziell lebensbedrohlichen Komplikation entwickeln. Es handelt sich allerdings um kein Phänomen, das für COVID-19 spezifisch ist, sondern das auch von Influenzaviren sowie anderen Coronaviren und von grippeähnlichen Erregern bekannt ist. Außerdem kann der Zytokinsturm auch bei nichtinfektiösen Entzündungskrankheiten wie Multipler Sklerose (MS) oder Pankreatitis (Entzündung der Bauchspeicheldrüse) auftreten.[226] Die Komplikation wird im Rahmen verschiedener viraler Erkrankungen vor allem bei älteren Menschen beobachtet und spielt bei Influenza vermutlich eine weit bedeutendere Rolle als bei COVID-19.[227] Es ist gut dokumentiert, dass antivirale Medikamente gegen Influenza und grippeähnliche Erreger nicht mehr helfen, wenn bei diesen Infekten der Zytokinsturm einsetzt.[228] Man hätte mit diesem Phänomen also schon vor vielen Jahren Schlagzeilen machen können. Doch bislang spielten virale Infekte und deren Folgen eben keine zentrale Rolle im Medienalltag, ebenso wenig wie deren signifikante Zusammenhänge mit Umweltbelastungen. Eine Veröffentlichung im internationalen Medizinjournal *JAMA* der amerikanischen Medizingesellschaft vom 30. Juni 2020 zieht sogar in Zweifel, dass es bei COVID-19 überhaupt zum Zytokinsturm kommt. Die Autoren, allesamt Mediziner an der University of California, argumentieren in einer Übersichtsarbeit, dass das Phänomen, das bei Corona so bezeichnet wird, zwar eine Überreaktion des Immunsystems darstelle, jedoch keine Evidenzen dafür vorlägen, dass es sich um einen Zytokinsturm handelt. Dazu schreiben sie: »Auch wenn der Begriff ›Zytokinsturm‹ dramatische Bilder heraufbeschwört und die Aufmerksamkeit der Mainstream-Medien sowie der Wissenschaftsredaktionen geweckt hat, erlauben die aktuellen Erkenntnisse die Verwendung des Begriffs nicht. Sofern sich keine gegenteiligen neuen Daten ergeben, bleibt die Verbindung zwischen dem Zytokinsturm und COVID-19 nichts weiter als ein Sturm im Wasserglas.«[229]

Ob die Autoren mit dieser Einschätzung recht haben oder auch nicht: Der bildhaft und emotional besetzte Begriff wurde von vielen Journalistinnen und Journalisten ebenso wie in den sozialen Medien rege genutzt, um den Corona-Sensationalismus wortgewandt zu befeuern. Lassen Sie uns diesen eingeengten Blick auf Gesundheitsthemen nun etwas erweitern, indem wir uns anderen brisanten gesundheitsökologischen Bedrohungen zuwenden, die dringend und ausführlich medial bearbeitet werden sollten.

Teil 2

# Aus COVID-19 lernen

## Kranker Planet – kranke Menschen

### Krebs, Umwelt und Lebensstil

Die Krebsneigung ist unter anderem genetisch bedingt. Allerdings hat die Epigenetik – das heißt die Umwelt, die soziale Situation und der Lebensstil – einen signifikanten Einfluss auf die Tumorbildung. Bisher haben wir Luftverschmutzung nur im Zusammenhang mit Erkrankungen der Atemwege und des Herz-Kreislauf-Systems betrachtet, die für Millionen von Menschen jedes Jahr tödlich enden. Es ist wenig überraschend, dass Feinstaub auch die Gefahr erhöht, an Lungenkrebs zu versterben. Das ist schon lange bekannt und wurde beispielsweise in den Jahren 2000 und 2008 in zwei Studien an der Abteilung für Umweltepidemiologie der Harvard University nachgewiesen.[230] Das gilt auch für Nichtraucher. Eine große Studie der Universität von Ottawa in Kanada ergab, dass das Lungenkrebsrisiko bei dieser Gruppe mit der Feinstaubbelastung am Lebensort ansteigt. Mit jedem Anstieg von zehn Mikrogramm Feinstaub pro Kubikmeter Luft (0,01 Milligramm) erhöhte sich die Gefahr, an Lungenkrebs zu versterben, um 15 bis 27 Prozent.[231] Diese Studie lief von 1982 bis 2008. Mehr als eine Million lebenslange Nichtraucher wurden dabei 36 Jahre lang beobachtet. Die Arbeit fand in Kooperation mit der amerikanischen Gesellschaft für Krebsforschung (American Cancer Society) statt.

Doch Luftschadstoffe erhöhen nicht nur die naheliegende Gefahr, an Lungenkrebs zu erkranken. Weitere Krebsarten können durch verschmutzte Atemluft ausgelöst werden. Das liegt unter anderem daran, dass Feinstaub Immunzellen zerstört, wie ich bereits erläutert habe. Das Immunsystem spielt eine wichtige Rolle bei der Abwehr von Tumorzellen. Krebs entsteht durch Mutation von Zellen. Unsere Körperzellen müssen nach einer bestimmten Zeit den natürlichen Zelltod sterben, um Platz für neue, gesunde Zellen zu machen. Die Lebenszeit von Zellen ist genetisch festgelegt und je nach Organ unterschiedlich. Eine Zelle in der Oberhaut (Epidermis) lebt etwa vier Wochen. Die Lebensdauer einer Leberzelle beträgt ungefähr 10 bis 16 Monate. Leberzellen gehören zu den langlebigsten Zellen unseres Organismus.

Doch in jeder Zelle wirkt trotz dieses Programms das evolutionäre Prinzip der Veränderung. Es kommt ständig vor, dass Körperzellen nicht den programmierten Zelltod sterben und überaltern oder dass sie sich genetisch verändern, also mutieren. Daraus ergibt sich das Risiko der Tumorbildung, insbesondere dann, wenn die lebenswillige Krebszelle sich vermehrt und ihre Mutation weitergibt. Es gehört zur täglichen Aufgabe unseres Immunsystems, solche Zellen aufzuspüren und abzutöten. Dazu braucht es funktionsfähige Immunzellen. Die natürlichen Killerzellen sind dafür besonders wichtig, denn sie eliminieren nicht nur Zellen, die von Viren befallen sind, sondern auch solche, die zu Krebs führen könnten. Man kann ohne Übertreibung sagen, dass die natürlichen Killerzellen zu unseren wichtigsten angeborenen Antikrebsgeschützen gehören. Ihre Funktion wird durch Feinstaub unmittelbar beeinträchtigt. Schon die schädigende Wirkung von Luftschadstoffen auf unsere Immunzellen erhöht das Krebsrisiko. Unser Immunsystem muss auch täglich DNA-Schäden in unseren Zellen reparieren.

An der Medizinischen Fakultät der New York University wies ein Experiment mit Zellkulturen nach, dass Feinstaub die zellulären Mechanismen schädigt, mit denen unser Immunsystem Schäden an der DNA repariert. Die Studie führt diese Schädigung vor allem auf Metallpartikel und Aldehyde im Feinstaub zurück. Sie wurde im Journal *Mutation Research* publiziert.[232] Feinstaub richtet außerdem nicht nur direkte mechanische Schäden an unserer DNA an, sondern verstärkt oxidative Prozesse in unserem Organismus, bei denen freie Radikale entstehen. Das sind hochaggressive Sauerstoffmoleküle oder organische Substanzen, die Sauerstoff beinhalten. Ihre Aggressivität hängt damit zusammen, dass sie ein ungepaartes, also »freies« Elektron aufweisen, das mit seiner elektrochemisch negativen Ladung Bausteine aus unserer DNA »herausreißen« kann. Freie Radikale flitzen wie wild geworden in unserem Organismus umher und richten dabei Schäden an den chemischen Strukturen unserer Zellen an. Indem Feinstaub nicht nur das Immunsystem schwächt, sondern zugleich die Bildung freier Radikaler und die Schädigung unseres Erbmaterials verursacht, ist er als stark karzinogener Umweltschadstoff einzustufen.

Die Zeiten, in denen man abstreiten kann, dass Krebs zum überwiegenden Teil eine umweltmedizinische Bedrohung darstellt, sind dank zahlreicher wissenschaftlicher Evidenzen vorbei. Das akademische Standardwerk *Clinical Environmental Medicine* ist ein zentrales Lehrbuch dieses Fachs und listet in seiner aktuellen Auflage von 2019 folgende Hauptursachen für die Krebsentstehung auf: Zigarettenrauch, Luftverschmutzung, Lösungsmittel, Pestizide und toxische Metalle.[233] Natürlich existieren genetische Veranlagungen für bestimmte Krebsformen, aber ob diese mit zunehmendem Alter ausbrechen oder nicht, wird epigenetisch beeinflusst und hängt signifikant mit Umwelteinflüssen zusammen. Dabei kommt es auf die Kreuzwirkungen der unterschiedlichen Umwelteinflüsse an. Dieser »Cocktaileffekt« ist wissenschaftlich schwer zu messen, aber wir können davon ausgehen, dass unterschiedliche negative Umwelteinflüsse sich gegenseitig verstärken. Auch dann, wenn einzelne Grenzwerte eingehalten werden, kann die Summe der Belastungen karzinogen wirken.

Auf die Aufzählung möglicherweise krebserregender Pestizide und Kunstdüngemittel verzichte ich. Diese Problematik ist allgemein bekannt. Auch der Einfluss von Ernährung und Lebensstil auf die Krebsentstehung ist keine Neuigkeit mehr. Stattdessen wähle ich ein Beispiel, das die komplexen, gesundheitsökologischen Wirkungsmechanismen von Umwelteinflüssen besonders eindrücklich darstellt: Krebs hängt auch mit Lichtverschmutzung zusammen!

Chronobiologen sind Biowissenschaftler, die sich mit der inneren biologischen »Uhr« und den Regenerationsprozessen von Lebewesen befassen. Abraham Haim und Boris Portnov, zwei Vertreter dieser Fachrichtung an der israelischen Universität Haifa, haben die Wissenschaft durch ihre zahlreichen Studien mit Blick auf das Verständnis der Zusammenhänge zwischen den natürlichen Rhythmen und der Entstehung von Tumoren weitergebracht. Sie wiesen zum Beispiel in einer epidemiologischen Untersuchung nach, dass die Häufigkeit von Brust- und Prostatakarzinomen weltweit ansteigt, je mehr eine Region durch künstliches Licht vor allem nachts beeinflusst wird.[234] Bei dieser Analyse wurden auch andere krankmachende Faktoren des urbanen Lebens berücksichtigt und durch statistische Verfahren aus den Ergebnissen »herausgerechnet«, sodass nun feststeht, dass Lichtverschmutzung eine signifikante Rolle bei der Krebsentstehung spielt. Die beiden Wissenschaftler weisen ausdrücklich darauf hin, dass ihre Datenanalysen nahelegen, dass auch die abendliche Nutzung von Computern unsere körpereigenen Anti-Krebs-Mechanismen schwächt, weil die Bildschirme den Raum unnatürlich erhellen und unsere innere Uhr verwirren. Beim abendlichen oder nächtlichen Arbeiten am PC starren wir sozusagen auf eine taghelle Fläche.

Als besonders relevant im Zusammenhang mit Krebsentstehung identifizierten sie aber den Einfluss der urbanen Lichtverschmutzung. Was zunächst unglaublich klingt, lässt sich biologisch erklären. Lichtverschmutzung bringt unseren Melatoninhaushalt durcheinander. Melatonin ist ein Hormon, das den

Schlaf-Wach-Rhythmus und die Zellregeneration steuert. Es wird durch Dunkelheit vermehrt ausgeschüttet und löst die bereits genannten Reparaturmechanismen und die Erneuerung von Zellen aus. Daher ist Melatonin auch ein Krebsschutz. Lichtverschmutzung und generell unsere Abkoppelung von den natürlichen Rhythmen wirken sich störend auf die Melatoninproduktion in der Zirbeldrüse aus, was auch experimentell nachgewiesen wurde.[235]

Der Umweltwissenschaftler Itai Kloog kam in epidemiologischen Analysen ebenfalls zu dem Schluss, dass Lichtverschmutzung über eine Störung unserer inneren Regelkreise vor allem das Brust- und Prostatakrebsrisiko erhöht. Um die Rolle der Lichtverschmutzung auch im Hinblick auf weitere Krebsformen genauer zu beleuchten und zu verstehen, sind noch weitere Untersuchungen nötig. Es steht aber schon heute fest, dass Lichtverschmutzung einen Beitrag zur Zunahme von Krebserkrankungen leistet, vor allem bei Brust- und Prostatakarzinomen, den mit Abstand häufigsten Krebsarten. Bei krebskranken Männern ist in 23 Prozent der Fälle die Prostata betroffen, gefolgt von der Lunge mit 14 Prozent. Bei Frauen tritt Krebs in 30 Prozent der Fälle an der Brust auf. Danach folgt weit abgeschlagen der Darm mit 11 Prozent.[236] Eine im *Journal of Urban Health* der New Yorker Akademie für Medizin erschienene Studie wies für neun häufige Krebserkrankungen, darunter Brustkrebs, ein signifikant erhöhtes Risiko der Stadtbevölkerung im Vergleich zur Landbevölkerung nach. Bei dieser Studie wurden mögliche Einflüsse durch soziale Unterschiede zwischen Stadt und Land ausgeschlossen, sodass es sicher ist, dass die Unterschiede auf Umwelteinflüsse zurückzuführen sind.[237] All das sind weitere Indizien für eine Mitverursachung von Krebs durch künstliche städtische Luft- und Lichtverschmutzung.

Die Gesundheitsökologie legt Jahr für Jahr mehr Beweise dafür auf den Tisch, dass die Entstehung von Krebs über komplizierte biologische Funktionskreise zwischen der Umwelt und dem menschlichen Organismus mit beeinflusst wird. Auch bei bestimmten Viren, welche die Krebsentstehung begünstigen, müssen wir das Immunsystem mit bedenken. Ein intaktes Immunsystem wird Tumorviren mit höherer Wahrscheinlichkeit in Schach halten können als ein durch Umweltbelastungen vorgeschädigtes Immunsystem. Das deutsche Krebsforschungszentrum listet acht bereits bekannte, potenziell krebserregende Viren auf, darunter die Erreger von Hepatitis B und C, das Humane Papillomavirus (HPV), das Epstein-Barr-Virus, bestimmte Herpesviren sowie HIV.[238] Einmal mehr sieht man, wie Umwelt, Immunsystem, virale Infektionen und sogar Krebs miteinander zusammenhängen, wenn es um die Analyse von globalen Gesundheitsbedrohungen geht.

Jedes Jahr erkranken weltweit 18 Millionen Menschen an Krebs. Neun bis zehn Millionen sterben jährlich an einem Tumor.[239] Es kann kein Zweifel daran bestehen, dass wir die Zahl der Krebsopfer deutlich verringern könnten, indem wir gesundheitsökologische Maßnahmen zur Reduktion von Umweltbelastungen umsetzen, die Expertinnen und Experten schon lange fordern.

## Klima und Gesundheit

Mit dem Begriff »Wetter« wird der spürbare Zustand der Atmosphäre an einem bestimmten Ort und zu einem bestimmten Zeitpunkt bezeichnet. Viele Menschen haben in umweltmedizinischen Erhebungen über einen Zusammenhang zwischen dem Wetter und ihrer psychischen sowie körperlichen Verfassung berichtet. Wissenschaftler aus Zagreb befragten 800 Probanden, von denen etwa 60 Prozent über eine moderate und 20 Prozent über eine starke Wetterfühligkeit berichteten.[240] Als belastend werden vor allem feuchtes und nasses Wetter, Luftdruckschwankungen, Kälte sowie Hitze empfunden. Die häufigsten wetterbedingten Beeinträchtigungen sind Antriebslosigkeit und Apathie, Konzentrationsschwierigkeiten, Gereiztheit und Schlafstörungen. Die Hälfte der Probanden sah einen Zusammenhang zwischen Regenwetter und depressiver Verstimmung. Im Vergleich zu solchen psychischen Symptomen wurden körperliche Symptome der Wetterfühligkeit wie Kopfschmerzen, Migräne und rheumatische Beschwerden etwas seltener genannt (16 Prozent). Zwei Erhebungen unter chronischen Schmerzpatienten in den Vereinigten Staaten von Amerika ergaben, dass die Befragten vor allem bei hoher Luftfeuchtigkeit und niedrigen Temperaturen über eine Verschlimmerung ihrer Schmerzen klagten, allen voran über Gelenks- und Muskelschmerzen.[241]

Doch auch hohe Temperaturen können das Leben der Menschen beeinträchtigen. Sogar die Kriminalitätsrate steigt statistisch gesehen während Hitzewellen an, insbesondere in Bezug auf Gewaltverbrechen.[242] Eine Hypothese, die diesen Zusammenhang zu erklären versucht, besagt, dass Hitze durch Verminderung der Schlafqualität das Aggressionsniveau hebt. Diese Annahme wird dadurch gestützt, dass auch rund um den Vollmond die Kriminalitätsrate statistisch ansteigt. Möglich wäre aber auch, dass Hitze zu physiologischem Stress führt, sodass die Affektkontrolle bei Menschen, die zu aggressivem Verhalten neigen, erschwert wird. Dieses Erklärungsmodell ist als »Hitze-Hypothese« bekannt. Es wird unter anderem durch eine Studie gestützt, die einen Zusammenhang zwischen Hitze und steigenden Gewaltvorfällen während Sportveranstaltungen nachweisen konnte. Die Hitze-Hypothese ist in Bezug auf die Klimamedizin bedeutsam.

Epidemiologen registrieren immer wieder eine erhöhte Sterblichkeit während Hitzewellen, die vor allem ältere Menschen sowie Patienten mit Herz-Kreislauf- oder Lungenerkrankungen trifft, also ähnliche Risikogruppen wie bei COVID-19. Hohe Temperaturen können Atemnot sowie Störungen der Gehirndurchblutung auslösen. Die Todesursachen im Zusammenhang mit Hitzeperioden sind unter anderem Herzinfarkt, Kreislaufversagen, Sonnenstich, Hitzeschlag, Hitzeödem, Hitzekrampfanfall, Hitzekollaps, Energieverlust durch Ermüdung sowie hitzebedingter Verlust von Salzen und Flüssigkeit. Beispielsweise verursachte im August 2003 eine Hochdruck-Zelle, die sich unbeweglich über Europa befand und dadurch Luftbewegungen, Wind sowie Regen verhinderte, eine starke Hitzewelle. Die Übersterblichkeit in Europa lag in diesem August bei 15 000 Personen. Allein in Italien kostete diese Hitzewelle 4000 Menschen das Leben. Deutschland betrauerte 3500 Hitze-Tote.[243] Die Schweiz hatte in 250 Jahren davor keinen heißeren Sommer zu verzeichnen und erlebte einen bisher nicht überbotenen Hitzerekord: Am 11. August 2003 wurden in Grono 41,4 Grad Celsius gemessen. In Deutschland lag der Höchstwert am 13. August bei 40,2 Grad Celsius in Karlsruhe. Diese Temperatur gehörte zu den höchsten in der gesamten deutschen Wetteraufzeichnung.

Die genannten Beispiele machen deutlich, dass es offensichtlich einen Zusammenhang zwischen klimatischen Einflüssen und menschlichen Gesundheitsrisiken gibt, der für eine medizinische Einschätzung der Umweltsituation wichtig ist. Doch Klima und Wetter sind zwei verschiedene Phänomene.

Unter dem Klima versteht man zyklisch wiederkehrende Wetterzustände an einem bestimmten Ort über mindestens drei Jahrzehnte. Eine wichtige Fragestellung der Klimamedizin muss lauten: Wie könnten sich klimatische Veränderungen in Zukunft auf die Entwicklung von Krankheiten und die Sterblichkeit der Bevölkerung auswirken? Dank fortgeschrittener klimatologischer Modelle wird immer deutlicher sichtbar, dass der Klimawandel die Häufigkeit von extremen Wetterereignissen wie Hitze- und Kältewellen weiter erhöhen wird. Es ist wichtig zu betonen, dass Klimawandel nicht bedeutet, dass es immer und überall wärmer und trockener wird, sondern dass die Wetterextreme zunehmen. Nicht alle Länder sind dabei von Dürre und Trockenheit bedroht. In Mitteleuropa lässt sich der außerordentlich feuchte Frühsommer 2020, der von Gewittern und Schwüle beherrscht war, genauso mit dem Phänomen des Klimawandels in Einklang bringen wie der drückend heiße, extrem trockene Sommer im Jahr 2019.

Eine aktuelle klimamedizinische Studie mit Daten aus neun Weltregionen, die im Medizinjournal *The Lancet* veröffentlicht wurde, kam zu dem Ergebnis, dass ein signifikanter Zusammenhang zwischen anthropogen bedingten Hitzewellen und erhöhter Sterblichkeit besteht.[244] Dieser Trend wird sich laut den Autoren weiter fortsetzen und vor allem in südlichen Ländern zum gesundheitspolitischen Problem der Zukunft werden – das heißt in Südeuropa, Zentral- und Südamerika, Afrika, den Südstaaten der USA und vor allem in Südostasien. Diesem Modell lag eine Prognose für die zukünftige Emissionsentwicklung zugrunde, die anhand der Entwicklungsdaten der letzten Jahre erstellt wurde. Demgegenüber kam eine andere Studie zu dem Ergebnis, dass die (derzeit nicht realistische) Einhaltung des Pariser Klimaabkommens die drastische Zunahme der temperaturbedingten Übersterblichkeit in den meisten Regionen der Erde noch abschwächen könnte.[245] Das Abkommen sieht eine Eindämmung des durch den Menschen verursachten globalen Temperaturanstiegs auf weniger als zwei Grad Celsius im Vergleich zu vorindustriellen Ausgangswerten vor. Vielleicht gibt uns COVID-19 den Anlass, dieses Ziel doch noch mit vereinten Kräften einzuhalten.

Ungebremst würde der Klimawandel die Zahl der Tage mit gesundheitsschädlichen Ozonkonzentrationen in der Atemluft erhöhen. Bodennahes Ozon schädigt das Lungengewebe, führt zu Entzündungen der Schleimhäute sowie zu Asthma, verursacht durch oxidativen Stress DNA-Schäden mit einem erhöhten Krebsrisiko und wirkt bei regelmäßiger Exposition nachweislich lebenszeitverkürzend. Sogenannte »superallergene« Pollen sind bei feuchtwarmem Wetter vermehrt in der Luft zu finden. Sie stammen zum Beispiel vom Ragweed mit der botanischen Bezeichnung *Ambrosia artemisiifolia*, das nach dem Ersten Weltkrieg aus Nordamerika nach Europa eingeschleppt wurde und sich insbesondere seit den 1980er-Jahren rasant in Mitteleuropa ausbreitet. Der Klimawandel verlängert außerdem zunehmend die Pollensaison, während ein Anstieg der Kohlendioxidkonzentration in der Luft zur Verfrühung der Blütezeit führt und dadurch die Pollenproduktion verstärkt. Der anthropogene Klimawandel verschärft also die Situation für Pollenallergiker.

Zudem ist zu befürchten, dass wärmeres und feuchteres Wetter die biologische Aktivität von krankheitsübertragenden Milben und Insekten verlängert. Auch Zecken, die zu den Milben gehören, werden sich laut Prognosen in Europa weiter nach Norden ausbreiten – und mit ihnen die Borreliose. Das sagt eine epidemiologische Prognose der WHO voraus.[246] Aus umweltmedizinischer Sicht ist die steigende Belastung von Gewässern mit pathogenen Mikroorganismen, die eine globale Erwärmung zwangsläufig mit sich bringt, besonders relevant. Auch die »Algenblüte«, ein starkes und ökologisch nicht tragfähiges Wachstum von Grün- und Blaualgen, stellt ein Gesundheitsrisiko für den Menschen dar, da dadurch auch die von Algen produzierten Giftstoffe zunehmen.[247] Algen stehen am Beginn der marinen Nahrungskette. Etwa 50 Meeresalgenarten produzieren Toxine, die für Menschen und Tiere gesundheitsschädlich sind. Aufgrund der Algenblüte reichern sich diese zunehmend in Speisefischen und Meeresfrüchten an, sodass sie auch bei uns auf dem Teller landen können. Zu den gesundheitlichen Schäden, die Giftstoffe aus Algen auslösen, zählen unter anderem Erbrechen, Durchfall, die Zerstörung roter Blutkörperchen, Muskelkrämpfe, Lähmungserscheinungen, Gedächtnisstörungen bis hin zur Amnesie, bleibende Schäden an der Skelettmuskulatur durch Auflösung von Muskelfasern sowie Wahrnehmungsstörungen.

Für einen Bericht über die Zusammenhänge zwischen Klima und Gesundheit, der 2018 in *The Lancet* erschien, trugen Wissenschaftler aus weltweit 27 Forschungseinrichtungen ihre Daten zusammen und kamen zu dem Ergebnis, dass ältere Menschen gesundheitlich besonders stark von der fortschreitenden Klimaveränderung betroffen sind.[248] Hilary Graham und ihre Mitarbeiter an der britischen York University sehen darin in erster Linie für Europa und den östlichen Mittelmeerraum ein gesundheitspolitisches Problem, denn in diesen Weltregionen ist der Anteil an Senioren am höchsten, so auch in Italien. Personen ab 65 Jahren werden in dieser Studie als Senioren gerechnet. Wie schon andere Studien zuvor kommt auch der *Lancet*-Bericht zu der Erkenntnis, dass die negativen medizinischen Konsequenzen in Städten stärker als in ländlichen Regionen sind, weil dort zusätzlich der Wärmeinseleffekt hinzukommt: Versiegelte Beton- und Asphaltflächen sowie nackte Fassaden heizen sich auf und erwärmen die Luft zusätzlich. Dieser Effekt strahlt auch ins Umland der Städte aus. Außerdem bestätigte das Forscherkollektiv die bereits bekannte Befürchtung, dass die globale Erwärmung, die vermehrt zu Ernteausfällen, Dürre und Hitze führt, eine der zentralen Fluchtursachen der Zukunft darstellen wird und bereits heute für viele Menschen aus südlichen Ländern die alleinige Ursache für Migration darstellt.

Studien belegten, dass für Patienten mit vorbestehender psychischer Erkrankung das Risiko, während einer Hitzewelle zu versterben, verdreifacht ist. Dies trifft allerdings in erster Linie auf Patienten unter psychopharmakologischer Therapie zu, dürfte also damit zu erklären sein, dass die Einnahme mancher Psychopharmaka die physiologische Regulation der Körpertemperatur stören kann.[249]

Anhand dieser Evidenzen aus der Klimamedizin wird deutlich, dass die globale Erwärmung nicht nur aus ökologischer Perspektive, sondern auch aus Sicht der Umweltmedizin ein Problem darstellt. Diese Zusammenhänge sollten im öffentlichen Diskurs stärker betont werden, um die dringende Notwendigkeit einer nachhaltigeren Klimapolitik verständlicher zu machen.

Klima- und andere Umweltveränderungen wirken sich nicht zuletzt auf Infektionskrankheiten verstärkend aus. Damit beschäftigt sich der folgende Abschnitt. Dabei werde ich den Fokus »Klimawandel« erweitern und spreche lieber vom »Umweltwandel«. In den vergangenen Jahren hat sich der Umweltdiskurs sehr stark auf die globale Erwärmung und auf Kohlendioxid verengt. Doch neben Kohlendioxid gibt es noch andere klimaschädliche Gase und neben dem Klimawandel viele andere Umweltprobleme, von denen man keines isoliert betrachten sollte. Der Klimawandel ist *ein* Aspekt in einem komplexen Gefüge aus Umweltproblemen, die durch menschliche Eingriffe verursacht werden. Ökologische Perspektiven verlangen nach umfassenden Betrachtungsweisen. Der Umweltwandel betrifft das Klima, unsere Atemluft, die Biodiversität und die Funktionskreise der Natur als Ganzes. Alles hängt mit allem zusammen. Wir können menschliche Lebensräume nur dann positiv beeinflussen, wenn wir das Gesamtsystem im Auge behalten und verstehen. Den Zusammenhang zwischen Umweltveränderungen und einem möglichen Anstieg von Infektionskrankheiten veranschauliche ich am Beispiel von Malaria.

## Malaria im (Umwelt-)Wandel

Malaria, auch »Sumpffieber«, wird von Plasmodien verursacht. Das sind Einzeller, die als Parasiten leben. Die Krankheit kommt vor allem in den Tropen und Subtropen der Erde vor, wobei Afrika am stärksten betroffen ist. Sie wird durch weibliche Stechmücken aus 40 Arten der Gattung *Anopheles* übertragen. Diese Gattung trägt daher den Namen »Fiebermücken«. Malaria verursacht wechselweise Fieber und Schüttelfrost, Krämpfe am gesamten Körper sowie Schmerzen und Störungen im Verdauungstrakt. Der Erreger greift das Nervensystem an, sodass es zu Bewusstseinsstörungen bis hin zum Koma kommen kann. Kinder fallen besonders schnell ins Koma. Innere Organe entzünden sich und beginnen oft zu eitern. Die Milz kann sich vergrößern. Es kann zur Blutarmut kommen. Die Nieren werden angegriffen, und es besteht die Gefahr eines Nierenversagens. In zehn Prozent der Fälle sind die Lungen betroffen. Die Todesursache ist meist ein mehrfaches Organversagen.

Jedes Jahr infizieren sich mehr als 200 Millionen Menschen mit der Krankheit, der Großteil davon auf dem afrikanischen Kontinent. Für 500 000 der Infizierten endet die Infektion tödlich. Etwa 75 Prozent aller Malaria-Todesopfer sind Kinder, 61 Prozent sind unter 5 Jahre alt.[250] Das bedeutet, dass jährlich 375 000 Kinder an Malaria sterben. Laut WHO ist für 2020 ein Anstieg der Malaria-Toten auf 770 000 zu erwarten. Das ist ein Zuwachs von mehr als 50 Prozent, der durch COVID-19 verursacht wird. Denn die einseitige Konzentration des Gesundheitswesens auf Corona führt dazu, dass weniger Routineuntersuchungen stattfinden und Malaria in einer höheren Fallzahl nicht rechtzeitig diagnostiziert oder behandelt wird. Hinzu kommt, dass die Symptome von Malaria jenen von COVID-19 ähneln können und Malariapatienten im frühen Stadium aus Angst vor Corona nicht stationär aufgenommen wurden. Diese Analyse stammt von der WHO.[251] Die Ausrichtung des gesamten Gesundheitswesens auf SARS-CoV-2 hat also zu einer mangelhaften Malariavorsorge mit fatalen Folgen geführt.

Die coronabedingte *Übersterblichkeit* für Malaria beläuft sich, wie gesehen, voraussichtlich auf 270 000 zusätzliche Todesfälle im Jahr 2020. Davon betreffen 90 Prozent den afrikanischen Kontinent. Das bedeutet, dass die coronabedingte Übersterblichkeit bei Malaria in Afrika im Jahr 2020 bei 240 000 zusätzlichen Todesopfern liegt, davon 180 000 Kinder. Auch hier ist eine Einordnung der Zahlen sinnvoll: Bis Ende Juli 2020 waren auf dem gesamten afrikanischen Kontinent 18000 Patienten im Zusammenhang mit COVID-19 verstorben.[252] Die Letalität des Virus ist in Afrika 40 Mal geringer als in Europa und in den USA. Der Tropenmediziner Bertrand Lell von der Medizinischen Universität Wien führt diesen Unterschied unter anderem darauf zurück, dass das Immunsystem bei Menschen in Afrika bereits in der Kindheit häufiger in Kontakt mit Parasiten sowie Pathogenen kommt und dadurch trainiert wird, sodass es weniger zu gefährlichen Überreaktionen neige. Er weist darauf hin, dass aus demselben Grund auch Allergien und Autoimmunerkrankungen in Afrika viel seltener seien als in den Industrienationen.[253] Es ist davon auszugehen, dass ein gut trainiertes Immunsystem auch über eine effiziente Hintergrundimmunität verfügt. Außerdem sind in Afrika mehr als 60 Prozent der Menschen unter 25 Jahren. Im Vergleich zu Europa und den USA ist also der Anteil der Risikogruppen geringer. Noch im April 2020 prognostizierte ein UN-Bericht dem afrikanischen Kontinent bis zu 3,3 Millionen Corona-Tote: eine weitere Berechnung, die sich aller Voraussicht nach nicht als zutreffend erweisen wird.[254]

Allein bei Malaria ist in Afrika eine Übersterblichkeit zu erwarten, die um ein Vielfaches über der Anzahl der Corona-Toten liegt. Wenn zukünftige Statistiken für 2020 in einigen Weltregionen insgesamt eine Übersterblichkeit anzeigen, dann sollten wir genau hinsehen, bevor wir daraus ableiten, dass das neue Coronavirus diese Übersterblichkeit direkt verursacht hat. Solche Probleme lassen sich nicht mit der Gefährlichkeit von SARS-CoV-2 begründen, sondern resultieren aus den übervorsichtigen bis panikartigen Reaktionen des Gesundheitswesens auf die Pandemie.

Die Fiebermücke ist die einzige Spezies der Erde, die mehr Menschen tötet als der Mensch selbst.[255] Jedoch sind es menschliche Umwelteinflüsse, die diese hohe Todeszahl mit verursachen. Es liegen viele gesundheitsökologische Belege dafür vor, dass Naturzerstörung zum Auftreten von Malariainfektionen beiträgt. Eine epidemiologische Feldstudie im zentralamerikanischen Staat Belize hat eine signifikante Zunahme von Fiebermücken-Larven in Feuchtgebieten festgestellt, die sich im Umfeld von Agrarflächen und gerodeten Landstrichen befanden. In Belize gibt es großflächige Monokulturen, regelrechte »Agrarwüsten« mit Mais, Kidneybohnen, Sorghumhirse und Soja sowie ausgedehnte Zitrusfrucht- und Bananenplantagen. Waldgebiete wurden für den Export von Edelholz gerodet. Hingegen ließen sich rund um Wälder und intakte Naturflächen signifikant weniger Larven der Malariastechmücken auffinden.[256] Das ist ein starkes Argument für weniger industrielle Monokultur und mehr bäuerliche Mischkultur mit hoher Biodiversität auch in tropischen Regionen.

Die Feldstudie legte außerdem einen deutlichen Zusammenhang zwischen Gewässerverschmutzung und Larvenaufkommen offen. Das hat vor allem mit einem Nährstoffüberschuss in den Gewässern zu tun, der unter anderem aus den Einträgen von Düngemitteln sowie Abwässern resultiert. Die Funktionskreisläufe im Gewässer werden dadurch gestört, und die Fiebermücken profitieren von dem Nährstoffüberschuss, sodass sie andere Arten aus dem ökologischen Gefüge verdrängen oder ersetzen. Dieses Problem ist auch von der Algenblüte bekannt. Besonders alarmierend ist, dass laut der Studie die Degradierung der Biodiversität zu einer starken Verschiebung der Artenzusammensetzung unter den Stechmücken führt. Durch negative Umwelteingriffe steigt der Anteil an Arten, bei denen die weiblichen Tiere Malaria übertragen, auf Kosten der ungefährlichen Moskitos. In Summe werden die Stechmücken durch negative Umwelteinflüsse infektiöser, das heißt, ihre Rolle als Überträger des Erregers nimmt zu. Diese Erkenntnisse lassen sich auf die am stärksten von Malaria betroffenen afrikanischen Tropen übertragen, wo immer mehr intakte Natur- und Regenwaldflächen auch dem industriellen

Anbau durch »westliche« Konzerne weichen müssen. Diese gesundheitsökologischen Zusammenhänge habe ich bereits im Abschnitt über Ebola beschrieben.

Als Teil des Umweltwandels trägt auch der Klimawandel zur Verschärfung des Malariaproblems bei. Malariaerreger benötigen hohe Temperaturen, um ihren Entwicklungszyklus in Stechmücken zu vollenden. Klimamediziner befürchten daher, dass sich die Verbreitungsgebiete der gefährlichen Infektionskrankheit im Rahmen des Klimawandels nach Norden und Süden ausdehnen könnten.[257] Laut einem Rechenmodell des Umweltprogramms der Vereinten Nationen ist bis 2050 ein klimabedingtes Vordringen von Malaria bis in den Südwesten der USA, den östlichen Mittelmeerraum, an die Nordwest- und Ostküste Australiens sowie in südliche Teile Afrikas und Südamerikas möglich.[258]

Es existiert kein effizienter Impfstoff gegen Malaria. Ein vorbeugendes Medikament kann den Ausbruch der Krankheit für eine gewisse Zeit verhindern, aber nicht in allen Fällen. Solche Medikamente sind ein Privileg der reichen Touristen, denn es gibt weder genügend Dosen davon, um die gesamte Bevölkerung in Malariagebieten damit zu versorgen, noch verfügen die Betroffenen über die nötigen finanziellen Mittel oder ein ausreichend ausgestattetes Gesundheitssystem. Die Hälfte der Weltbevölkerung lebt in Malariagebieten, aber 80 bis 90 Prozent der Infektionen und Todesfälle treten in Afrika auf. Auch wirksame Medikamente zur Behandlung der Infektion stehen vorwiegend den gut situierten Touristen und einer privilegierten Schicht der ansässigen Bevölkerung zur Verfügung. Dabei könnte man die Infektionshäufigkeit und die Zahl der Toten stark reduzieren, wenn man hilft, die Infrastruktur, das Gesundheitswesen, die präventivmedizinischen Maßnahmen und die Behandlungsmöglichkeiten effizient zu verbessern. Zu diesen Maßnahmen müssten auch gesundheitsökologische Verbesserungen der Landnutzung, weniger zerstörerische Agroindustrie und eine Aufklärung der

Menschen gehören. Denn bereits die konsequente und richtige Anwendung von Moskitonetzen würde einen Beitrag dazu leisten, die Krankheit zurückzudrängen.

Für Kampagnen und Maßnahmen rund um COVID-19 war anscheinend keine Anstrengung zu groß. Warum hat die internationale Solidargemeinschaft nicht schon längst versucht, eine halbe Million Menschenleben pro Jahr zu retten? Diese Todeszahl wäre vermeidbar! Bereits 2016 registrierte die WHO einen besorgniserregenden Anstieg von Malariainfektionen, der seither anhält. WHO-Generaldirektor Tedros Adhanom Ghebreyesus sprach von einem »massiven Weckruf«. Die Eindämmung der Infektion durch die zuvor genannten Maßnahmen sei ihm zufolge durch eine Aufstockung des internationalen Budgets von jährlich 2,7 auf 5,8 Milliarden Euro möglich. Im Mai 2020 bestätigte die bereits vor mehr als zwei Jahrzehnten von den Vereinten Nationen begründete Initiative *RBM (Roll Back Malaria)*, die sich die Zurückdrängung der Malariainfektion zum Ziel gesetzt hat, dass dieses tödliche Defizit im Budget nach wie vor besteht.[259]

Das exorbitante budgetäre Ausmaß der Maßnahmen zur Eindämmung von COVID-19 kann man noch gar nicht abschätzen. Ich habe schon erwähnt, dass wir im Zusammenhang mit Corona von politischen Verantwortungsträgern immer wieder hören, dass es um Solidarität geht und Menschenleben über der Wirtschaft stehen. Diese Einsicht kommt spät. Wo war all die Jahre die Solidarität mit den Malariaopfern? Warum wurde das bekannte Loch im »Malariabudget« nicht gestopft, sondern besteht bis heute? Wo war der Aufschrei in den Medien? Warum haben Journalisten nicht ebenso wie bei Corona mit vereinten Kräften versucht, die Öffentlichkeit wachzurütteln? Es geht um eine halbe Million Todesopfer pro Jahr, die meisten davon sind Kinder. Die zuvor genannten Maßnahmen gegen Malaria, die man damit gemeinsam finanzieren könnte, würden bis 2030 eine Eindämmung der Infektions- und Opferzahlen um 90 Prozent ermöglichen.[260]

»Jedes Leben zählt.« Das hören wir jetzt tagtäglich, aber wir hören es nur im Zusammenhang mit SARS-CoV-2 und auch erst, seit es uns selbst betrifft und nicht nur das entfernte China. Das Lippenbekenntnis »Menschenleben vor Wirtschaft« ist jetzt von den Verantwortungsträgern umzusetzen, sofern es nicht bloß billige PR war. Ein »Weiter wie bisher« kann nicht länger akzeptiert werden. Dafür sollten wir als Gemeinschaft einstehen. Das sollten wir einfordern. Fangen wir bei Malaria an. Aber bleiben wir dort nicht stehen.

## Hunger als größte globale Gesundheitsbedrohung

Laut WHO leiden elf Prozent der Menschheit dauerhaft an Hunger, das heißt an Mangel- und Unterernährung mit gesundheitsbedrohlichen Energie- und Nährstoffdefiziten. Das sind 822 Millionen oder jeder neunte Erdbewohner. Pro Jahr versterben neun Millionen Menschen an den Folgen ihres Hungers, davon sind fünf bis sechs Millionen Kinder.[261] Hunger kostet mehr Menschen das Leben als Malaria, Tuberkulose und Aids zusammengenommen. »Menschenleben vor Wirtschaft« hätte auch für die größte Gesundheitsbedrohung der Menschheit schon lange gelten müssen. Denn es wäre durchaus möglich gewesen, die Mitverantwortung unserer Wirtschaft für den Welthunger zu erkennen und mit den vereinten Kräften der internationalen Solidargemeinschaft gegen Hunger vorzugehen; Menschenleben zu retten. Viele Soziologen, Sozioökonomen, Ernährungs- und Agrarwissenschaftler haben jahrzehntelang sofortiges Handeln eingefordert und wurden nicht ausreichend gehört. Die Glaubwürdigkeit politischer Verantwortungsträger wird daran zu messen sein, in welchem Umfang sie ihre Lippenbekenntnisse auch außerhalb des medial repräsentierten Corona-Phänomens einlösen. Anders gesagt: Es wird spannend, ob »Menschenleben vor Wirtschaft«

nun endlich auch dann gilt, wenn nicht wir selbst gefährdet sind; wenn es sich um die Gesundheit anderer handelt, die nicht über Monate hinweg und 24 Stunden pro Tag im Mittelpunkt der medialen Berichterstattung stehen, sodass Politiker geradezu »gezwungen« sind, demonstrativ Maßnahmen zu setzen.

Laut der Welthungerhilfe sind die wichtigsten Maßnahmen zur Eindämmung des Welthungers:

- die Verbesserung der landwirtschaftlichen Produktion in den betroffenen Regionen,
- der Erhalt und die Sicherung des Zugangs zu natürlichen Ressourcen,
- die Anpassung an klimatische Herausforderungen,
- der Ausbau von Infrastruktur und *regionalen* Märkten sowie
- ein Ende der Wettbewerbsverzerrung durch Subventionen der großindustriellen Landwirtschaft sowie des Anbaus von Energiepflanzen
- und dadurch die Förderung der Unabhängigkeit von den Industrienationen.[262]

Im Kapitel über Ebola habe ich bereits die Einflüsse der europäischen Industrie auf Hungersregionen beschrieben, wozu unter anderem Billigexporte von Fleischresten gehören. Zur Erinnerung: Allein bei Geflügel überschwemmen die Fleischkonzerne der EU-Mitgliedsstaaten den afrikanischen Markt jedes Jahr mit 680 000 bis 1,5 Millionen Tonnen zu Dumpingpreisen und tragen zur Zerstörung der regionalen bäuerlichen Märkte bei. Südamerika, Südostasien und Afrika sind die am stärksten von Hunger betroffenen Weltregionen. Durch den Anbau von Energiepflanzen und Futtermitteln für die »westliche« Agrarökonomie ziehen wir die natürlichen Ressourcen des Bodens aus genau diesen Krisenregionen ab und füttern damit unsere Wirtschaft, die den Planeten immer mehr dominiert. Mit »uns« meine ich nicht nur

Europa, sondern alle Industrienationen. Zur Veranschaulichung dieses Prozesses greife ich das repräsentative Beispiel der Sojabohne auf.

Nur fünf Prozent der weltweiten Sojaerträge werden von Menschen in Form von Sojasaucen, Sojadrinks, Tofu und anderen Lebensmitteln auf Sojabasis verzehrt. 20 Prozent werden als Sojaöl in der Kosmetikindustrie verwendet oder Fertigprodukten der Lebensmittelindustrie zugesetzt. Die übrigen 75 Prozent der Welt-Sojaerträge werden als Futtermittel für die Tiermast eingesetzt, landen also im Fleisch.[263] Durch diesen Prozess wird Nahrungsmittelenergie, die auf Böden benachteiligter Regionen gewonnen wurde, in Wohlstandsländer mit hohem Fleischkonsum abgeführt. Die damit verbundene ökologische Zerstörung wird aber in die betroffenen Regionen ausgelagert. Neben Soja werden in den Welthungergebieten auch andere Futtermittel wie beispielsweise Mais kultiviert. Eine Studie der kanadischen University of Manitoba zeigte, wie verschwenderisch die Tiermast ist. 89 bis 97 Prozent der in den Futtermitteln enthaltenen Energie gehen dabei verloren, weil sie zur Aufrechterhaltung des Stoffwechsels der Tiere verbraucht oder in nicht essbaren Körperteilen festgesetzt werden. Diese Verschwendung betrifft laut der Studie nicht nur den Energiegehalt. Auch 80 bis 96 Prozent des Eiweißes aus den Futtermitteln gehen über die Tiermast verloren.[264]

Abgesehen von wenigen Ausnahmen aus der kleinräumigen, regionalen Landwirtschaft wird auch in Europa der weit überwiegende Teil der Fleischprodukte unter Einsatz importierter Eiweißfuttermittel erzeugt, insbesondere Schweine- und Geflügelfleisch. Jedes Jahr werden in der Europäischen Union mehr als 30 Millionen Tonnen Soja aus dem Weltmarkt an Tiere verfüttert, wovon 90 Prozent aus gentechnisch verändertem Hochleistungssaatgut erzeugt werden.[265] Auf das deutsche Konto gehen davon sechs Millionen Tonnen.[266] Österreich verfüttert jährlich 700 000 Tonnen importiertes Soja.[267] Sowohl Deutschland als auch Österreich bewegen sich damit im Verhältnis zur Einwohnerzahl im europäischen Spitzenfeld. Der importierte Futtermais, der ebenfalls zum Großteil gentechnisch verändert wurde, kommt noch hinzu. Der hohe Fleischkonsum in den Industrienationen ist ohne jeden Zweifel ein weiterer treibender Faktor für die Zerstörung von Landwirtschaft, Autonomie und Ökosystemen in Weltregionen, die von Hunger betroffen sind.

Laut einer Rechnung des *Bundes für Umwelt und Naturschutz Deutschland* (BUND) würden allein wir Europäer aufgrund des Bevölkerungswachstums bei gleichbleibend hohem Konsum von Fleisch- und Milchprodukten bis 2050 für die Produktion von Futtermitteln 141 Millionen Hektar beanspruchen. Das entspricht fast eineinhalb Millionen Quadratkilometern – der vierfachen Fläche des deutschen Staatsgebietes. Das bereits heute bestehende Defizit bei Futtermitteln, das die meisten Industrienationen verzeichnen, wird als »protein gap« (Eiweißdefizit) bezeichnet. Bei uns wird viel zu viel Fleisch gegessen. Um das dazu nötige Eiweiß für die Tiermast zu erhalten, beanspruchen wir immense Flächen in anderen Weltregionen. Da wir aber nur eine Erde haben, braucht es keine komplizierte Mathematik, um zu erkennen, dass dieses Konsumverhalten nur durch ungerechte Aufteilung von Ressourcen und Ausbeutung der Böden anderer Kontinente und Länder möglich ist.

Wir haben die Hungerregionen der Welt lange genug als »Selbstbedienungsladen« gesehen. Sie befinden sich im Würgegriff der Industrienationen, und es liegt an uns, sie daraus wieder zu befreien. Doch derzeit sind diese Bemühungen nicht spürbar. Im Gegenteil: Der Landraub durch unsere Großinvestoren in den Ländern des Südens nimmt zu. Reiche aus Europa und den USA reißen sich zum Beispiel in Südamerika nicht nur Agrarland, sondern auch Gestüte und Pferdezuchten, Weingüter und luxuriöse Landsitze unter den Nagel, die sich die ansässige Bevölkerung nicht leisten kann. Für unsere Reichen und Superreichen sind die Preise für solche Immobilien ein Pappenstiel. Sie investieren, weil sie sich enorme Renditen erwarten.[268] Ein paar Beispiele: Im Jahr 2012 wurden im westafrikanischen Liberia 100 Prozent der veräußerten Agrarflächen von ausländischen Großinvestoren gekauft. Diese Region war wie erwähnt von 2014 bis 2016 von einer verheerenden Ebola-Epidemie betroffen, die nachweislich auf die Zerstörung von Waldflächen und Biodiversität zurückzuführen war. In Gabun wurden im selben Jahr 86 Prozent der verkauften Ackerflächen von ausländischen Investoren erworben. Philippinen: 49 Prozent, Sierra Leone: 41 Prozent, Papua-Neuguinea: 33 Prozent. Diese Zahlen sind exemplarisch zu verstehen und stammen vom Statistikunternehmen Statista in Hamburg.[269]

Laut dem Weltagrarbericht des Weltagrarrats haben sich Großinvestoren zwischen den Jahren 2000 und 2015 Ackerflächen von insgesamt 30 Millionen Hektar in benachteiligten Gebieten angeeignet, das entspricht 300 000 Quadratkilometern. Ein Drittel davon betrifft afrikanischen Grund und Boden. Südostasien und Südamerika sind ebenfalls stark betroffen.[270] Die Nutzung eines wirtschaftlichen Vorteils gegenüber benachteiligten Regionen der Erde durch Großinvestoren kann nur als Landraub bezeichnet werden – als eine legale Form davon. »Legal« ist aber ein dehnbarer Begriff. Die Gewohnheitsrechte der indigenen Bevölkerung, also das Recht auf heimatlichen Boden, werden von internationalen Konzernen und Investoren oft ignoriert. Durch diese Missachtung haben laut Angaben der Welthungerhilfe aktuell 33 Millionen Menschen aus wirtschaftlich benachteiligten Regionen unverschuldet ihre Lebensgrundlage verloren, was den Welthunger massiv vorantreibt.[271] Auf ihren ehemaligen Äckern produzieren jetzt multinationale Konzerne unter Ausbeutung von Billigarbeitskräften auf endlosen Monokulturen Energiepflanzen, Biotreibstoffe, Futtermittel und andere »Cash Crops« für den Weltmarkt. Dem Weltagrarbericht ist zu entnehmen, dass nur auf 18 Prozent der Agrarflächen, die von ausländischen Großinvestoren gekauft wurden, Nahrungspflanzen angebaut werden. 38 Prozent der Fläche dienen dem Anbau von Pflanzen, aus denen Treibstoffe oder Tierfutter erzeugt wird. Die übrigen Flächen sind für »Flex Crops« reserviert, also für wechselnde Ackerkulturen, die gerade hohe Erlöse erzielen, oder sie sind der Nutzung unterschiedlicher Produktionsarten gewidmet. In Afrika beträgt die durch Investoren erworbene Fläche, die der Erzeugung von Biotreibstoffen und Tierfutter dient, 45 Prozent.[272] Der Weltagrarbericht hat Landraub als eine der wichtigsten Ursachen für Hunger ausgewiesen und seine Eindämmung als zentrale Maßnahme bezeichnet, um Hunger zurückzudrängen und Menschenleben zu retten.[273]

Bedenken wir, dass wir aber nicht nur Ressourcen für unsere Lebensmittelindustrie aus Hungergebieten abziehen, sondern auch noch eine maßlose Überproduktion betreiben. Je nach Produktgruppe werden bis zu 50 Prozent der Lebensmittel weggeworfen. Im Durchschnitt landet ein Drittel im Müll. Dafür sind nicht nur die Konsumenten verantwortlich. Nach wie vor sortiert die Lebensmittelindustrie Obst und Gemüse sowie andere Produkte nach kosmetischen Kriterien aus.

In den Recherchen für meine früheren Bücher, in denen es um die Agrar- und Lebensmittelindustrie ging, habe ich die Verschwendung in den Lager-, Sortier- und Packhallen mit eigenen Augen gesehen. Tonnenweise werden Kartoffeln, die zu groß, zu klein oder nicht schön genug geformt sind, aussortiert. Das beginnt bereits auf dem Acker, wo Maschinen bei der Ernte die nichtkonformen Karotten und sonstigen Feldfrüchte wieder auswerfen. Die Ernte wird dann an Erzeugergemeinschaften und den Großhandel geliefert und erneut nach »gut« und »schlecht« sortiert. Konzerne in Europa berufen sich dabei oft auf angebliche EU-Normen. So hält sich bis heute der Mythos über eine Normierung der »Gurkenkrümmung«, die es gar nicht gibt. Krumme Gurken werden vom Handel aussortiert, weil die geraden Gurken logistisch besser zu handhaben sind. Man kann mehr davon in Kisten, Lastkraftwagen oder Lagerhallen schichten. Daher werden krumme Gurken am Fließband entsorgt. Dabei handelt es sich um eine Folge der Zentralisierung des Lebensmittelmarktes, bei der Erzeugnisse durch Großkonzerne gebündelt werden, wobei weite Transportwege und ein großer logistischer Aufwand entstehen. Das waren nur ein paar Beispiele für die Lebensmittelverschwendung.

Weltweit werden jedes Jahr 1,3 Milliarden Tonnen genusstauglicher Lebensmittel weggeworfen, während 822 Millionen Menschen hungern.[274] Allein in Deutschland werden jedes Jahr elf Millionen Tonnen Lebensmittel entsorgt, die zum Verzehr geeignet sind. Darunter befinden sich zum Beispiel 1,7 Millionen Tonnen Brot und Gebäck. Pro Kopf und Jahr beträgt die Verschwendung in Deutschland 55 Kilogramm Lebensmittel.[275] Mit einer angepassten, weniger verschwenderischen Lebensmittelproduktion wäre es möglich, die gesamte Weltbevölkerung problemlos zu ernähren. Auf dieses Ergebnis kommen zahlreiche agrarökologische Studien. Derzeit leben auf der Erde 7,6 Milliarden Menschen. Wir können zwölf Milliarden oder mehr ernähren, wenn wir aufhören, Landwirtschaft und Lebensmittelproduktion an Gewinnmaximierung auszurichten und vor allem: wenn wir in den Industriestaaten weniger Fleisch essen und die Intensivtierhaltung beenden, da diese über die Fütterung einfach zu viele Ressourcen verbraucht. Wir erzeugen jetzt schon Lebensmittelmengen, die für zehn Milliarden Menschen reichen würden. Zu diesem Ergebnis kam eine Studie, die im *Journal of Sustainable Agriculture* erschienen ist. Niemand müsste hungern, wenn wir uns solidarisch und mit vereinten Kräften um eine Verbesserung der Ernährungsgerechtigkeit bemühen.

Angepasste Landnutzung, Schonung von Biodiversität und Ressourcen, Autonomie der Bäuerinnen und Bauern sowie eine Beendigung der Abhängigkeit von Industrienationen – das sind die wichtigsten Maßnahmen, um Hunger zurückzudrängen und, wie ich schon am Beginn dieses Buches dargelegt habe, die Entstehung von Epidemien einzudämmen. Der Hungertod ist vermeidbar! Durch ein gemeinsames Bemühen können wir neun Millionen Menschen pro Jahr, davon fünf bis sechs Millionen Kindern, den Tod ersparen, wenn wir die Wirtschaft nicht länger über Menschenleben stellen.

## Lockdown und Hungersnot

Im Zusammenhang mit dem Welthunger zeigt unser Umgang mit COVID-19 einmal mehr seine dunkle Seite. Die Unterbrechung logistischer Ketten, der Ausfall von landwirtschaftlichen Strukturen und Arbeitskräften, Grenzschließungen sowie ganz besonders der nahezu weltweite Shut- und Lockdown haben dazu geführt, dass in den »Hunger-Hotspots« die Ernte teilweise auf den Feldern verrottet ist; dass Hirten in Trockengebieten wie der Sahelzone wegen Bewegungseinschränkungen ihre Tiere nicht mehr auf geeignete Weideflächen mit ausreichend Nahrungsangebot führen konnten; dass Marktfrauen und Tagelöhner ihrem täglichen Broterwerb nicht mehr nachgehen konnten; dass Menschen, die am Existenzminimum lebten, ihre Arbeitsplätze und ihr Einkommen verloren und jetzt keine Kaufkraft für Lebensmittel mehr haben.

Laut *OXFAM*, einem internationalen Dachverband verschiedener humanitärer Hilfsorganisationen, wurden bis Juli 2020 zusätzliche 121 Millionen Menschen wegen der weltweiten Shut- und Lockdown-Maßnahmen in eine Hungersnot gedrängt. *OXFAM* schätzt, dass im Jahr 2020 mehr zusätzliche Hunger-Tote als Corona-Tote zu verzeichnen sein werden.[276] Legt man die Angaben des humanitären Dachverbands sehr vorsichtig aus, ist bis zum Ende des Jahres jedenfalls mit mehr als einer Million zusätzlichen Hunger-Toten zu rechnen, die allein durch die restriktiven Maßnahmen zur Eindämmung von COVID-19 verursacht wurden. Im April 2020 erreichte der »Kollateralschaden« seinen bisherigen Höhepunkt mit täglich 10000 Hunger-Toten zusätzlich zur »normalen« Hungersterblichkeit.[277] *OXFAM* selbst gab in einer Publikation mit dem Titel »Das Hungervirus« sogar an, dass die coronabedingte Übersterblichkeit wegen Unterernährung weltweit auf bis zu 12000 zusätzliche Todesfälle *pro Tag* ansteigen könnte – und zwar aufgrund der sozioökonomischen Folgen des Shut- und Lockdowns, die nicht mehr rückgängig gemacht werden können.[278]

Auch die österreichische Hilfs- und Sozialorganisation *Caritas* warnte vor dieser Gesundheitsbedrohung. Die Organisation schrieb: »Ausgangsbeschränkungen nehmen Lebensgrundlage.«[279] David Beasley, der Direktor des Welternährungsprogramms der Vereinten Nationen, schlug bereits im April Alarm und sprach von einer »Hunger-Pandemie« als Nebenwirkung der Corona-Maßnahmen.[280] Im Juni 2020 wies auch der Stanford-Epidemiologe John Ioannidis auf den starken Anstieg von Unterernährung und Hungersnot hin und warnte daher eindringlich vor weiteren Lockdown-Maßnahmen. Er fügte hinzu, dass eine Verschlechterung der Ernährungs- und Lebensbedingungen auch mit einem erhöhten Tuberkuloserisiko verbunden ist.[281]

Die Liste an Nebenwirkungen der restriktiven Corona-Politik wächst und wächst. Vor allem führen uns diese dramatischen Auswirkungen zum wiederholten Mal vor Augen, wie filigran unsere Welt in sozioökonomischer und ökologischer Hinsicht ist; wie schnell eine ohnehin schon prekäre Lage in eine riesengroße Katastrophe für Millionen von Menschen kippen kann. Unsere größte Sorge sollte nicht sein, ob wir im Sommer in den Urlaub fliegen und jeden Tag Fleisch und Wurst essen können, sondern wie wir die gravierenden Ungerechtigkeiten, die wir durch unseren Wirtschafts- und Lebensstil mit geschaffen haben, wieder ins Lot bringen. Ich wünsche mir eine Welt, in der Ressourcen und Chancen gerecht verteilt sind; in der wir Grund und Boden anderer Länder nicht mehr verprassen, um selbst im Überfluss zu leben; eine Welt, in der nicht jeden Tag in verzerrender Weise über ein einzelnes Virus berichtet wird, während die zusätzlichen 270 000 Malaria-Toten und die mehr als eine Million zusätzlichen Hunger-Toten, welche die »Eindämmung der COVID-19-Pandemie« fordert, allenfalls am Rande erwähnt werden. Für sie sind unsere Talentshows und Comedy-Sendungen noch nie ausgesetzt worden. Für sie haben unsere Politiker bisher keine Reden über den Wert von Menschenleben geschwungen.

## Epidemien und die Fleischindustrie

Neben Coronaviren wie MERS, SARS und SARS-CoV-2 existieren zahlreiche weitere Zoonosen, also Erreger, die von Tieren auf Menschen übertreten können. Ebola habe ich bereits genannt. Auch Influenza gehört dazu. Influenzaerreger dürften ursprünglich auf Wasservögel zurückgehen. In anderen Vögeln und möglicherweise sogar anderen Wirbeltieren können sie sich vermehren, ohne Schaden anzurichten, um später fremde Arten sowie uns Menschen zu infizieren.[282] In diesem Buch ist bereits deutlich geworden, dass vor allem das unnatürlich beengte Zusammenleben von Tieren eine große Gefahr der Krankheitsübertragung mit sich bringt. Deswegen gehen viele Wissenschaftler davon aus, dass die Intensivtierhaltung ein erhebliches Gesundheitsrisiko darstellt. Sollte ein Erreger in eine industriell gehaltene Tierherde gelangen, so kann es zu einer Ausbreitung wie bei einem Lauffeuer kommen. Besonders fatal wäre das, wenn ein Erreger bei den gehaltenen Tieren keine Symptome erzeugt, sondern diese nur als Wirtsorganismen für die Vermehrung nutzt; wenn es dabei womöglich zu einer entscheidenden Mutation kommt, die die Gefährlichkeit für den Menschen erhöht. Dann könnte ein solcher Erreger unentdeckt bleiben.

Auch die »Fleischbeschau« im Schlachthof, also die Begutachtung der halbierten Schlachtkörper und der Innereien durch einen Amtstierarzt, ist auf sichtbare Anzeichen einer Infektion oder eines Parasiten angewiesen. Viren, vor allem neue, können dabei nicht erkannt werden. So könnte eine Zoonose durch Kontakt des Tierhalters mit den Tieren, durch Kontakt der Schlachthofmitarbeiter mit Blut oder durch den Verzehr des Fleisches auf den Menschen übertreten und erst bemerkt werden, wenn bereits eine Verbreitung stattgefunden hat. Besonders heimtückisch wäre es, wenn ein neuer Erreger nach dem Übertritt auf den Menschen zunächst harmlos bliebe, aber durch eine weitere Mutation zum gefährlichen Pathogen würde. Die Gefahr, dass so etwas in Zukunft passiert, ist durch die industrielle Tierhaltung, durch Massentiertransporte und durch Akkordschlachthöfe groß. Bei bakteriellen Erregern könnte es außerdem zu einer Resistenzbildung gegen Antibiotika kommen, weil deren Einsatz in der industriellen Tierhaltung leider nach wie vor Alltag ist.

Bedauerlicherweise ist laut EU-Biorichtlinien sogar in der biologischen Tierhaltung der einmalige Einsatz von Antibiotika im Laufe der Lebenszeit einer Herde erlaubt, da auch Bioställe unter dem Einfluss großer Agrar- und Lebensmittelkonzerne immer weiter industrialisiert werden. Hierbei handelt es sich um eine Form der Vertragslandwirtschaft in den Händen der Konzerne und des Großhandels. In diesem Rahmen werden fast alle Lebensmittel im Supermarkt erzeugt, auch wenn sie unter einer »Bauernhofgarantie« vermarktet werden. Die Biolandwirtschaft wird oft von konventionellen Konzernen aus ökonomischen Gründen als zusätzliche Schiene mit betrieben, jedoch in die bestehenden konventionellen Strukturen und Praktiken integriert. Daher ist auch biologische Landwirtschaft mehr und mehr zur Vertragslandwirtschaft unter der Schirmherrschaft der konventionellen Industrie geworden. Herkömmliche Akkordschlachthöfe legen einmal pro Woche einen »Bioschlachttag« ein. Dann werden, so wie üblicherweise die konventionellen, einen Tag lang die biozertifizierten Hühner von Hubstaplern wie Kartoffeln auf die Fließbandanlagen gekippt und im Takt von drei Tieren pro Sekunde getötet. Über dieses Problem, das Agrarwissenschaftler als »Konventionalisierung der Biolandwirtschaft« bezeichnen, also als eine Annäherung der biozertifizierten an die industrielle Landwirtschaft, habe ich mehrere Bücher geschrieben und investigative Recherchen durchgeführt.[283]

Bei meinen Recherchen musste ich feststellen, dass es immer wieder vorkommt, dass sogar Tierbestände mit Biozertifikat häufig mehr als einmal pro Lebenszyklus mit Antibiotika behandelt werden. Wegen der Herdengrößen geht es oft nicht anders. Schließlich handelt es sich um tierische Monokulturen, die von Krankheitserregern in kürzester Zeit dahingerafft werden können. Laut EU-Biorichtlinien dürfen in der biologischen Hühnermast zehn Tiere pro Quadratmeter Stallfläche untergebracht werden – 4800 pro Stalleinheit. Es dürfen mehrere Stalleinheiten aneinandergereiht werden. In Deutschland gibt es Biomastanlagen mit Zigtausenden Hühnern, in Österreich mit bis zu 18 000. Zwar steht dem Biogeflügel formal ein Auslauf zur Verfügung, jedoch kann dieser aufgrund der Herdengrößen kaum genutzt werden. Hühner bewegen sich nicht unter freiem Himmel. Sie suchen Schutz nach oben. Dieses Verhalten ist genetisch in ihnen angelegt und soll Angriffe von Greifvögeln verhindern. Das ursprüngliche Wildhuhn lebt in Südostasien in Kleingruppen am Waldrand. Dort kann man sehr gut beobachten, wie sich die Tiere nur entlang von Deckungsstrukturen bewegen. Es ist aber nicht möglich, für Tausende Tiere, die in einer Halle leben, draußen genügend Deckungsstrukturen zu schaffen. Auch in der vertraglichen Biolandwirtschaft befindet sich der Großteil der Tiere zu jeder Zeit in der beengten Halle. Eine Minderheit bewegt sich rund um das Gebäude. Die umliegenden Grünflächen sind fast leergefegt. Das Gras bleibt grün – ein deutliches Zeichen, dass es nie Hühner gesehen hat.

Einer der größten Verstöße der heutigen Biolandwirtschaft gegen die ursprüngliche Idee einer ökologischen Wirtschaftsweise ist, dass fast ausschließlich Hochleistungszüchtungen aus der Hand internationaler Agrargiganten eingesetzt werden. Unter »Züchtung« versteht man die Erzeugung genetischer Tier- oder Pflanzenformen, die besondere landwirtschaftliche Eigenschaften wie hohen Ertrag, starken Brustfleischansatz oder gute Transportfähigkeit aufweisen. Früher wurde die Züchtung von den Landwirten selbst betrieben. Das ist heute, wenn man von einzelnen Liebhaberprojekten absieht, Vergangenheit. Damit sind auch frühere Rassen wie das Sulmtaler-, Augsburger- und Altsteirer-Huhn, das britische Orpington-Huhn oder die französische Rasse Bresse-Gauloise, die sich durch blau gefärbte Füße auszeichnet, aus der Landwirtschaft verschwunden.

Auch die biozertifizierte Hühner- und Putenmast wird in Deutschland, Österreich und der Schweiz von konventionellen Zuchtlinien beherrscht. Diese tragen Namen wie »JA 757«, »Red JA Brown«, »BIG 6« oder »Converter« und sind auf schnellen Fleischansatz vor allem im Brustbereich gezüchtet. Vielen dieser Züchtungen wurde das Sättigungsgefühl weggezüchtet. Sie sind patentierte Produkte der Agroindustrie; regelrechte Fressmaschinen mit biologischen Degenerationen am Bewegungsapparat und am Immunsystem. Sie sind anfällig für Krankheiten, was in Kombination mit der beengten Haltung ein großes Problem darstellt. Zuchtkonzerne haben sich mit diesen Hochleistungshühnern die gesamte Landwirtschaft unter den Nagel gerissen. Die Züchtung erfolgt in riesigen fensterlosen Hallen unter hochindustriellen Bedingungen.

Biologische Zuchtlinien für die Landwirtschaft gibt es in Deutschland und Österreich überhaupt nicht mehr. Ein biozertifiziertes Küken entsteht, indem einfach die letzte Generation des industriellen Zuchtprozesses mit biozertifiziertem Futter, jedoch ohne Auslauf, großgezogen wird. Eier von diesen Tieren bekommen dann das Biozertifikat. Von den Zuchtkonzernen werden Eier an Brutfabriken ausgeliefert. Aus den Brutfabriken gelangen die geschlüpften Küken dann an die Vertragslandwirte, die keine Entscheidungen mehr über die Auswahl der Zuchtlinien treffen können. Viele Landwirte, die ich aufgesucht und befragt habe, mussten sogar erst im Vertrag nachsehen, welche Bezeichnung die von ihnen gehaltenen Hochleistungstiere tragen. Dass diese konventionellen, auf Hochleistung getrimmten Zuchtlinien heute sogar in unseren Bioställen leben, ist ein Zustand, der für die Pioniere der ökologischen Landwirtschaft undenkbar gewesen wäre, denn diesen ging es immer um regionale, widerstandsfähige und standortangepasste Rassen und Sorten in der Landwirtschaft.

Wenn also selbst die Biolandwirtschaft aufgrund der Konventionalisierung eine Domäne der Großkonzerne mit allen damit verbundenen Problemen geworden ist, dann sollte das für uns einen alarmierenden Weckruf darstellen. Wir haben es zugelassen, dass unsere Lebensmittel, die Grundlage der menschlichen Gesundheit, fast vollständig in die Hände der konventionellen Akteure gelangt sind, denen es in erster Linie um Gewinnmaximierung geht. Die Geflügelindustrie spielt im Hinblick auf mögliche Zoonosen und Epidemien deswegen eine zentrale Rolle, weil dort die Besatzdichten und die Anzahl der gehaltenen Tiere am größten ist und weil Vögel bekanntermaßen häufig von Viren als Reservate genutzt werden. Hinzu kommt, dass unsere Fleischindustrie durch den Einsatz von importierten Futtermitteln aus Südamerika, Südostasien und Afrika eine der Ursachen für Landraub und Entwaldung darstellt, was aus gesundheitsökologischer Perspektive die Gefahr der Entstehung von Epidemien erhöht. Damit hat sich dieses Buch schon ausführlich beschäftigt.

Wie wenig die Fleischindustrie an der Gesundheit von Menschen oder Tieren interessiert ist, hat uns COVID-19 einmal mehr vor Augen geführt. Was wir aus Italien wissen, lässt sich auch auf den deutschsprachigen Raum umlegen. Der Einsatz von Billigarbeitskräften, die zum Beispiel in Schlachthöfen schwere Akkordarbeit am Fließband leisten müssen und unter beengten, unhygienischen Bedingungen untergebracht werden, stellt nicht nur eine inakzeptable Form der Ausbeutung dar, sondern kann auch die Entstehung von Clustern in der Infektionsverbreitung begünstigen. Schon der Ausbruch von COVID-19 in Italien steht unter anderem mit dieser fragwürdigen industriellen Praxis im Zusammenhang. Wie wir mittlerweile gesehen haben, sind genau in diesen Bereichen auch bei uns weitere Corona-Hotspots entstanden. Das prominenteste Beispiel hierfür ist der Fleischkonzern Tönnies in Nordrhein-Westfalen.[284] Auf alle diese Zusammenhänge haben Gesundheitsökologen, Mediziner, Agrar- und Sozialwissenschaftler schon lange hingewiesen. Die Politik ist aufgefordert, nun endlich zu handeln und diese Brennpunkte der Entstehung von gesundheitlichen und sozialen Problemen aller Art am besten abzuschaffen und durch faire, sozial und ökologisch verträgliche Produktionsstätten zu ersetzen.

Und dabei geht es nicht nur um Corona, sondern um die grundsätzliche Frage, ob wir Menschen solche Lebens- und Arbeitsbedingungen zumuten wollen. Denn Menschen kommen vor der Wirtschaft. Und vielleicht versteht die Politik irgendwann sogar, dass auch das Tierwohl vor der Wirtschaft kommen muss.

# Irrweg Corona-Impfstoff

## COVID-19-Impfung: schnell oder sicher

Die mediale Berichterstattung rund um SARS-CoV-2 wird von Meldungen begleitet, wonach eine Rückkehr zur »Normalität« erst mit einem Impfstoff möglich sei.[285] Mit »Normalität« dürfte ein Leben ohne drohende Kontaktsperren, Bewegungseinschränkungen sowie Zwang zum Tragen von Mund-Nasen-Schutz gemeint sein. Laut Medienberichten soll es innerhalb der Bevölkerung hohen Zuspruch zu einer raschen Verfügbarkeit eines Impfstoffs geben. Eine regionale Umfrage des *Mitteldeutschen Rundfunks* im Juni 2020 ergab, dass sich 87 Prozent der Befragten sicher oder wahrscheinlich impfen lassen wollen, sobald ein Vakzin gegen SARS-CoV-2 verfügbar ist.[286] Eine deutschlandweite Umfrage stellte allerdings nur eine Zustimmungsrate von 67 Prozent fest.[287] Laut einer weiteren Umfrage sank die Zustimmung im Juli dann noch weiter auf 61 Prozent.[288] Europaweit fiel die Zustimmungsrate von 74 Prozent im April auf 68 Prozent im Juni.[289]

Impfstoffe stellen sinnvolle Maßnahmen zur Vorbeugung gegenüber Infektionskrankheiten dar, wenn sie ausreichend getestet wurden und das Sicherheitsrisiko unter Einhaltung aller Regularien der Arzneimitteltestung minimiert wurde; und wenn ihr Nutzen nachweislich größer ist als mögliche negative Wirkungen. Selbst dann kann man Risiken jedoch nicht vollständig ausschließen. Umso wichtiger ist es, Standards nicht zu untergraben. Die Testung von Impfstoffen erstreckt sich daher über mehrere Jahre. Sie beginnt mit der vorklinischen Phase. Das bedeutet, der Impfstoff wird zuerst unter Laborbedingungen sowie an lebenden Tieren getestet, wobei der Einsatz von Primaten für die Impfstoffentwicklung auch heute noch als unerlässlich gilt.[290] In der Regel handelt es sich um Rhesusaffen. Danach muss ein Impfstoff bis zur Zulassung drei klinische Phasen durchlaufen und erfolgreich abschließen.

In der *Phase 1* wird der Impfstoff zum ersten Mal an Menschen verabreicht. Hier geht man üblicherweise sehr vorausschauend vor. Man beginnt mit einer kleinen Gruppe von Freiwilligen und lässt danach ausreichend Zeit verstreichen, ehe man den Impfstoff erneut verabreicht. Eine solche Wartezeit innerhalb der einzelnen Phasen nennt man »Follow-up«. Die Wartezeiten sind sehr wichtig für die Sicherheit eines Arzneimittels oder Impfstoffs, da man durch ihre Einhaltung auch zeitverzögerte Wirkungen und Nebenwirkungen frühzeitig erfassen kann. In der ersten Phase wird vor allem überprüft, wie sich der Impfstoff im Körper verhält; ob er im Zielgewebe ankommt und dort die erwartete Wirkung entfaltet; wie stark er sich im Organismus verteilt und möglicherweise unerwünschte systemische Wirkungen entfaltet, mit denen man nicht gerechnet hat. Diese Phase dauert im Idealfall mehrere Monate und kann sich über Jahre erstrecken. Am Ende der Phase 1 wurden insgesamt noch immer weniger als 100 Personen geimpft. Seltene Nebenwirkungen können in dieser Phase aufgrund der geringen Teilnehmerzahl noch gar nicht erfasst werden.

In der anschließenden klinischen *Phase 2* wird die optimale Dosierung des Wirkstoffs festgestellt. Die klinischen Wissenschaftler ermitteln in dieser Phase auch die Anzahl der Impfungen, die notwendig ist, um eine Immunität aufzubauen. Sie versuchen, die Frage zu beantworten, ob die Impfung regelmäßig wiederholt werden muss – zum Beispiel im jährlichen Abstand. In der Phase 2 werden also auch die Langzeitschutzwirkung und – ganz wichtig – die zeitverzögerten Nebenwirkungen beobachtet. Dabei wird erstmals auch auf Nebenwirkungen geachtet, die nicht häufig auftreten. In diesem Stadium werden im Laufe der Zeit einige Hundert Probanden geimpft, jedoch sind es immer noch weniger als tausend. Seltene und sehr seltene Nebenwirkungen können hier noch immer übersehen werden. Die Einhaltung der Wartezeiten zwischen den Verabreichungen ist in der zweiten Phase genauso wichtig wie in der ersten. Die klinische Phase 2 erstreckt sich üblicherweise über Jahre. Verkürzungen bergen das Risiko, dass zeitverzögert auftretende Nebenwirkungen übersehen werden, und das wäre fatal, weil der Impfstoff ja an Millionen oder Milliarden von Menschen verabreicht werden soll. Seltene oder spät auftretende Nebenwirkungen würden sich dabei potenzieren und große gesundheitliche Schäden verursachen.

Erst nach sorgfältigem Abschluss der ersten beiden klinischen Phasen unter Einhaltung aller Wartezeiten kommt es üblicherweise zu einer Zulassung in die *Phase 3*. Dann werden mehrere Tausend Freiwillige in die Testung einbezogen. Diese Phase ist äußerst wichtig für die Sicherheit und dauert daher in der Regel vier bis sechs Jahre. Größte Sorgfalt und die Einhaltung der Wartezeiten sind hier essenziell, denn erst in dieser Phase wird festgestellt, ob der Impfstoff vor einer Infektion unter *natürlichen Bedingungen* schützt, also wenn die Patienten dem Virus ausgesetzt werden, gegen das sie immunisiert werden sollen. In Phase 3 findet eine Überprüfung statt, ob es bei dem Impfstoff zu Wechselwirkungen mit anderen Wirkstoffen, Medikamenten oder bestimmten Krankheiten kommt. Es muss möglichst verhindert werden, dass Impfstoffe zwar eine Immunität gegen ein bestimmtes Virus aufbauen, sich dann aber herausstellt, dass sie uns gegenüber anderen Erregern anfälliger machen. Auch das wäre ein ernst zu nehmendes Risiko, dessen sorgfältige Überprüfung Zeit, Wiederholungen und längere Beobachtung verlangt. Und es gibt noch eine wichtige Aufgabe in Phase 3: Verschiedene Chargen des Impfstoffs müssen hergestellt werden, um sicherzustellen, dass Wirkung und Sicherheit über alle Produktionseinheiten hinweg gleich bleiben. Auch das ist ein bedeutsamer Sicherheitsaspekt, da die biotechnologische Herstellung von Impfstoffen äußerst kompliziert ist und selbst kleinste Abweichungen schwerwiegende Folgen haben können. Es leuchtet ein, dass eine Verkürzung dieser dritten Phase nicht ohne erhebliche Risiken möglich ist.

In Summe benötigt ein Impfstoff wegen dieser Regularien von der vorklinischen Phase bis zur Zulassung zehn bis zwölf Jahre.[291] Interessenvertreter der pharmazeutischen Industrie behaupten nun seit Beginn der Corona-Pandemie oft, man könne diese Zeitspanne verkürzen, indem man lediglich bürokratische Schritte beschleunige. Diese Behauptung ist falsch. Wie aus der Beschreibung der klinischen Phasen hervorgeht, resultiert die Dauer der Impfstoffentwicklung aus wichtigen Sicherheitstests mit Follow-up-Phasen, die Zeit in Anspruch nehmen und die nicht verkürzt werden können, ohne dabei das Risiko zu vergrößern. Der geplante Impfstoff gegen COVID-19 soll ja an den Großteil der Bevölkerung verabreicht werden. Er soll weltweit an Milliarden von gesunden Menschen angewendet werden, auch an unseren Kindern.

Microsoft-Gründer Bill Gates sagte gegenüber *Fox News* im Zusammenhang mit SARS-CoV-2: »Es ist korrekt zu sagen, dass wir nicht wirklich zu einer Normalität zurückkehren können, bevor wir einen Impfstoff gefunden und im Grunde an die ganze Welt verabreicht haben.«[292] In einem BBC-Interview sprach er sich am 12. April 2020 für verkürzte Zulassungsphasen aus und nannte als Ziel eine Fertigstellung des Impfstoffs innerhalb von 12 bis 18 Monaten. Hinsichtlich der Sicherheitsstandards fügte er hinzu: »Es wird Abstriche geben. Wir werden weniger Sicherheitstests als typischerweise haben.« Bezüglich der Entscheidungsverantwortung und der Haftung verwies er in dem Interview auf die öffentliche Hand. [293] Christian Drosten empfahl, dass man wegen COVID-19 »Regularien für Impfstoffe außer Kraft setzen« solle.[294]

In der 16. Folge seines Podcasts des *Norddeutschen Rundfunks* sagte er: »Wir brauchen Abkürzungen bei der Impfstoffzulassung.«[295]

Wie wir noch sehen werden, ist die Politik diesen und anderen Zurufen gefolgt und hat bereits fragwürdige Beschleunigungen ermöglicht. Manche Interessenvertreter sprechen oft nur mehr von einigen Monaten bis zur Impfung der Bevölkerung. Mittlerweile kündigen uns Impfstoffforscher, die in vielen Fällen wirtschaftliche Interessen an einer raschen Zulassung haben, über Medieninterviews sogar schon für Herbst 2020 die ersten großen Impfaktionen an. »Massenimpfung vielleicht schon im Spätherbst?«[296] So lautete eine Schlagzeile der *Deutschen Apotheker Zeitung*, die zu einem Bericht über einen schweizerischen Impfstoff führt, der laut Angaben seiner Entwickler schon bald im Einsatz sein könne. »Schweiz hofft auf Impfstoff schon im Herbst«, schrieb auch die *Pharmazeutische Zeitung*.[297] Franz-Werner Hass, ein hochrangiger Mitarbeiter des deutschen Pharmaunternehmens CureVac, das mit genetischen Impfstoffen im Rennen ist, hält es offenbar für möglich, dass im Herbst 2020 bereits Zehntausende Menschen mit einem ersten Corona-Impfstoff geimpft werden.[298] CureVac ist auf RNA-Impfstoffe spezialisiert, die bislang noch nie gegen Infektionskrankheiten zugelassen wurden. Auf diese Biotechnologie werde ich noch näher eingehen. Hier wird deutlich, dass Unternehmen den medialen Corona-Sensationalismus möglicherweise auch nutzen könnten, um ihre potenziell gewinnträchtigen Technologien in die Zulassung zu bringen und damit endlich das Eis für umstrittene Biotechnologien zu brechen. Über einen weiteren genetischen Impfstoff aus Oxford wurde medial ebenfalls verbreitet, dass er schon im Herbst an die Bevölkerung verabreicht werden könnte.[299]

Höchst problematisch ist auch die Wiedergabe von Aussagen wie die der EU-Forschungskommissarin Mariya Gabriel im *Deutschen Handelsblatt:* »EU-Forschungskommissarin Mariya Gabriel schürt Hoffnung auf die schnelle Verfügbarkeit eines

Impfmittels gegen das Coronavirus. Normalerweise dauere die Zulassung eines neuen Serums 12 bis 18 Monate, sagte sie dem *Handelsblatt*. ›Aber wir erwarten, dass ein Impfstoff viel schneller auf dem Markt verfügbar sein wird, womöglich im Herbst.‹«[300] Damit wird der Eindruck erweckt, dass die Entwicklung eines Impfstoffs nur 12 bis 18 Monate dauere, was schlicht falsch ist. Wie erwähnt dauert unter Einhaltung der üblichen Standards die Entwicklung eines Impfstoffs selbstverständlich nicht nur 12 bis 18 Monate, sondern zehn bis zwölf *Jahre*. Es bleibt zu hoffen, dass wir in der EU keine Forschungskommissarin haben, die solche massiven Wissenslücken zeigt, sondern dass sie sich lediglich unglücklich ausgedrückt hat.

Besorgniserregend ist aber in jedem Fall, dass offenbar sogar EU-Kommissarinnen und EU-Kommissare eine Impfstoffzulassung unter so drastisch verkürzten Testverfahren befürworten, dass sie in Erwägung ziehen, noch im Jahr 2020 Menschen damit impfen zu lassen. Immerhin haben wir es mit einem Vakzin gegen ein neues Virus zu tun. Die Entwicklung von Impfstoffen gegen Coronaviren ist schon oft gescheitert. Beispielsweise mussten Tests von Impfstoffkandidaten gegen SARS und MERS – beides Coronaviren! – wieder abgebrochen werden, weil sich im Primatenversuch schwerwiegende entzündliche Veränderungen des Lungengewebes zeigten.[301] Diese dürften von einer Überreaktion der T-Helferzellen des Typs 2 auf das Vakzin verursacht worden sein. T-Helferzellen regeln die Stärke einer Immunreaktion. Abgesehen davon, dass es noch nie einen erfolgreichen Impfstoff gegen Erreger aus der Familie der Coronaviren gab, kommt im Fall von COVID-19 noch hinzu, dass es sich bei fast allen favorisierten Kandidaten um verschiedene Arten von genetischen Impfstoffen handelt, die zum überwiegenden Teil noch nie im größeren Rahmen gegen Infektionskrankheiten eingesetzt wurden.

## Genetische Impfstoffe

Werfen wir einen Blick auf die Biologie der Coronaviren. Viren gehören formal betrachtet nicht zu den Lebewesen, da sie keinen eigenen Stoffwechsel haben und sich nicht aus sich selbst heraus vermehren können. Sie können sich weder durch Zellteilung noch durch Verschmelzung mit anderen Viren vervielfältigen. Das ist auch der Grund, warum sie auf die Zellen eines Wirts angewiesen sind. Sie vermehren sich, indem sie die genetischen Abläufe in den Wirtszellen manipulieren, sodass diese »aus Versehen« Unmengen von Viren herstellen.

Coronaviren sind ungefähr 120 Nanometer groß. Das entspricht 0,00012 Millimetern. Sie können nur unter leistungsstarken Elektronenmikroskopen sichtbar gemacht werden und sind so klein, dass es unmöglich wäre, sie mit einem Lichtmikroskop zu entdecken. Im Gegensatz dazu kann man zum Beispiel die menschlichen Hautzellen in Lichtmikroskopen sehen. Ein einzelnes Virus wird als Virion bezeichnet.

Obwohl Coronaviren nicht zu den Lebewesen gerechnet werden, beinhalten sie Gene, die genau wie bei uns und bei allen anderen Lebensformen aus Nukleinsäure bestehen. Nukleinsäuren sind die Träger der Erbinformation. Unsere eigenen Gene bestehen aus DNA (Desoxyribonukleinsäure). Das ist auch bei Tieren, Pflanzen, Pilzen und Bakterien so. Auch manche Viren haben DNA. Aber SARS-CoV-2 gehört, so wie alle Vertreter der Coronaviren, zu den RNA-Viren. Das bedeutet, sein Erbmaterial liegt nicht als DNA vor, sondern als RNA (Ribonukleinsäure).

Die RNA des Coronavirus beinhaltet den Bauplan für die Virionen und wird daher als virale RNA (vRNA) bezeichnet. Sie ist ungefähr in der Mitte des Virus ringförmig angeordnet und von einer einfach gestalteten Hülle umgeben (Doppellipidmembran). In dieser Hülle sind verschiedene Eiweißstoffe eingelagert, also Proteine. Sie verleihen dem Virus seine charakteristische Oberflächenstruktur, an der es von unserem Immunsystem erkannt werden kann. Ein Teil dieser Proteine an der Oberfläche des Virus sind Stachelproteine. Wir alle kennen die »Stacheln« des Coronavirus von Abbildungen, die neuerdings aus TV- und Zeitungsartikeln nicht mehr wegzudenken sind. Unter den Stachelproteinen gibt es einige, die sehr charakteristisch für das Coronavirus sind und an denen man dessen äußere Erscheinung von anderen Erregern unterscheiden kann. Für die weiteren Betrachtungen ist es wichtig, dass Sie wissen, dass wir Menschen nicht nur DNA in unseren Zellen haben. Zwar besteht unser Genom im Zellkern aus DNA, aber in unseren genetischen Abläufen spielt auch RNA eine Rolle. Das heißt: Nicht nur Coronaviren, sondern auch wir selbst haben RNA in unseren Zellen.

Unsere Zellen sind die ganze Zeit sehr aktiv. Da werden Stoffe aufgenommen und ausgestoßen; da wird mit anderen Zellen kommuniziert; da werden Kopien von Zellen angefertigt, sodass sich unsere Organe ständig erneuern können. Im Inneren der Zellen, die von einer dickflüssigen Substanz ausgefüllt sind (Plasma), liegen mikroskopisch kleine »Organe« – so klein, dass man sie Organellen nennt. So wie unsere Organe haben auch die Organellen unserer Zellen unterschiedliche Aufgaben. Von diesen Organellen möchte ich Ihnen gern die Ribosomen vorstellen.

Ribosomen sind die »Eiweißfabriken« unserer Zellen und stellen unentwegt Proteine her, die unser Körper benötigt, zum Beispiel für die Vermehrung von Zellen oder für verschiedene Lebensprozesse, die uns gesund erhalten. Diese Herstellung von Eiweißstoffen wird als Proteinbiosynthese bezeichnet. Die Ribosomen, die dafür zuständig sind, haben einen Spalt, an dem sie genetische Information ablesen können wie in einem Scanner, denn sie brauchen ja einen Bauplan für unsere Proteine, um diese herzustellen. Nur: Wie gelangt die Information in diesen Spalt? Dazu braucht es einen Boten, der eine Kopiervorlage übermittelt. Und hier kommt die RNA ins Spiel.

Die DNA-Baupläne aus unseren Genen werden abgeschrieben – also transkribiert. Stellen Sie sich das wie ein Blatt Papier vor, auf das jemand ein Rezept zur Herstellung von Eiweiß schreibt. Dieses Blatt Papier besteht aus RNA. Genau genommen handelt es sich um Boten-RNA, auf Englisch »messenger RNA«. Sie ahnen es schon: Abgekürzt spricht man von der *mRNA*, die durch Corona berühmt geworden ist. Diese mRNA oder Boten-RNA ist eine Abschrift unserer Gene, die dann zu den Proteinfabriken transportiert wird, also zu den erwähnten Ribosomen. In dem Spalt wird die mRNA dann abgelesen und übersetzt. Das nennt man Translation. Kurz zusammengefasst: mRNA ist der Bote, der Abschriften von Bauplänen für die Proteine übermittelt, die unser Körper benötigt. So funktioniert die Proteinbiosynthese.

Bei genetischen Impfstoffen wird uns kein abgeschwächtes oder inaktives Virus mehr verabreicht. Es wird uns auch kein Protein des Virus direkt injiziert, wie das bei manchen Impfstoffen der Fall ist. Genetische Impfstoffe haben das Ziel, unsere eigene Proteinbiosynthese so zu manipulieren, dass unsere Zellen *selbst* die Proteine des Virus herstellen, in diesem Fall von SARS-CoV-2. Die genetischen Impfungen nutzen unsere Zellen also als Kopiermaschinen für virale Antigene, gegen die wir dann Antikörper bilden sollen. Sie manipulieren unsere genetischen Abläufe. Der Impfstoff enthält nur die genetische Information dazu.

Jede genetische COVID-19-Impfung zielt darauf ab, dass am Ende mRNA des Coronavirus in dem Spalt unserer Ribosomen landet. Meistens beinhaltet diese mRNA den Bauplan für ein Stachelprotein des Virus. Das gilt für den überwiegenden Teil der genetischen Impfstoffkandidaten. Die genetische Information des Virus wird zuvor im Labor manipuliert. Sie muss so verändert werden, dass sie der menschlichen RNA ähnlich genug ist, um von unseren Ribosomen angenommen zu werden. Nur so kann sichergestellt werden, dass unser Körper selbst das virale Protein herstellt, mit anderen Worten, dass er auf die Manipulation »hereinfällt«. Zugleich muss die Information aber so nahe an den Genen des Virus sein, dass das kopierte Stachelprotein dem »echten« Stachelprotein ausreichend ähnelt, um eine geeignete Immunantwort zu provozieren. Bereits an diesem Punkt sollten genetische Impfstoffe mit ausreichend Sorgfalt und Geduld entwickelt werden.

Sie wissen also jetzt, dass das Ziel aller genetischen Impfstoffkandidaten ist, am Ende mRNA an unsere Ribosomen zu bringen, in denen unsere Proteine hergestellt werden. Verschiedene Gentechnologien gehen dabei unterschiedliche Wege. Die genetischen Impfstoffkandidaten gegen SARS-CoV-2 sind RNA-Impfstoffe, DNA-Impfstoffe und sogenannte virale Vektorimpfstoffe. Von allen drei Methoden befinden sich bereits Kandidaten in der klinischen Testung gegen das neue Coronavirus. Wenden wir uns diesen drei Methoden näher zu.

*DNA-Impfstoffe* bringen ringförmige DNA-Moleküle in unsere Zellen. Diese DNA-Moleküle werden zum Beispiel an Goldpartikel absorbiert und dann unter hohem Druck mithilfe einer »Genkanone« in unser Gewebe geschossen, wo sie in den Zellen regelrecht steckenbleiben. Neben dieser klassischen Form gibt es auch andere Wege der Verabreichung. Wie gesagt: Das genetische Material in der Impfung ist so manipuliert, dass unser Körper es für unser eigenes Material hält und weiterverarbeitet. Nun findet wie üblich die Transkription statt, also die Übersetzung der DNA in mRNA, so wie es auch mit unseren eigenen Bauplänen ständig passiert. Die mRNA wird an den Spalt der Ribosomen geführt, im Rahmen der Proteinbiosynthese abgelesen und als Kopiervorlage für das virale Protein genutzt. Kurz darauf entlässt die Zelle das Produkt, und in unserem Körper befinden sich Stachelproteine des Coronavirus, die wir selbst hergestellt haben.

Die *mRNA-Impfstoffe* kürzen diese Prozedur ab. In diesem Fall wird die fertige, gentechnisch manipulierte mRNA mit synthetischen Lipidstoffen umhüllt, damit sie in unserem Körper nicht abgebaut wird, bevor sie ihre Wirkung entfaltet. Dabei entstehen Nanopartikel, die in die Zelle eingeschleust werden. Auch hier kommt es wieder zu der Verwechslung: Die mRNA gelangt in den Spalt der Ribosomen, und das virale Protein wird vervielfältigt.

*Virale Vektorimpfstoffe* sind eine erweiterte Form der genetischen Impfstoffe. Dabei werden Viren genetisch manipuliert, sodass sie die Information für Proteine von SARS-CoV-2 beinhalten. Diese »Designerviren« werden dann über den Impfstoff in unseren Körper eingebracht. Die Vektorviren sind genetisch so verändert, dass sie in der Zielzelle zwar eine »Infektion« auslösen, diese jedoch, sofern alles nach Plan läuft, nicht zur Entstehung einer Krankheit führt. Es geht wie bei den RNA- und DNA-Technologien einzig darum, in unserem Körper virale Antigene entstehen zu lassen.

Virale Vektorimpfungen gehören zu den großen Favoriten des Wettkampfs um den schnellsten COVID-19-Impfstoff. In den Medien werden sie wegen ihres unverdächtigen Namens oft vereinfacht dargestellt. Dass es sich um genetische Impfstoffe handelt, fällt dabei manchmal unter den Tisch. So liest man im Zusammenhang mit viralen Vektorimpfstoffen immer wieder, dass dabei ein »harmloses« oder »ungefährliches Virus« zum Einsatz komme. Aber dieses »harmlose« Virus ist nur der Träger für das genetisch manipulierte Erbmaterial von SARS-CoV-2, das in unseren Zellen über unterschiedliche Mechanismen, die von Impfstoff zu Impfstoff variieren können, zur Entstehung viraler Proteine in unserem Körper führt.

Die Idee aller genetischen Impfstoffe ist, dass wir am Ende gegen das Stachelprotein oder ein anderes Antigen von SARS-CoV-2 immun sind und dadurch auch gegen das Virus selbst. Der Begriff »genetische Impfstoffe« ist umgangssprachlich. Richtig wäre eigentlich »nukleinsäurebasierte« Impfstoffe, weil es ja zu einer Transduktion, das heißt zu einer Übertragung und Integration von Nukleinsäure in unsere Zellen kommt. Und Nukleinsäuren sind die Bausteine der Gene.

## »Speed-Queen«: Medienpropaganda im Dienst der Konzerne

Christian Drosten gehört zu denen, die genetische Impfstoffe favorisieren.[302] Auch Bill Gates hat sich ausdrücklich für genetische Kandidaten ausgesprochen und mit seiner Stiftung in solche investiert.[303] Die WHO führt eine Liste mit Impfstoffkandidaten gegen COVID-19, die laufend aktualisiert wird. Ich beobachte diese Liste seit April. Am 20. April 2020 waren offiziell 77 Kandidaten rund um den Globus registriert. Bis Ende Juli wuchs die Liste der registrierten Kandidaten auf 166. Das Verhältnis zwischen genetischen und anderen Kandidaten blieb während des gesamten Zeitraums immer dasselbe: Die Hälfte der angemeldeten Studien betraf genetische Technologien mit RNA, DNA und viralen Vektoren. Mit Stand 28. Juli 2020 waren 27 Kandidaten für klinische Testphasen zugelassen, während sich alle anderen weit abgeschlagen in präklinischen Stadien befanden. Bedauerlicherweise bedeutet das auch ein massiv erhöhtes Aufkommen mit Primatenversuchen für Impfstoffe, von denen der überwiegende Teil sowieso nie zu einer Zulassung kommen wird.

Ein derartiger Ansturm auf eine schnelle Marktreife von null auf hundert lässt sich nicht mehr mit gesundheitspolitischer Notwendigkeit begründen. Von den 27 Kandidaten mit Zulassungen für die klinische Testung waren 14 genetische Impfstoffe.[304] Natürlich können sich diese Zahlen bis zum Erscheinen dieses Buches verändert haben, aber die Verhältnisse sind seit Monaten, wie gesagt, dieselben. Relevant ist bei dieser Masse an Teilnehmern ohnehin nur, welche Kandidaten besonders weit fortgeschritten sind. Hier spricht die Entwicklung eine eindeutige Sprache: Laut Angaben der WHO war mit Stand 28. Juli 2020 der am weitesten in der Zulassung fortgeschrittene ein genetischer Kandidat mit patentierter viraler Vektortechnologie des Pharmaunternehmens Vaccitech, einer Impfstofffirma, die in Oxford von der Vakzinologin Sarah Gilbert am Jenner-Institut, einem Impfstoffzentrum der Universität Oxford, gegründet wurde.[305] Die Produktion und Vermarktung dieses Impfstoffs erfolgen in einer Zusammenarbeit mit dem Pharmakonzern AstraZeneca. Der Kandidat aus Oxford gilt als großer Favorit und fand zumindest in Europa wie kein anderer Einzug in die Öffentlichkeit.

In Medienberichten ist sehr häufig von einem »Impfstoff der Universität Oxford« die Rede. Das ist unpräzise. Vaccitech ist ein Spin-off-Unternehmen des Jenner-Instituts, also ein privatwirtschaftlicher Ableger der Universität. Als Investorin des Jenner-Instituts tritt die Bill-und-Melinda-Gates-Stiftung auf.[306] Der Impfstoff-Kandidat basiert auf einer Impfstoffplattform des Spin-off-Unternehmens Vaccitech mit der Bezeichnung »ChAdOx«. Diese Richtigstellung ist wichtig, denn sie veranschaulicht, wie die Interessen von Spin-off-Unternehmen in der Öffentlichkeit nicht sauber von wirtschaftlich unabhängiger universitärer Forschung getrennt werden. Zumindest im deutschen Sprachraum konnte ich trotz umfassender Online-Recherchen keinen einzigen Medienartikel finden, der erwähnte, dass der Impfstoffkandidat nicht direkt von der University of Oxford, sondern von einem kommerziellen Spin-off-Unternehmen stammt. Mitarbeiter des Jenner-Instituts und der Firma Vaccitech treten auch im Zusammenschluss mit der Oxford Vaccine Group auf, die ebenfalls an der Universität angesiedelt ist und zu deren Investoren – ein weiters Mal – die Bill-und-Melinda-Gates-Stiftung gehört.[307] Die Marktreife des Impfstoffs aus Oxford wurde für Herbst 2020 in Aussicht gestellt.[308]

Die österreichische Tageszeitung *Der Standard* bezeichnete die Vaccitech-Gründerin Sarah Gilbert am 20. Juli 2020 als »Speed-Queen der Corona-Impfstoffentwicklung«.[309] In dem Artikel hieß es: »Sarah Gilbert ist eine der weltweit führenden Impfstoffforscherinnen und hat mit ihrem Tempo bei der Entwicklung eines Vakzins gegen das neue Coronavirus bis jetzt alle anderen Mitbewerber hinter sich gelassen.« Dem Artikel ist weiter zu entnehmen, dass auch Gilberts Familie zum Erfolg des Impfstoffs beitrage: »Bereits im April ließen sich die drei Kinder der Forscherin – 21-jährige Drillinge, die alle Biochemie studieren – mit dem neuen Vakzin impfen. Aufgrund ihrer zwei Jahrzehnte umfassenden Erfahrung hatte Gilbert so wie ihre Kinder nicht die geringsten Sicherheitsbedenken, und die Kinder sind – *natürlich* – nach wie vor wohlauf.« Das Argument, dass man sich selbst jederzeit mit dem eigenen patentierten Produkt impfen lassen würde, ist unter Interessenvertreterinnen und Interessenvertretern der Pharmabranche sehr beliebt. Dass in diesem Fall auch noch auf drei erwachsenen »Kinder« verwiesen wird, ist eine erzählerische Ausschmückung, hat aber keine Relevanz für Sicherheitsfragen.

Gilberts Unternehmen Vaccitech wird in dem Artikel nicht erwähnt. Die »Speed-Queen« wird ausschließlich als Wissenschaftlerin der Oxford University bezeichnet. Auch die Verbindung mit AstraZeneca wird in diesem Pressebericht nicht erwähnt. *Der Standard* hat in seinem Artikel möglicherweise einfach eine Presseaussendung der Unternehmerin wiedergegeben – man könnte vielleicht auch sagen: eine PR-Aussendung. Ähnliche Texte, die Gilberts Erzählung über ihre Drillinge und die »Bedenkenlosigkeit« bei den Sicherheitstests enthalten, fanden sich jedenfalls zur selben Zeit in Presseartikeln in verschiedenen Sprachen, darunter auch im New Yorker Wirtschaftsmagazin *Bloomberg Business Week*.[310] Sind unsere Medien seit Corona zur Werbeplattform der Pharmaindustrie geworden? Bestand guter Journalismus nicht einst im kritischen Hinterfragen?

*Der Standard* hätte zum Beispiel erwähnen können, dass der Kandidat ChAdOx aus Oxford bereits im Mai für unerfreuliche wissenschaftliche Meldungen sorgte. Der Impfstoff hatte eine Zulassung in die klinische Testung erhalten und war bereits an Menschen verabreicht worden, als die nachgereichte Auswertung der Primatenversuche Schwächen offenlegte. Als die Rhesusaffen

SARS-CoV-2 unter natürlichen Bedingungen ausgesetzt wurden, waren sie zwar vor schwerwiegenden Lungenschäden geschützt, aber sie gaben kurz darauf infektiöse Viren im selben Ausmaß wie die ungeimpften Tiere über die Nase ab.[311] Das ist kein zufriedenstellendes Ergebnis, da eine Impfung ja auch die Verbreitung des Virus stoppen soll. Außerdem ist die Frage, wie lang das Vorliegen von – offenbar nicht ausreichend wirksamen – Antikörpern anhält, ungeklärt. Der renommierte Genetiker William Haseltine, Mitbegründer des Human Genome Projects, interpretierte dieses Ergebnis als fehlende Immunität: »Bei der Menge der gefundenen viralen RNA aus dem Nasensekret gab es zwischen geimpften und ungeimpften Affen keinen Unterschied. Das heißt, alle geimpften Tiere waren infiziert.«[312]

Wie aber war es möglich, dass ein Impfstoff bereits mit offizieller Erlaubnis an Menschen verabreicht wurde, bevor die präklinische Phase überhaupt abgeschlossen und ausgewertet war? Bereits dieser Vorgang ist mit bisher gültigen Impfregularien nur schwer in Einklang zu bringen. Für COVID-19-Impfstoffe haben die Zulassungsbehörden *Teleskopierungen* erlaubt. Darunter versteht man das Zusammenschieben von Elementen, die eigentlich aufeinanderfolgen sollten. In teleskopierten Zulassungsverfahren erfolgen Arbeitsschritte, die aufeinander aufbauen sollten, parallel zueinander. Dabei werden auch die üblichen Wartezeiten nicht eingehalten. Bill Gates stellte diese Lösung im April 2020 auf seinem Blog *GatesNotes* vor.[313]

Der Oxford-Impfstoff befand sich mit Stand 28. Juni 2020, also weniger als zwei Monate nach dem Rückschlag bei den Primaten, bereits in der *dritten und letzten klinischen Phase.* Wie ist das vorstellbar? Ist man den zuerst nur mangelhaft umgesetzten präklinischen Anforderungen in dieser kurzen Zeit nachträglich gerecht geworden? Anstatt die Familiengeschichten der »Speed-Queen« zu verbreiten, hätten *Der Standard* und viele andere Medien zumindest kritische Fragen stellen müssen. Das Hinterfragen sollte eigentlich eine zentrale Rolle im Journalismus spielen, vor allem, wenn es um wirtschaftliche Interessen und Darstellungen von Firmeninhabern geht – und um die öffentliche Gesundheit.

Eine saubere journalistische Recherche würde sofort zu weiteren dringenden Fragen führen. Der nächste Abschnitt befasst sich deshalb mit dem, was uns viele Medien über den Impfstoff der »Speed-Queen« und andere Kandidaten nicht verraten haben.

## Verstöße gegen das Vorsorgeprinzip?

Der favorisierte Impfstoff der Firma Vaccitech aus Oxford eignet sich als Beispiel, um die Teleskopierung von Zulassungsverfahren zu veranschaulichen. Dieselben Prozesse treffen aber auch auf andere Kandidaten weltweit zu. Am 20. Juli wurde im Medizinjournal *The Lancet* eine vorläufige Auswertung der zusammengelegten klinischen Phasen 1 und 2 des viralen Vektorimpfstoffs aus Oxford veröffentlicht.[314] Laut dieser Auswertung war das genetisch veränderte Vakzin, das übrigens auf einem modifizierten Schimpansenvirus beruht, an einige Hundert gesunde Freiwillige verabreicht worden. Die Anwendung des Präparats lief vom 23. April bis 21. Mai 2020. Eine Vergleichsgruppe erhielt einen bereits zugelassenen Meningokokken-Impfstoff. Die vorläufige Auswertung zeigte, dass zahlreiche Impfnebenwirkungen beim neuen COVID-19-Impfstoff bedeutend öfter auftraten als beim Meningokokken-Impfstoff, darunter auch eine ernst zu nehmende Nebenwirkung. Beginnen wir aber mit den relativ »harmlosen« Erscheinungen.

70 Prozent der Teilnehmer klagten über Erschöpfung, 61 Prozent über allgemeines Krankheitsgefühl. 68 Prozent hatten Kopfschmerzen, 60 Prozent erlitten systemische Muskelschmerzen (also am ganzen Körper und nicht nur an der Impfstelle), 56 Prozent bekamen Schüttelfrost. 51 Prozent entwickelten leichtes Fie-

ber bis 38 Grad Celsius, bei 18 Prozent stieg das Fieber auf mehr als 38 Grad Celsius. Eine Gruppe der Teilnehmer bekam vorbeugend den entzündungshemmenden, fiebersenkenden und schmerzstillenden Arzneistoff *Paracetamol.* Abgesehen davon, dass es fragwürdig ist, ob der Großteil der Bevölkerung einen Impfstoff akzeptieren würde, bei dessen Verabreichung man sich vorbeugend durch Medikamenteneinnahme schützen muss, fielen die Nebenwirkungen trotz des medikamentösen Schutzes in dieser Gruppe nicht viel besser aus: Hier zeigten 71 Prozent Erschöpfung, 61 Prozent Kopfschmerzen und 48 Prozent Muskelschmerzen am ganzen Körper. 36 Prozent hatten leichtes Fieber bis 38 Grad Celsius, 16 Prozent Fieber mit mehr als 38 Grad Celsius und 27 Prozent erlitten Schüttelfrost.

Die Autoren der Auswertung nennen einen Wert, dem zu entnehmen ist, wie hoch die Wahrscheinlichkeit ist, dass die festgestellten Nebenwirkungen nur durch Zufall gegenüber dem zugelassenen Impfstoff gehäuft aufgetreten sind. Hierbei handelt es sich um den sogenannten p-Wert. Dieser wurde bei der vorläufigen Auswertung mit »kleiner als 0,05« angegeben. Das heißt, die Wahrscheinlichkeit, dass die festgestellten Nebenwirkungen nur durch Zufall stark gehäuft aufgetreten sind, beträgt weniger als 5 Prozent. Somit wurde in dieser Auswertung eine *signifikante* Häufung von Nebenwirkungen des neuen Corona-Impfstoffs festgestellt, die nicht am Zufall, sondern am Impfstoff liegt. Mit anderen Worten: Der Impfstoff wird deutlich schlechter vertragen als der zugelassene Meningokokken-Impfstoff, der als Vergleich diente.

Wie erwähnt, zeigte die erste klinische Testung des Oxford-Impfstoffs auch eine Nebenwirkung, die man nicht mehr bagatellisieren sollte. Im Rahmen einer Beobachtung von einigen Wochen wurden bei jeder zehnten Versuchsperson regelmäßige Bluttests durchgeführt, um die Veränderungen im Körper etwas näher zu untersuchen. Nach der Impfung wurde bei 46 Prozent der Teilnehmer dieser Auswertung eine *Neutropenie* sichtbar: ein Abfall der Konzentration der Neutrophilen im Blut. Die Neutrophilen sind als »Erste-Hilfe-Zellen« unseres Immunsystems ein wichtiger Teil der Hintergrundimmunität. Sie können rasch am Ort des Geschehens sein und Viren, Bakterien und Pilze abwehren. Eine Neutropenie bedeutet daher eine *Schwächung der Immunfunktion* im Vergleich zum Zustand vor der Impfung.

Auch, wenn sich die Blutwerte innerhalb des Beobachtungszeitraums wieder normalisiert haben dürften, ist diese Nebenwirkung besorgniserregend. In Anwendung an Millionen und Milliarden von gesunden Menschen würde dies bedeuten, dass bei einem erheblichen Anteil der Geimpften durch einen Abfall der Neutrophilen eine temporäre Abschwächung der Hintergrundimmunität erzeugt wird, wodurch ein Zeitfenster entsteht, in dem die Betroffenen einem erhöhten Infektionsrisiko gegenüber unterschiedlichen Erregern ausgesetzt wären. Wie bei den zuvor genannten Nebenwirkungen geht es hier um den hohen Anteil der von der Neutropenie Betroffenen. Orientiert man sich an der Stichprobe, wären es 46 Prozent.

Das Argument, dass Neutropenie auch bei manchen anderen Impfstoffen auftreten kann, ist zurückzuweisen, da das Phänomen bei den meisten zugelassenen Impfstoffen allenfalls im einstelligen Prozentbereich auftritt. Übrigens ist die genauere Analyse der Blutwerte üblicherweise eine Aufgabe der Phase 1, aber diese wurde ja mit der Phase 2 zusammengelegt. Ohne Teleskopierung hätte man die relativ häufige Neutropenie schon vor dem Eintritt in die zweite Phase registriert.

Die Teilnehmer müssten nach solchen Ergebnissen in einer ausreichend langen Wartezeit beobachtet werden. Die festgestellten Impfnebenwirkungen müssten genauer untersucht werden. Die Tatsache, dass bei bis zu 70 Prozent der Freiwilligen grippeähnliche Symptome und bei 46 Prozent Neutropenie auftraten, wirft zumindest die Frage nach potenziellen Spätfolgen und seltenen Nebenwirkungen auf. Könnte es sich also um erste Anzeichen von zeitverzögerten Gesundheitsschäden handeln, die zumindest bei einem Teil der Patienten später noch manifest werden? Das sind ausdrückliche Fragestellungen der Zulassungsverfahren, deren sorgfältige Beantwortung die übliche Länge des Verfahrens von einigen Jahren verursacht. Die Frage, wie Dosierung und Zusammensetzung verändert werden müssten, um die Ergebnisse zu optimieren, müsste eigentlich schon in Phase 1 geklärt werden, um beim Impfstoff noch nachbessern zu können. Aber diese Phase wurde ja mit der zweiten zusammengefasst. Und der Einfluss von Alter, Geschlecht, Vorerkrankungen und bereits vorhandenen Antikörpern gegen andere Erreger wird üblicherweise in der Phase 2 untersucht.

Auch wenn die häufigen Nebenwirkungen vorrübergehend waren, handelt es sich um ein beunruhigendes Ergebnis. Wollen wir wirklich einen Impfstoff in die Zielgerade bringen, der nach der Verabreichung bei bis zu 70 Prozent der geimpften Bevölkerung Symptome erzeugt, die zum Krankenstand führen könnten? Bei Impfstoffen wird üblicherweise ein empirischer Nachweis erwartet, dass der Nutzen des Präparats die Nebenwirkungen deutlich und auch langfristig übersteigt. Insbesondere bei einem Vakzin, das an den Großteil der Bevölkerung verabreicht werden soll, müsste dieses Nutzen-Risiko-Profil äußerst günstig ausfallen und sorgfältig abgesichert werden. Beim Oxford-Impfstoff ist allein schon fraglich, ob er zu einer zufriedenstellenden Immunität führt. Die bei den Primaten gebildeten Antikörper erwiesen sich ja als eingeschränkt funktionsfähig. Dass im klinischen Versuch bei Menschen Antikörper und T-Zellen gebildet wurden, heißt also nicht, dass diese unter natürlichen Bedingungen zufriedenstellend vor der Infektion mit und der Verbreitung von SARS-CoV-2 schützen. Unter diesem Gesichtspunkt weist der Kandidat derzeit ein äußerst ungünstiges Nutzen-Risiko-Profil auf.

Trotz der unbefriedigenden Ergebnisse und offenen Fragen

schrieben die Impfstoffforscher aus Oxford in ihre vorläufige Auswertung in *The Lancet* den Vermerk, der Impfstoffkandidat zeige »ein akzeptables Sicherheitsprofil« und die Ergebnisse würden »eine groß angelegte Testung des Impfstoffs in der klinischen Phase 3 erlauben«.[315] Diese Auswertung erfolgte durch 32 Mitarbeiter, von denen 25 der Universität Oxford zuzurechnen sind. 13 von ihnen gehören dem Jenner-Institut der Uni an, also jener Organisation, von der das Spin-off-Unternehmen Vaccitech stammt. Der erstgenannte Autor ist einer davon. Weitere 9, darunter der korrespondierende Autor, sind Mitarbeiter der Oxford Vaccine Group. Vaccitech-Gründerin Sarah Gilbert ist unter den Autorinnen. Die Publikation trägt den Vermerk »im Namen der Oxford-COVID-Impfstoff-Versuchsgruppe«. Es handelt sich also um keine unabhängige Interpretation der Ergebnisse durch Außenstehende. Die Zulassungsstellen folgten dieser Einschätzung, obwohl noch nicht einmal eine endgültige Auswertung vorlag – eine Folge der Teleskopierung. Der Impfstoff erhielt prompt eine Zulassung in die dritte klinische Phase. Ein Kandidat gegen ein Virus, dessen Genom zum ersten Mal Ende Januar 2020 entschlüsselt wurde, befand sich somit bereits im Juli trotz der Sicherheitsfragen, die in der präklinischen *und* in der klinischen Testung aufgeworfen und nicht mit der sonst üblichen Sorgfalt beantwortet wurden, in der letzten Phase, in der die Verabreichung an Tausende Freiwillige stattfindet.

SPD-Gesundheitspolitiker Karl Lauterbach gratulierte den britischen Impfstoffmachern auf Twitter einen Tag nach der Veröffentlichung der vorläufigen Auswertung zu den »vielversprechenden« Erkenntnissen und fügte hinzu: »Mit diesem Ergebnis steigt die Wahrscheinlichkeit, im nächsten Jahr Impfstoffe zu bekommen, deutlich an. Eine Meisterleistung der Uni!«[316] Dies ist in Anbetracht der wenig erfreulichen Ergebnisse schwer nachzuvollziehen.

»Oxford-Coronavirus-Impfstoff sicher und vielversprechend«,

titelte *Washington Post.*[317] Über »vielversprechende Ergebnisse der Phase-II-Studie« wurde in *Spiegel* berichtet.[318] Und in *Welt* war zu lesen: »Ein britischer Impfstoff gegen das Coronavirus scheint einer Studie zufolge sicher zu sein.«[319]

Doch die übereilte Euphorie geht noch weiter. Schon lange vor der vorläufigen Auswertung – ganz zu schweigen von einer endgültigen Auswertung –, schlossen Deutschland, Frankreich, Italien und die Niederlande einen Vertrag für 300 Millionen Dosen dieses Impfstoffs ab. Das Pharmaunternehmen AstraZeneca, das für die Produktion und Vermarktung des Kandidaten aus Oxford zuständig ist, sprach sogar von 400 Millionen Dosen. Bereits zuvor hatten sich Großbritannien, die USA und Indien vertraglich 1,7 Milliarden Impfstoffdosen gesichert.[320] Bis Ende 2020 sollen Millionen Produktionseinheiten in Indien hergestellt werden – *und das stand schon im Juni fest.*[321] Wie kann es sein, dass ein nicht zugelassenes Vakzin bereits millionenfach vorproduziert wird? Müssen wir etwa damit rechnen, dass der Impfstoff um jeden Preis »durchgeboxt« wird? Die Impfstoffmacher aus Oxford sind offenbar unter voller Deckung der Politik und teilweise auf Kosten der öffentlichen Hand im Landeanflug auf Platz 1 im Wettrennen um einen Corona-Impfstoff – zumindest in Europa.

Die Konkurrenz schläft bekanntlich nicht. Das deutsche Pharmaunternehmen BioNTech aus Mainz verfolgt in Kooperation mit Pfizer die Zulassung eines mRNA-Impfstoffs, der ebenfalls seit dem Beginn des Wettrennens als Favorit gilt und bereits im Juli 2020 in die dritte klinische Testphase vorgedrungen ist. Dieser Impfstoff war überhaupt einer der ersten, die von der präklinischen in die klinische Testung geführt wurden. Die Bill-und-Melinda-Gates-Stiftung trat außerdem schon im Spätsommer 2019, als es noch gar nicht um COVID-19 ging, öffentlich als Investor von BioNTech auf. Die Investitionssumme betrug damals 50 Millionen Euro mit dem Plan, die Summe zu erhöhen.[322] Die

USA haben bei BioNTech und Pfizer den mRNA-Impfstoff gegen COVID-19 bereits vorbestellt. Sie haben sich Impfstoffdosen im Wert von 2 Milliarden US-Dollar (1,7 Milliarden Euro) gesichert.[323]

Der dritte Favorit im Rennen ist ein mRNA-Impfstoff des Pharmaunternehmens Moderna aus den Vereinigten Staaten. Auch dieser Kandidat war bereits im Juli in die klinische Phase 3 vorgedrungen. Im Jahr 2016 investierte die Bill-und-Melinda-Gates-Stiftung 20 Millionen Dollar (17 Millionen Euro) in die mRNA-Technologie von Moderna, wobei eine Vereinbarung getroffen wurde, diese Investition in weiterer Folge auf 100 Millionen Dollar (85 Millionen Euro) aufzustocken.[324] Die USA haben im Juli 2020 weitere 472 Millionen Dollar (400 Millionen Euro) in den COVID-19-Kandidaten von Moderna investiert und sich dadurch Impfstoffdosen reserviert.[325]

Mit im Rennen sind noch vier weitere RNA-Impfstoffe, die aber denen von Moderna und BioNTech beziehungsweise Pfizer hinterherhinken, vielleicht auch deswegen, weil sie nicht im selben Ausmaß über prominente Fürsprecher und Investoren verfügen. Vier DNA-Impfstoffe sind ebenfalls im Spitzenfeld und befanden sich im Juli 2020 in der zweiten klinischen Phase. Unter den DNA-Impfstoffen gilt ein Kandidat des Pharmaunternehmens Inovio als Favorit. Dieser Kandidat erhielt Anfang April 2020 die Zulassung für die klinische Phase 1 und wurde ebenfalls von der Bill-und-Melinda-Gates-Stiftung gesponsert.[326]

Der Genetiker William Haseltine schrieb in einer Publikation in *Scientific American:* »Die Teleskopierung von Testabfolgen und Genehmigungen setzt uns alle einem unnötigen Risiko im Zusammenhang mit der Impfung aus. [...] Allein die USA planen, mit dem ersten zugelassenen Kandidaten Hunderte Millionen Menschen zu impfen. Schon eine ernste Nebenwirkung pro 1000 Impfungen bedeutet bei 100 Millionen Menschen für 100 000 einen Schaden, obwohl sie zuvor gesund waren.«[327] Er verwies exemplarisch auf die Gefahr der Bildung von Antikörpern, die die Infektion bei manchen Menschen sogar verstärken könnten. Solche Komplikationen wurden bei der Entwicklung früherer Impfstoffkandidaten gegen Coronaviren bereits festgestellt. Das ist einer der Gründe, warum in der Vergangenheit viele Kandidaten gegen Coronaviren scheiterten. Auch die natürliche Infektion mit SARS-CoV-2 führt bei manchen Patienten zur Bildung von solchen infektionsverstärkenden Antikörpern. »Diese Bedenken müssen ernst genommen werden«, fügte Haseltine hinzu.

Ich habe bereits erwähnt, dass Impfstoffversuche gegen die Coronaviren SARS und MERS abgebrochen werden mussten, weil sich schwerwiegende entzündliche Veränderungen im Lungengewebe zeigten, die auf eine Überreaktion der T-Helferzellen des Typs 2 zurückgeführt wurden.[328] Impfstoffe mit mRNA und DNA wurden bisher noch nie gegen Infektionskrankheiten zugelassen. Speziell bei den in diesem Anwendungsbereich neuen Impfstofftechnologien sollten keine Verkürzungen und Vereinfachungen akzeptiert werden. Alle genetischen Impfstoffe werfen grundlegende Fragen auf, die einfach noch nicht ausreichend beantwortet sind. Diese betreffen nicht nur Effizienz und Langzeitwirkung. Ungewollte Autoimmunreaktionen sind die größten Gefahren bei neuen Impfstoffen, und hier sind die Möglichkeiten, im Eilverfahren etwas zu übersehen, vielfältig. Bei den DNA-Impfstoffen kommt *zusätzlich* die potenzielle Gefahr der Insertion von genetisch manipulierter DNA in unseren Zellkern hinzu. Dabei kann es zur Aktivierung von Onkogenen oder zur Deaktivierung von Genabschnitten, die uns vor Krebs schützen, kommen. Das würde einen Anstieg des Tumorrisikos bedeuten. Dieses Risiko wurde zum Beispiel im *Asian Journal of Tropical Medicine* von Impfstoffforschern festgehalten, die selbst an DNA-Vakzinen arbeiten.[329]

Klaus Cichutek, der Präsident des deutschen Bundes-Instituts für Impfstoffe und biomedizinische Arzneimittel (Paul-Ehrlich-

Institut), sagte in Bezug auf die umstrittene Technologie: »Wir haben zum Beispiel bei den DNA-Impfstoffen lange Jahrzehnte damit verbracht, einem theoretischen Risiko nachzugehen, das sich dann auch in klinischen Prüfungen und am Tier eigentlich nie bewahrheitet hat.«[330]

Dazu ist zu sagen, dass es bisher kaum längerfristige klinische Testungen von DNA-Impfstoffen gab und diese noch nie an einer nennenswerten Anzahl Freiwilliger erprobt wurden, weil die meisten von ihnen über präklinische Phasen nicht hinauskamen und es noch nie einen DNA-Impfstoff mit Zulassung gegen eine Infektionskrankheit gab. Falls es nach DNA-Impfungen zur Gefahr der Insertion kommt, dann könnte dies am Menschen sehr lange übersehen werden. Erstens würde es sich wahrscheinlich um eine zeitverzögerte Nebenwirkung handeln, und zweitens kann man ja nicht das Genom jeder einzelnen Zelle auf Insertionen untersuchen. Eine solche Nebenwirkung würde erst sichtbar werden, wenn Jahre später ein Tumor diagnostiziert worden ist. Und wie will man diesen dann noch ursächlich mit der Impfung in Verbindung bringen? Auch könnte es sich um eine seltene Nebenwirkung handeln, die erst auftritt, wenn mehrere Tausend Freiwillige in Versuche einbezogen wurden, was bei DNA-Impfungen einfach (aus gutem Grund) noch nicht stattgefunden hat.

Cichutek ist aufgrund seiner Funktion am Paul-Ehrlich-Institut, das die Zulassungsverfahren für Impfstoffkandidaten in Deutschland behördlich begleitet, mitbeteiligt an der Teleskopierung von Sicherheitsstandards, die wir im Zusammenhang mit COVID-19 erleben. Ich ersuche ihn und andere Verantwortungsträger, sich bei wenig erprobten genetischen Impfstoffen streng an das Vorsorgeprinzip zu halten und keine Teleskopierungen mehr zu erlauben.

Pharmazeutische Interessenvertreter halten den Einwänden gegen genetische Impfstoffe meiner Erfahrung nach oft entgegen, dass zumindest RNA-Arzneistoffe teilweise bereits in der

Krebstherapie eingesetzt wurden. Das ist richtig, bleibt aber ohne Bedeutung für die Corona-Impfstoff-Debatte. Krebs ist eine potenziell tödliche Erkrankung, bei der sowohl Patienten als auch Mediziner aus verständlichen Gründen eine Abwägung zwischen Chancen und Risiken vornehmen, die völlig anders ausfällt als in der Impfstoffentwicklung, wo die Wirkstoffe an gesunde Menschen verabreicht werden. In der Behandlung von Tumoren wird man Nebenwirkungen und Risiken in der Hoffnung auf eine Heilungsaussicht eher in Kauf nehmen als bei Impfungen. In der Onkologie werden auch Chemotherapeutika und Strahlentherapien mit oft schwerwiegenden Nebenwirkungen eingesetzt. Aber niemand würde deswegen auf die Idee kommen, die Anwendung solcher Wirkstoffe auf gesunde Menschen zu übertragen.

Im nächsten Teil dieses Buches wird es darum gehen, was wir tun können, um die Gesundheit von Menschen global zu verbessern und Todesopfer im Zusammenhang mit verschiedenen Gesundheitsbedrohungen zu reduzieren. Dazu gehört aber auch, dass wir durch Impfstoffe, die im Eilverfahren entwickelt wurden, keine neue Bedrohung schaffen.

In den vorangegangenen Abschnitten ist deutlich geworden, warum die Einhaltung von Impfregularien und Wartezeiten wichtig sind. Das gilt für alle Arten von Impfstoffen und für alle Kandidaten. COVID-19 lockt immer mehr Unternehmen an, die ein Stück vom Impfstoffkuchen abbekommen möchten. Es geht bestimmt nicht nur um das direkte Impfstoffgeschäft. Eine wesentliche Motivation der Industrie dürfte das Voranbringen von neuen Patenten und Technologien sein, die bisher wegen Sicherheitsbedenken gescheitert sind. Corona könnte zum »Eisbrecher« für zuvor umstrittene Methoden werden, mit denen sich in Zukunft viel Geld verdienen lässt. Außerdem wirkt sich das Wettrennen günstig auf die Aktienkurse einiger favorisierter Kandidaten aus. Mittlerweile haben sich sogar Unternehmen bei der WHO angemeldet, die Impfstoffe mittels Computermodellen generieren wollen. Aber hier geht es um die Gesundheit von Menschen und nicht um das Voranbringen von Patenten. Und da darf es keine Kompromisse geben. Mit den Worten des Immunologen Shibo Jiang, der sich in *Nature* über Corona-Impfstoffe geäußert hat, heißt das: »Beeilt euch nicht mit der Entwicklung von Impfstoffen und Medikamenten gegen COVID-19 ohne zuverlässige Sicherheitstests.«[331] Diesen Appell sollten wir ernst nehmen – und zwar für jede Methode der Impfstoffentwicklung, ob genetisch oder nicht.

Der Wettlauf um den ersten Platz beim Impfstoff verursacht übrigens durch die permanent steigende Zahl der Kandidaten nicht nur unnötige Primatenversuche, sondern auch ökologische Probleme. Und damit meine ich nicht nur den Verbrauch von Energie und Ressourcen oder die Ansammlung von Chemikalien, die entsorgt werden müssen. Jedes Jahr tötet die pharmazeutische Industrie Millionen von atlantischen Pfeilschwanzkrebsen, um an ihr Blut zu kommen. Dieses beinhaltet eine Substanz namens Limulus-Amöbozyten-Lysat, die bei der Entwicklung von Impfstoffen und in vielen anderen pharmazeutischen Produkten benötigt wird, da man nur durch diese Natursubstanz Endotoxine detektieren kann. Das sind Giftstoffe aus Bakterien, die aus allen pharmazeutischen Produkten, die ins Innere des menschlichen Körpers gelangen, restlos eliminiert werden müssen, da sie selbst in geringer Konzentration tödlich wirken können. Diese Notwendigkeit gefährdet die Bestände der wildlebenden Pfeilschwanzkrebse.[332] Das Blut der Tiere ist eine Zutat im Rahmen der Herstellung aller Impfstoffe gegen COVID-19.

Corona hat uns gelehrt, dass unser zerstörerischer Umgang mit der Biodiversität immer öfter auf unsere Gesundheit zurückfallen wird, wenn wir unseren Umgang mit dem Planeten und seinen Arten nicht ändern. Wir sollten daraus nun endlich die nötigen Lehren ziehen und – auch in der Impfstoffforschung – nachhaltig, verhältnismäßig und sinnvoll vorgehen, nicht aber auf Wettkampf und Konkurrenz ausgerichtet bleiben. Und dabei geht es nicht nur um Pfeilschwanzkrebse.

Im Anschluss an das folgende Intermezzo des Hirnforschers Gerald Hüther werden wir uns mit gesundheitsökologischen Strategien für eine Verbesserung der globalen Gesundheitssituation befassen. Dabei wird auch die Öko-Immunologie eine Rolle spielen.

## Intermezzo zum Innehalten

von Gerald Hüther

Weil wir Menschen Suchende sind, können wir uns eben auch verirren. Wenn wir alles im Griff hätten und in der Lage wären, unsere Zukunft tatsächlich so zu gestalten, wie wir sie uns vorstellen und wünschen, wenn wir alles, was künftig geschieht, genau vorhersagen könnten und für alle zu unseren Lebzeiten auftretenden Schwierigkeiten, Probleme und Bedrohungen eine optimale Lösung parat hätten, gäbe es keine Zukunft mehr. Dann würde alles nur noch genau so weitergehen, wie wir es geplant, vorausgesehen und unter Kontrolle zu bringen gelernt haben.

Keine andere Spezies ist in der Lage, ihre eigene Lebenswelt so sehr zu verändern und nach ihren eigenen Vorstellungen zu gestalten wie wir Menschen. Und die Vertreter keiner anderen Art sind deshalb auch so sehr gezwungen, sich immer wieder neu an die von ihnen selbst hervorgebrachten Veränderungen ihrer eigenen Lebenswelt anzupassen. Indem wir irgendetwas in der Welt verändern, erzeugen wir Inkohärenzen – eine Durchbrechung der gewohnten Ordnung. Je stärker sie werden, desto größer wird die Angst, die uns dann so lange begleitet, bis wir eine Lösung gefunden haben, die das entstandene Durcheinander wieder etwas kohärenter macht. Das Coronavirus und unser Umgang damit haben so ein Durcheinander hervorgerufen.

Bisher haben die meisten Menschen überall auf der Erde die Lösungen für Neuentwicklungen immer wieder im Außen, also in der sie umgebenen Lebenswelt, gesucht und diese Welt so lange umgestaltet, bis sie wieder besser zu ihren jeweiligen Bedürfnissen und Vorstellungen passte. Zwangsläufig haben sie dadurch in anderen Bereichen ihrer Lebenswelt immer wieder neue

Inkohärenzen erzeugt. Wenn diese hinreichend stark wurden, bekamen die Menschen wieder Angst und begannen nach besseren Lösungen zu suchen – ebenfalls wieder im Außen und ebenfalls wieder, indem sie dort erneut Veränderungen erzeugten, die sie nicht vorhergesehen hatten und die ihnen Angst machten.

Dieser Blick in unsere eigene Entwicklungsgeschichte macht auf eindringliche Weise deutlich, wie sich die Menschheit als lebendes »System« selbst organisiert. Und es gibt etwas ganz Banales, das diesen Selbstorganisationsprozess immer wieder in eine bestimmte Richtung lenkt: nämlich die Notwendigkeit, den zur Aufrechterhaltung der Struktur und der Funktion eines lebenden Systems erforderlichen Energieaufwand zu minimieren. Dieser steigt, wenn manches nicht mehr so gut zusammenpasst. Dann muss eine passende, die verlorengegangene Kohärenz wiederherstellende Lösung gefunden werden. Das scheint nun schon seit Beginn der Menschheitsgeschichte immer wieder so abgelaufen zu sein. Als zwangsläufiges Nebenprodukt der dabei ständig wiederauftauchenden Angst und der dann auch dafür wiedergefundenen Kohärenz stiftenden Lösungen ist allerdings etwas entstanden und ständig weitergewachsen, was anfangs noch nicht in diesem Ausmaß vorhanden war: Erkenntnis – zunächst über die Beschaffenheit der Welt, aber dann auch zunehmend über unsere eigene Beschaffenheit. Dass es genau um diese Selbsterkenntnis geht, hatten ja bereits die alten Griechen aus Delphi in den Stein ihres Orakel-Tempels gemeißelt. Aber dass wir Menschen die Angst brauchen, um dorthin zu gelangen, haben die Tempelpriester nicht verraten.

Bis heute ist vielen Menschen noch immer nicht klar, wie leicht wir uns auf unserer Suche nach Auswegen aus der Angst verirren und in fatale Sackgassen geraten können. Der immer neue Versuch, einen inkohärent gewordenen Zustand wieder etwas kohärenter zu machen, führt zwangsläufig auch zu Irrtümern. Wenn wir diese Irrtümer schlussendlich erkennen und die Vorstellung unserer eigenen Unfehlbarkeit erschüttert wird, bekommen wir besonders große Angst. Die lehrt uns dann das, was wir Demut nennen. Auch die Bereitschaft, fortan aus unseren Fehlern zu lernen. Vielleicht sind wir dann sogar bereit, uns selbst zu verändern.

Aber bereits die Vorstellung, einen endlich erreichten und zumindest als einigermaßen passend empfundenen kohärenten Zustand aufzugeben, macht uns Angst. Deshalb lassen wir dann doch lieber alles beim Alten, halten an unseren Gewohnheiten fest und versuchen, so zu bleiben, wie wir geworden sind. Aber auch das funktioniert nur, solange die Welt, in der wir leben, sich nicht allzu schnell und allzu stark verändert. Sonst wird es über kurz oder lang zunehmend unbehaglicher. Wir spüren, dass es so nicht weitergehen kann, versuchen, die Welt wieder in den Zustand zu versetzen, wie wir sie kannten, und bekommen Angst, wenn wir zu erkennen beginnen, dass uns das nicht mehr gelingen mag.

Als einzige Lösung bleibt dann nur noch die eigene Veränderung übrig. Und Menschen können sich ja auch verändern, sogar sehr grundlegend, aber nur dann, wenn sie es auch selbst wollen. Und wer sein bisheriges Verhalten ändern will, wird das nur dann tun, wenn das, was ihn anschließend erwartet, seiner inneren Natur eher entspricht als das, was er bisher gemacht hat – wenn er sich dadurch wieder lebendiger und glücklicher fühlt als zuvor. Wie aber findet jemand zu dem zurück, was seiner Natur besser entspricht, sodass er sich endlich »in seinem Element« erlebt? Wie kommt so jemand wieder mit all den lebendigen Anteilen und Bedürfnissen in Kontakt, die sie oder er bisher so tapfer unterdrückt hat, um optimal zu funktionieren und möglichst erfolgreich zu sein? Solange eine Person mit den von ihr eingesetzten Verhaltensweisen und den inneren Einstellungen und Haltungen, die diesen Verhaltensweisen zugrunde liegen, noch recht erfolgreich unterwegs ist, wird ihr das nicht gelingen.

Um wieder mit sich selbst in Kontakt zu kommen, müssen diese Muster erschüttert, destabilisiert, also in einen inkohärenten Zustand gebracht werden. Erst dann besteht die Chance, dass sich die Muster, die das eigene Denken, Fühlen und Handeln bestimmend, umorganisieren. Das gilt auch für eine ganze Gesellschaft.

Deshalb steckt in jeder Krise – auch in der Corona-Krise – eine Chance. Sie besteht darin, dass sehr viele Menschen gleichzeitig Gelegenheit bekommen, wieder mit ihren ursprünglich ausgeprägten, dann aber zunehmend unterdrückten, abgespalteten und verdrängten lebendigen Bedürfnissen in Berührung zu kommen – mit ihrer ursprünglich vorhandenen Entdeckerfreude zum Beispiel. Oder mit ihrer Gestaltungslust, mit ihrer Sinnlichkeit, ihrer Offenheit und ihrem Einfühlungsvermögen, auch mit ihrem Bedürfnis, sich um Dinge oder Lebewesen zu kümmern und Verantwortung für etwas zu übernehmen. Was dann mit ihnen und in ihnen geschehen kann, wie sie fortan unterwegs sind, was sie künftig tun und vor allem: was sie bleibenlassen, ist allerdings viel mehr als das, was wir so leichthin »Veränderung« nennen. Es kann eine Verwandlung werden. Verändern können wir Bauwerke und Maschinen, aber nichts, was lebendig ist. Denn alles, was lebt, kann sich nur selbst verändern, und auch nur, indem es sich verwandelt.

»Die Natur lässt sich nicht ändern, außer dass man sich ihr fügt«, schrieb uns schon Gregory Bateson ins Stammbuch. Aber der Natur kann sich nur derjenige fügen, der sich selbst als *Teil* dieser Natur nicht nur versteht, sondern sich auch so *erlebt.* Wem das gelingt, der lebt fortan im Einklang, in Kohärenz mit der Natur, auch mit seiner eigenen, inneren. Er wird sich darüber freuen, dass sich das Leben nicht beherrschen lässt, er wird die Vielfalt natürlicher Lebensformen bestaunen und die Unvorhersehbarkeit des Lebens dankbar annehmen. Nicht mehr ständig zu »müssen«, sondern endlich zu »dürfen«, ist das Grundgefühl der Freiheit. Vielleicht ist es das, was uns diese Corona-Krise lehren will.

Dieses »Teil der Natur sein« hat Clemens Arvay in diesem Buch mithilfe der natürlichen Funktionskreise beschrieben, in die wir Menschen so wie alle Lebewesen eingebettet sind. Vielleicht vermag uns nun »Corona« einen Anlass zu geben, diese Funktionskreise wiederherzustellen, uns wieder mit der Natur – der äußeren und unserer inneren – zu verbinden. Denn es muss doch mehr als klar geworden sein, dass sich der Zustand der äußeren Natur im Zustand unserer inneren Natur – körperlich wie psychisch – widerspiegelt.

Gerald Hüther, Göttingen im Sommer 2020

*Mit Veränderungen und Ergänzungen des Autors übernommener Text aus dem Buch »Wege aus der Angst: über die Kunst, die Unvorhersehbarkeit des Lebens anzunehmen« (Gerald Hüther, 2020)*

Teil 3

# Wir können es besser

## Ökologische Medizin als Ausweg

### Generation Lockdown?

»Jede Generation hat ihr höheres Ziel. Unseres heißt: zu Hause bleiben!« Dieses Zitat stammt aus einem Online-Werbespot der WHO, der ab Juli 2020 unter anderem bei YouTube während des Abspielens von Videos eingeblendet wurde. Ich habe in diesem Buch zahlreiche Evidenzen vorgelegt, aus denen hervorgeht, dass SARS-CoV-2 keine so außergewöhnliche Gesundheitsbedrohung ist, dass eine Verengung der weltweiten Aufmerksamkeit auf ein einzelnes Virus erforderlich wäre. Es macht mich sehr besorgt, dass selbst die WHO diese Wahrnehmungsverzerrung derart auf die Spitze treibt, dass zu Hause zu bleiben sogar zum »höheren Ziel« einer ganzen Generation erklärt wird.

In einem weiteren WHO-Spot heißt es: »Rette die Menschheit und greif dir nicht ins Gesicht.« Will man einer ganzen Generation wegen Corona nicht nur die eigentlichen höheren Ziele ausreden, sondern sie auch noch zu zwanghaftem Verhalten umerziehen? Die Berührung des Gesichts ist ein unbewusster Akt, den kein Mensch so einfach kontrollieren kann. Wir sollten die Verbreitung irrationaler Vorstellungen über SARS-CoV-2 und dessen Infektiosität und Gefährlichkeit durch derartige Aufrufe nicht noch mehr verstärken, sondern diese stattdessen eindämmen und für Verhältnismäßigkeit bei der Bewertung von Gesundheitsrisiken sorgen.

Die Auseinandersetzung mit Corona ist dabei, völlig aus dem Ruder zu geraten. Ich möchte nicht, dass unsere Kinder und Jugendlichen unnötig unter Druck gesetzt werden. Die höheren

Ziele der jungen Generation legt diese Generation selbst fest – nicht die WHO und nicht die Medien. Genau genommen legt jeder einzelne Mensch fest, worin das eigene Lebensziel oder der Sinn im eigenen Leben besteht. Die Erfahrung von Sinn im Leben sollte ein Menschenrecht sein.

Die Wissenschaft ist gerade dabei, die Zusammenhänge zwischen gefühltem Lebenssinn und dem Immunsystem zu belegen. In einer kleinen innovativen Studie der University of California wurden Frauen, die kurz zuvor einen nahen Angehörigen verloren hatten, über mehrere Wochen beobachtet. Die Hälfte von ihnen hatte den Auftrag, täglich über den Sinn ihres Lebens zu reflektieren. Die andere Hälfte fungierte als Kontrollgruppe. Bei der »Sinngruppe« stieg nach einem Monat die Produktion der natürlichen Killerzellen an.[333] In einer weiterführenden Studie der University of North Carolina stellte sich heraus, dass Zufriedenheit mit dem, was jemand im Leben tut, Gene aktiviert, die unsere Abwehr gegen Infektionskrankheiten und Krebs verstärken.[334] Das Gefühl von Sinn im Leben ist also ein wichtiger epigenetischer Gesundheitsfaktor. Hat die WHO in der Formulierung ihrer Werbespots an diese Zusammenhänge gedacht?

Bei allem Verständnis für sinnvolle Vorbeugemaßnahmen wie Abstandsregeln und Hygiene sollten Menschen wegen Corona nicht verrückt gemacht werden, weil es dazu keinen Anlass gibt. Zu Hause zu bleiben ist kein Generationenziel. Die Berührung des Gesichts ist nicht gefährlich, vor allem dann nicht, wenn man die Handhygiene einhält. COVID-19 gehört zu den Gesundheitsbedrohungen, die wir ernst nehmen sollten. Aber Stress und Druck schwächen das Immunsystem. Dafür liegen zahlreiche Belege vor. Eine klinisch-psychologische Evaluierung an der University of British Columbia in Kooperation mit der Carnegie Mellon University in Pittsburgh stellte fest, dass psychischer und sozialer Stress die Therapie von Krankheiten wie Depression, Herz-Kreislauf-Erkrankungen, Immunschwäche und der HIV-Infektion negativ beeinflussen.[335] Es ist belegt, dass Stress und Angst bei uns Menschen – wie bei den Fledermäusen – die Immunfunktion verschlechtern, vor allem wenn sie über längere Zeit auf uns einwirken.

Das ist wissenschaftlich erklärbar, denn der Sympathikus, der »Nerv der Erregung«, dessen Netzwerk unseren Körper durchzieht, wird bei Stress und Angst stärker aktiviert. Die Aufgabe des Sympathikus ist es, uns flucht- und kampfbereit zu machen. In diesem neurologischen Modus wird bei allen Körperfunktionen, die nicht primär überlebenswichtig sind, Energie abgezogen. Auch unser Immunsystem ist davon betroffen. Natürlich wird es nicht vollkommen heruntergefahren, aber es wird auf Sparflamme gesetzt. Das Gleiche gilt für den Verdauungstrakt. Die Energie wird anderen Funktionen zur Verfügung gestellt, die wir in Gefahrensituationen benötigen. Der Blutdruck, die Pulsfrequenzen und der Blutzuckerspiegel steigen. Die Verdauung und die Insulinproduktion werden zurückgefahren, unsere Extremitäten stärker durchblutet. Die Zellregeneration verlangsamt sich. Diese Aufzählung macht bereits deutlich, dass eine dauerhafte Überaktivierung des Sympathikus mit zahlreichen Zivilisationskrankheiten wie Herz-Kreislauf-Beschwerden, Bluthochdruck, Diabetes, Verdauungsproblemen, Immunschwäche und einem erhöhten Krebsrisiko in Verbindung gebracht werden kann.

Anhaltende Stress- und Angstsituationen sind gesundheitsschädlich. Sie können nachweislich auch durch soziale Probleme, Ängste, finanzielle Nöte und Leistungsdruck verursacht werden. Alle diese Zusammenhänge sollten gut bedacht werden, falls die Politik wegen COVID-19 einen neuerlichen Lockdown in Betracht zieht. Überhaupt sollten sie bei der gesamten sozioökonomischen Gestaltung unserer Gesellschaft in Betracht gezogen werden.

Ich habe Verständnis dafür, dass Verantwortungsträger sich im März 2020 zusätzlich zu einem teilweisen Shutdown des Wirtschaftslebens auch für einen Lockdown mit Ausgangsbeschränkungen entschieden haben, weil der öffentliche Druck immer stärker wurde und noch wenig gesichertes Wissen über SARS-CoV-2 vorlag. Die medialen Schlagzeilen spitzten sich zu, und das Risiko, die Lage zu unterschätzen, war aus Sicht einer Politikerin oder eines Politikers zu groß. Über mögliche Formen der Immunitätsentwicklung gab es nur Hypothesen. Allerdings muss es erlaubt sein, die Notwendigkeit des Lockdowns mit Ausgangsbeschränkungen und Kontaktverboten rückblickend zu hinterfragen, um für die Zukunft daraus zu lernen.

Ich habe bereits Argumente dafür vorgebracht, warum die Kurve mit dem exponentiellen Wachstum des Infektionsgeschehens wahrscheinlich ein Irrtum war und einen übersteigerten Anstieg anzeigte. Das relativiert natürlich die Bedeutung des »Abflachens« der Kurve grundlegend, weil man zu Beginn von falschen Daten ausgegangen ist. Aber unabhängig davon kann es sein, dass das Infektionsgeschehen in Deutschland, Österreich und der Schweiz bereits vor dem Einsetzen des Lockdowns abflachte.

Laut dem Ökonomen Stefan Homburg von der Leibniz Universität Hannover befand sich die Basisreproduktionszahl »R«, die angibt, wie viele Menschen eine infizierte Person im Durchschnitt ansteckt, bereits vor dem Einsetzen des Lockdowns im Zielbereich von 1 oder knapp darunter und veränderte sich danach nicht mehr. Daraus schlussfolgerte Homburg, dass der Lockdown unangemessen war.[336] Andere widersprechen dieser Analyse, wobei nicht in Abrede gestellt wird, dass die Basisreproduktionszahl vor dem Lockdown tatsächlich niedriger war, als damals angenommen wurde. Der Biologe und Wissenschaftsjournalist Sascha Karberg hielt Homburg entgegen, dass R nur rückblickend berechnet werden kann. Das Robert-Koch-Institut habe also erst Anfang April *gewusst*, dass R um den 20. März einen Wert um oder unter 1 erreicht hatte. Karberg räumte jedoch explizit ein, dass die Basisreproduktionszahl tatsächlich bereits vor dem Lockdown gesunken war. Er schrieb: »Der Vorwurf Homburgs aber, der Lockdown sei gemessen an diesen R-Zahlen also gar nicht mehr nötig gewesen, ist nicht haltbar. Denn zum einen hat es bereits vor Beschluss der Kontaktverbote am 9. März die Absage von Großveranstaltungen gegeben, und ab 16. März wurden die Schulen und Kitas geschlossen.«[337]

Genau an diesem Punkt setze ich meine Betrachtungen an. Man muss ordentlich zwischen dem *Shutdown* und dem *Lockdown* unterscheiden. Der Shutdown umfasste das Verbot von Großveranstaltungen und die teilweise Schließung des Geschäftslebens. Der Lockdown hingegen betraf durch Ausgangsbeschränkungen und Kontaktsperren den privaten Bereich der Menschen. Homburgs Erkenntnisse sind ohne Zweifel dazu geeignet, den *Lockdown* infrage zu stellen – also die restriktiven Einschränkungen im persönlichen Bereich. Daher ist es wichtig, die Denkmöglichkeit offenzuhalten, dass SARS-CoV-2 auch ohne Lockdown, mit einem kürzeren Lockdown oder zumindest mit weniger Bestrafungen von »Regelbrechern« in den Griff zu bekommen gewesen wäre. Das Verbot von Großveranstaltungen sowie die freiwillige Vorsicht der Bevölkerung, die sich mehrheitlich an Abstandsregeln und Hygienegebote gehalten hat, könnten bereits vor dem Lockdown zu einer Entspannung der Situation beigetragen haben. Diese Diskussionsmöglichkeit muss auch im Hinblick auf mögliche neuerliche Lockdowns offengehalten werden. Und dabei geht es mir nicht darum, Fehler in der Vergangenheit zu suchen, sondern aus der Vergangenheit für die Zukunft zu lernen.

John Ioannidis äußerte sich im *British Medical Journal* folgendermaßen über neuerliche persönliche Ausgangsbeschränkungen: »Unter dem Lockdown vermeiden viele Patienten mit therapierbaren Krankheiten wie zum Beispiel der koronaren Herzkrankheit die medizinische Untersuchung. Diese Ausfälle könnten in der Übersterblichkeit bisheriger COVID-19-Lockdowns sichtbar werden. Krebspatienten, deren Behandlungen verschoben werden, haben schlechtere Heilungsaussichten. Und wenn Patienten Krankenhäuser meiden, dann leidet auch das Gesundheitssystem finanziell. [...] Fortgesetzte Lockdowns verstärken die wirtschaftliche Depression und erzeugen Massenarbeitslosigkeit. Arbeitslose könnten ihre Krankenversicherung verlieren. Ganze Generationen könnten einer Verschlechterung der Lebensqualität und der mentalen Gesundheit ausgeliefert werden.«[338]

Der renommierte deutsche Jurist und Arzt Peter Gaidzik, Leiter des Instituts für Medizinrecht an der Universität Witten/Herdecke, hält die Entscheidung für den Lockdown im März 2020 für fragwürdig: »Man hätte nach den ersten Maßnahmen abwarten können und sollen, um zu erkennen, ob und welche Effekte sich einstellen. Stattdessen wurden quasi täglich neue Einschränkungen auf den Weg gebracht.« Gaidzik äußerte Zweifel an der Wirksamkeit des Lockdowns: »Der volkswirtschaftliche und gesellschaftliche Schaden ist da, aber es ist sehr zweifelhaft, ob der Lockdown für die rückläufigen Infektionszahlen verantwortlich gemacht werden kann.« Die Millionen, die in eine App zur Nachverfolgung möglicher Infizierter gesteckt werden sollen, wären laut dem Mediziner und Juristen in der virologischen Forschung besser aufgehoben, da die Reaktionen auf SARS-CoV-2 auf der Basis von Evidenzen angemessen ausfallen müssten: »Bis zu welcher Grenze darf ich Grundrechte auf Grundlage bloßer Plausibilitäten über Monate hinweg einschränken?«[339]

Auch Hendrik Streeck sieht Lockdowns kritisch. Bezüglich der vergangenen Ausgangsbeschränkungen geht er davon aus, dass wir »zu früh in den Lockdown gegangen« sind und dass dieser unter anderem wegen eines »gewissen Drucks« in der Öffentlichkeit vorschnell veranlasst worden sein könnte.[340] Den Begriff »zweite Welle« hält Streeck für falsch, weil das Virus jetzt einfach hier sei und – so wie die anderen Coronaviren, die bei uns vorkommen – auch nicht mehr verschwinden werde. Vielmehr müssten wir lernen, mit dem neuen Coronavirus ebenso zu leben wie mit seinen bereits vorhandenen Verwandten.[341]

Viren streben danach, sich effizient zu vermehren. Daher ist es für sie nicht zweckdienlich, tödliche Infektionen zu verursachen. Sie passen sich durch evolutionäre Mechanismen an die Spezies an, die sie befallen haben. Diese Anpassung und Abmilderung viraler Erreger ist in der Biologie gut dokumentiert. Auch Christian Drosten hält es für möglich, dass sich SARS-CoV-2 in seinem weiteren Verlauf abschwächt: »Dieses Anpassen kann dazu führen, dass es sich besser überträgt, aber in der Nase bleibt und zu einem einfachen Schnupfen wird.«[342] Neben dem weltweiten Hochzählen positiver Testergebnisse sollten wir also auch im Auge behalten, wie sich die Letalitätsrate und der Verlauf der Infektion klinisch entwickeln.

Diese Aussagen Drostens und Streecks sind sehr relevant, denn zu Beginn des Lockdowns wurde uns gesagt, es gehe um die Vermeidung einer dramatischen Überlastung der Intensivbettenkapazität, wie wir sie in einzelnen Regionen Norditaliens gesehen hatten. Dieser Überlastung haben wir uns zu keinem Zeitpunkt genähert. Wir kennen heute die italienischen Sonderbedingungen sehr genau und wissen, dass ein lombardischer »Tsunami« in Deutschland, Österreich und der Schweiz unwahrscheinlich war und ist. Zu Beginn der Pandemie waren noch einige Experten in den Medien vertreten, die Corona nicht dramatisierten, aber auch nicht bagatellisierten. Sie sagten, dass die Übertragung im Alltag bei Einhaltung von Abstandsregeln unwahrscheinlich ist; dass im Freien nichts passieren kann; dass Kinder keine besondere Relevanz für die Ausbreitung von SARS-CoV-2 haben; dass nicht jeder Tote, bei dem das Virus festgestellt wurde, wegen COVID-19 verstorben ist; dass Ansammlung von Menschenmassen, wo viele Personen längere Zeit nahe zusammen sind, die relevanten Orte der viralen Verbreitung sind.

Heute wissen wir, dass diese Experten recht hatten. Die weiteren Maßnahmen zur Eindämmung sollten sich auf die epidemiologisch relevanten Hotspots konzentrieren, darunter auch Industriebetriebe, in denen Menschen unter beengten Bedingungen arbeiten und die Unterbringung dieser Menschen auf engem Raum stattfindet. Es ergibt keinen Sinn, die ganze Bevölkerung mit möglichen restriktiven Maßnahmen und Strafen zu bedrohen, während zum Beispiel die Fleischindustrie und andere Branchen im Wesentlichen weitermachen wie bisher. Maßnahmen, die ganze Regionen oder die gesamte Bevölkerung betreffen, sollten sich ausschließlich an der Entwicklung der Situation in Krankenhäusern und auf Intensivstationen orientieren. Der entscheidende Parameter muss die Gefährlichkeit des Virus sein, nicht die nackte Zahl der positiven Testergebnisse. Die jeweilige Zahl der Neuinfektionen darf in der öffentlichen Berichterstattung außerdem nicht länger in Form von absoluten Werten, sondern muss im Verhältnis zur Anzahl der durchgeführten Tests und in Relation zur Bevölkerungszahl wiedergegeben werden. Oft wurde über die steigenden Infektionen berichtet, ohne zu erwähnen, dass auch die Anzahl der durchgeführten Tests angestiegen war. Das widerspricht jeder wissenschaftlichen Praxis. Eine Infektionsentwicklung gegen null ist weder nötig noch möglich.

Es ist Zeit, von der Angst wieder wegzukommen. Mit Viren müssen wir schon unser ganzes Leben lang zurechtkommen, und SARS-CoV-2 ist kein einzigartiges Killervirus. Das sollte im Laufe dieses Buches klar geworden sein. Die Stoßrichtung der Medienberichterstattung wird sich vermutlich allerdings so schnell nicht ändern. Im Herbst 2020 und vor allem während der winterlichen Erkrankungswelle 2020/21 wird es vermutlich zu einer neuerlichen Verstärkung der Corona-Berichterstattung kommen, denn natürlich nimmt in der kalten Jahreszeit die Verbreitung von Infektionen zu. Auch das sollte für niemanden etwas Neues sein. Einer zweiten Welle der Irrationalität und Anfeindung von Menschen mit differenzierenden oder abweichenden Standpunkten könnten wir aber durch Aufklärung vorbeugen.

Im Frühjahr 2020 startete ich während des Lockdowns eine umfangreiche Presseaussendung, in der ich über die Wirkung von Grünräumen auf das Immunsystem aufmerksam machte. Ich erhielt zahlreiche Rückmeldungen von Journalisten. Interviews wurden geführt und zum Teil auch schon verschriftlicht oder aufgezeichnet. Bis auf zwei wurde keines veröffentlicht. Die betreffenden Journalisten riefen mich an und teilten mir mit, dass es ihnen von der jeweiligen Chefredaktion untersagt worden ist, während des Lockdowns über Naturspaziergänge zu berichten. So etwas habe ich in zehn Jahren mit intensiver Medienarbeit noch nie erlebt. Die Redaktionen des ORF-Gesundheitsmagazins *Ö1-Radiodoktor*, des Kulturradios des *Saarländischen Rundfunks* sowie der *Tiroler Tageszeitung* waren die einzigen Medienvertreter, die meine Beiträge über Natur und Immunsystem trotz des öffentlichen Drucks publizierten. Das muss anerkennend erwähnt werden.

Ich bekam Zuschriften von aufgebrachten Leserinnen und Lesern meiner Äußerungen im Internet, wonach ich das Leben anderer gefährden würde, weil ich Menschen dazu ermutigte, in den Wald zu gehen. Dabei zeigten sich teils irrationale Vorstellungen über Infektionsgefahren. Eine junge Frau schrieb, dass es ja sein könne, dass sich jemand mit SARS-CoV-2 auf eine Bank setzt und danach ein anderer Spaziergänger dieselbe Bank benutzt. Die Leserin fragte mich, ob ich es verantworten könne, dass sich Menschen auf diese Weise im Freien anstecken. Ein Mann meinte, es sei gefährlich, in den Wald zu gehen, da ein Infizierter auf einen Baum niesen und dann jemand anderer zufällig diesen Baum berühren könne.

Ein besonders häufiger Einwand war das Bild von der »Virenwolke«. In den Medien hatten sich relativ unspektakuläre Informationen über Tröpfcheninfektionen verbreitet, bei denen es sich um virologische Grundmodelle handelte. Damit verbreitete sich auch das neue Schreckenswort »Aerosol«. So erhielt ich mehrere Zuschriften, in denen mir vorgeworfen wurde, dass ich andere Menschen einem lebensgefährlichen Risiko aussetze, weil es ja sein könne, dass ein Spaziergänger trotz Einhaltung der Abstandsregeln durch eine Art Wolke aus schwebenden Viren gehen und sich dabei infizieren könnte. Das ging so weit, dass Leserinnen und Leser mir schrieben, dass sich die Beschaffenheit oder der Geruch der Luft in ihrer Wahrnehmung seit Corona verändert habe. Ein Mann berichtete mir, dass er Lebensmittel aus dem Supermarkt mitsamt den Verpackungen desinfiziert. Ein anderer verklebte die Lüftung seines Autos, damit keine Viren aus der Stadtluft »eingesaugt« werden können.

Im Internet verbreitete sich die Behauptung, dass bereits die Atemluft eines Infizierten ansteckend sei. Dafür gibt es keinerlei Evidenzen, schon gar nicht für den Aufenthalt im Freien. Der Nachweis von viraler RNA an ausgeatmeten Aerosolen hat keine Bedeutung, weil er auch von Virusbruchstücken und inaktiven Viren stammen kann. Selbst, wenn unter Laborbedingungen aktive Viren auf Atem-Aerosolen gemessen werden können, muss stark angezweifelt werden, dass deswegen eine Ansteckungsgefahr durch Atemluft belegt ist. Es ist höchst unwahrscheinlich, dass die Konzentration aktiver Viren in der Atemluft, die sich beim Ausatmen zusätzlich verdünnt, unter Alltagsbedingungen für eine Infektion ausreicht. Außerdem trocknet die Luft die empfindlichen Virionen rasch aus. Dass der Atem für das Fortschreiten der Pandemie je eine relevante Rolle gespielt hat, kann praktisch ausgeschlossen werden.

Die plötzliche Überfrachtung der Medien mit Infektionsmodellen, Abbildungen des Niesvorgangs und Zeitlupenaufnahmen von Hustenden, die man auf jedes andere Atemwegsvirus hätte übertragen können, richtete bei einigen Menschen offenbar einen erheblichen Schaden am psychischen Wohlbefinden an.

Zu diesem kollektiven Neurotizismus darf es in Zukunft nicht mehr kommen. Suchen Sie auch in Zeiten der Pandemie bedenkenlos Naturräume auf, und gehen Sie ruhig an die frische Luft, wenn Sie nicht krank sind. Selbst im Falle von Ausgangsbeschränkungen ist das meistens möglich, sofern man sich an Abstandsregeln hält. Denn im Freien ist eine Ansteckung extrem unwahrscheinlich. Die frische Luft verdünnt die Virusmenge sofort, sodass die Viruskonzentration abfällt und nicht mehr infektiös ist. Im Freien ist die Luft ständig in Bewegung, was diesen Effekt zusätzlich verstärkt. Frischluft trocknet das Virus aus. Dadurch wird es inaktiv. Ein inaktiviertes Virus kann keine Infektion mehr auslösen. Auf den rauen, organisch strukturierten Oberflächen der Natur werden die Viren sofort absorbiert und ebenfalls inaktiviert, sodass keine Schmierinfektionen möglich sind. Naturräume sind auch in Zeiten von Corona sichere Orte. Als Naturwesen hat der Mensch das Recht auf Zugang zu Grünflächen, auch in der Stadt. Darum geht es im nächsten Buchabschnitt.

## Frische Luft statt Lagerkoller

Wir wissen also, dass Stress und Angst über eine Aktivierung des Sympathikus unser Immunsystem schwächen. Der Sympathikus hat aber auch einen Gegenspieler: den Parasympathikus oder »Nerv der Ruhe«. Ich nenne ihn gern »Nerv der Ruhe und *Regeneration*«, denn diese Bezeichnung beschreibt seine Funktion am besten. Das Nervennetzwerk des Parasympathikus durchzieht, so wie der Sympathikus, unseren Körper. Es ist im Bauchraum besonders dicht angeordnet. Der zehnte Hirnnerv, auch Vagusnerv genannt, ist der größte Nerv des parasympathischen Netzwerks. Er verbindet das Gehirn mit fast allen inneren Organen, an deren Regulierung er beteiligt ist. Kennen Sie dieses wohlige Gefühl im Bauch, das sich bei tiefer Entspannung wahrnehmen lässt? So »fühlt« sich die starke Aktivität des Parasympathikus an. Das parasympathische Netzwerk ist ein wichtiger Teil unseres »Bauchgefühls«. Zusammen mit dem Sympathikus bildet es das »Bauchhirn«, das in ständigem Austausch mit dem Gehirn steht und unsere Emotionen mit steuert.

Stellen Sie sich Sympathikus und Parasympathikus aber bitte nicht wie »gut« und »schlecht« vor. Wir brauchen beide. Sie reagieren auf unbewusste Impulse aus dem Stammhirn und dem limbischen System, die unsere Umwelt ständig überwachen. Beruhigende Reize und Eindrücke lassen die Aktivität des Parasympathikus ansteigen, während alarmierende Eindrücke den Sympathikus als Gegenspieler aktiver werden lassen. Zusammen ergeben sie ein System wie Yin und Yang: Das Ansteigen des einen ist mit einem Abfallen des anderen verbunden. Es ist ein Wechselspiel in Anpassung an die Eindrücke aus unserer Außenwelt genauso wie aus unserer Innenwelt. Spannung und Entspannung, Aktivität und Ruhe wechseln einander ab.

Problematisch wird es erst, wenn der Sympathikus zu stark und vor allem zu lange aktiviert wird – zum Beispiel bei anhaltendem Stress und dauerhaften Sorgen. Dann kommt es zu den bereits genannten negativen Wirkungen auf das Immunsystem. Es gibt aber gute Neuigkeiten: Der Parasympathikus, also der Nerv der Ruhe und Regeneration, kann den Sympathikus wieder zurückdrängen, und es gibt Möglichkeiten, diese Ausbalancierung gezielt zu unterstützen.

Ökomedizinische Studien haben belegt, dass Naturreize die Aktivität des Parasympathikus ansteigen lassen und dadurch wirksam gegen Stress, Angst und damit verbundene Belastungen wirken – als erste Hilfemaßnahme. Bei regelmäßiger Anwendung können Naturaufenthalte sogar therapeutische Maßnahmen unterstützen. Feldstudien haben ergeben, dass Grünflächen mit einzelnen Bäumen, Büschen und Bauminseln sowie lichte Waldbestände den Parasympathikus effizient aktivieren.[343] Solche

Grünflächen findet man auch in Stadtgebieten. Sie lassen sich als savannenartige Landschaften beschreiben. Viele Landschaftsparks bestehen aus Wiesen, Wegen, Gehölzen und einzelnstehenden Bäumen mit schirmartigen Kronen, sodass sie dem Prototyp der Savanne entsprechen. Das ist kein Zufall, denn Landschaftsplaner und Gesundheitsarchitekten wissen schon lang um die regenerative Wirkung dieser Landschaftsform.

In den ökomedizinischen Feldstudien können mithilfe von neurobiologischen Messverfahren Rückschlüsse auf die Aktivität des Parasympathikus gezogen werden. Erstens steigt mit der parasympathischen Aktivität auch die Alphawellentätigkeit im Gehirn. Als Alphawellen werden bestimmte elektromagnetische Muster bezeichnet, die durch EEG (Elektroenzephalographie) dargestellt werden können. Alphawellen zeigen einen Zustand der Ruhe und Regeneration im Wachzustand an. Moderne EEG-Geräte funktionieren bereits mobil, sodass man sie direkt in den Naturräumen verwenden kann. Zweitens wurde für solche Studien zusätzlich die HRV (Herzratenvariabilität) gemessen. Das gesunde, entspannte Herz schlägt nicht monoton wie ein Metronom oder Taktstock, sondern variabel. Die Abstände zwischen den einzelnen Herzschlägen unterscheiden sich. Das kann man messen und aufzeichnen, um daraus Rückschlüsse auf das Nervensystem zu ziehen. Wenn die HRV ansteigt, bedeutet das, dass die Aktivität des Sympathikus gefallen und somit die Aktivität des Parasympathikus gestiegen ist. Man kann also aus dem Anstieg der HRV ableiten, dass die neuronale Aktivität sich zugunsten des Parasympathikus und dadurch in Richtung Ruhe und Regeneration verschoben hat. Zusammengenommen mit der Messung der Gehirnwellen sind so wissenschaftliche Aussagen darüber möglich, wie sich Umweltreize, Wahrnehmungen oder Gedanken auf die Balance unseres Nervensystems auswirken.

Angenommen, es käme in Ihrer Region – wie es im Frühjahr 2020 in Teilen Frankreichs, Spaniens und Italiens der Fall war – zu einem so drastischen Lockdown, der vorschreibt, dass man sich nur mehr für eine Stunde pro Tag in einem bestimmten Radius rund um die eigene Wohnung bewegen darf und Spaziergänge nicht mehr als Grund zum Verlassen des Hauses gelten: Was dann? Ich hoffe nicht, dass es jemals wieder zu derart restriktiven Maßnahmen kommen wird, aber selbst in diesem Fall haben Sie die Möglichkeit, ihrem Parasympathikus auf die Sprünge zu helfen und dem Lagerkoller vorzubeugen.

Wir wissen nämlich aus zahlreichen Studien, dass sogar Naturaufnahmen eine positive Wirkung auf das Nervensystem haben. Der Gesundheitsarchitekt Roger Ulrich führte Versuchsteilnehmern Lichtbilder mit Natur- und Stadtaufnahmen vor. Die Stadtaufnahmen zeigten keine messbare Wirkung, wurden aber von den Teilnehmern eher als stressauslösend beschrieben. Die Naturaufnahmen dagegen empfanden die Probanden als beruhigend. Die Messung der Gehirnwellen zeigte zudem, dass die Alphawellenaktivität beim Anblick der Naturbilder bei allen Teilnehmern anstieg, obwohl sie ihre Augen geöffnet hatten. Beim Schließen der Augen steigt die Alphawellenaktivität von Natur aus an. Es ist erstaunlich, dass sie in diesem Experiment nach der Betrachtung von Naturszenen signifikant stärker als nach den Stadtszenen anstieg, wenn die Teilnehmer die Augen im Anschluss an die Bildpräsentation schlossen. Gleichzeitig stellte Ulrich einen Anstieg der Herzratenvariabilität fest.[344] Wie erwähnt, deutet beides darauf hin, dass der Parasympathikus durch die visuellen Naturreize mit einer Verstärkung seiner Aktivität reagiert hat.

Zwei aktuelle Experimente bestätigten diese Ergebnisse. Ein EEG-Experiment an der University of Edinburgh kam zu dem Ergebnis, dass natürliche Landschaftsaufnahmen die Alphawellenaktivität ansteigen lassen. Diesmal wurden die Bilder auf Computermonitoren abgespielt. Die Versuchsleiter analysierten die Gehirnwellen mithilfe einer wissenschaftlichen EEG-Software und stellten fest, dass die Naturreize im Gehirn der Teilnehmer einen Zustand auslösten, der als »Involviertheit und positives Interesse« bezeichnet wird. Vielleicht können Sie sich darunter nichts vorstellen, daher hier noch eine weitere Information: Dieser Zustand entspricht dem neurobiologischen *Gegenteil* von Frustration. Der Anblick von Natur versetzt unser Gehirn also in einen Modus der »Anti-Frustration«. Zugleich entwickelt sich eine regenerative Form der Aufmerksamkeit. Ganz im Gegensatz dazu versetzten die Bilder aus der Stadt die Teilnehmer dieser Studie in einen Zustand, der als »spontane oder anhaltende Aufgeregtheit« ausgewertet wurde und das neurobiologische Gegenteil von Ruhe darstellt.[345] Stadt bedeutet also für unser Gehirn »Anti-Ruhe«. Diese Ergebnisse zeigen, wie wichtig es für uns Menschen ist, regelmäßig natürliche Eindrücke zu haben.

Ein besonders interessantes Experiment an der Chonnam National University und der Kyung Hee University in Südkorea untersuchte mit einem bildgebenden Verfahren (fMR: funktionelle Magnetresonanztomographie) die Reaktion des menschlichen Gehirns auf den Anblick von Naturaufnahmen im Vergleich zu Stadtaufnahmen.[346] Die funktionelle Magnetresonanztomographie stellt in einem dreidimensionalen Abbild des Gehirns dar, wie aktiv einzelne Bereiche sind. Die Bilder wurden den Teilnehmern direkt in der »Röhre« vorgespielt. In der Summe verstärkten die Naturreize die Aktivität in Gehirnarealen, die für positive Emotionen, Entspannung und regenerative Aufmerksamkeit stehen. Stadtbilder aktivierten hingegen Areale, die mit Frustration, Anspannung und Alarmbereitschaft assoziiert sind. Die Art der Aufmerksamkeit, die urbane Szenen weckten, war nicht regenerativ, sondern energiezehrend. Sie hing mit einer messbaren Überaktivierung von Gehirnarealen zusammen, die unsere Umwelt nach Gefahren absuchen. Offenbar aktiviert die Stadt unsere Alarmsysteme mehr als Wälder, Wiesen und Berge. Dass die Natur auch bedrohlich sein kann, steht außer Zweifel. Aber bei diesen Tests ging es nicht um den Effekt von Löwen und Felsenklippen, sondern von Grünflächen, wie Menschen sie gern zur Regeneration aufsuchen.

Das heißt, wer aus irgendeinem Grund nicht hinausgehen kann, hat die Möglichkeit, die beruhigenden und regenerativen Reize der Natur zu Hause zu genießen: durch Naturaufnahmen als Lichtbilder, Poster, Wandtapeten oder auf dem Bildschirm. Auch Tonbandaufnahmen von Vogelstimmen und plätschernden Bächen haben eine nachgewiesene beruhigende Wirkung auf das Nervensystem. Natürlich kommt »Indoor-Natur« an die Wirkung eines echten Ökosystems nicht heran, aber bei Lagerkoller, Stress oder Ängsten können solche Selbsthilfemaßnahmen Abhilfe schaffen.

In seiner berühmten »Baumblickstudie« hat Roger Ulrich nachgewiesen, dass der Anblick eines Baumes vor dem Fenster sogar die körperliche Regeneration nach Operationen fördert. Die Ergebnisse dieser Studie wurden in *Science* publiziert. Ulrich analysierte den Heilungsverlauf von 50 Patientinnen und Patienten, die sich von 1972 bis 1981 in demselben Krankenhaus in Pennsylvania einer Gallenblasenoperation unterzogen. Die Operationsmethode war immer dieselbe. Auch die Ausstattung der Krankenhauszimmer sowie die Größe der Fenster waren standardisiert. Es gab nur eine Variable: den Ausblick. Die Hälfte der Studienteilnehmer sah durch das Fenster die Hauswand eines gegenüberliegenden Gebäudes, und die andere Hälfte konnte auf eine kleine Grünfläche mit Baum blicken. Das verblüffende Ergebnis zeigte, dass die Patienten der »Baumgruppe« signifikant früher entlassen werden konnten, das heißt, dass die Wundheilung schneller erfolgte. Sie benötigten signifikant weniger Schmerzmittel, und ihr psychischer Zustand wurde von den Krankenschwestern, die nichts über die geplante klinische Auswertung wussten, signifikant positiver bewertet. Sogar postoperative Komplikationen traten bei der »Baumgruppe« seltener auf als bei der »Hauswandgruppe«.[347]

Eine ähnliche Studie wurde 2005 im Journal *Psychosomatic Medicine* veröffentlicht. An der südkoreanischen Universität Inha untersuchten Mediziner an etwa 100 Patienten den Einfluss von Sonnenlicht auf die Regeneration nach chirurgischen Eingriffen an der Wirbelsäule.[348] Wieder waren die Behandlungsmethoden sowie die Zimmer standardisiert, allerdings lag die Hälfte der Zimmer an der sonnigen und die andere Hälfte an der schattigen Seite des Gebäudes. Die Patienten, die in Zimmern mit direkter Sonneneinstrahlung untergebracht waren, benötigten signifikant weniger Schmerzmittel und fielen im täglichen psychologischen Evaluationsverfahren mit deutlich geringerer Stressbelastung und besseren Werten für das Wohlbefinden auf. Dass Naturreize und Sonnenlicht die körperliche Regeneration fördern, lässt sich über die Wirkung auf den Parasympathikus erklären, der dem Immunsystem und der Zellregeneration Energie zuführt.

Wenn man sich direkt hinaus in die Natur begibt, dann kommen noch viele weitere Wirkungen hinzu, darunter auch bioaktive Substanzen, die unsere Abwehrkräfte unterstützen. Im nächsten Abschnitt werfen wir einen Blick auf die Öko-Immunologie, die nicht nur in Zeiten von Corona von Bedeutung ist.

## Öko-Immunologie

Im Zusammenhang mit Infektionskrankheiten spielt der Begriff »Hintergrundimmunität« eine wichtige Rolle. Die Hintergrundimmunität besteht, wie erwähnt, aus unseren angeborenen Immunfunktionen, das sind alle Immunzellen und Immunproteine, die seit unserer Geburt aktiv sind, ständig neu gebildet werden und generell gegen Krankheitserreger anrücken. Sie stehen immer zur Verfügung und halten uns gesund. Je effizienter unsere Hintergrundimmunität ist, desto geringer ist die Gefahr, durch eine Ansteckung mit SARS-CoV-2 zu erkranken. Wenn das angeborene Immunsystem das Virus frühzeitig eliminiert, bleibt man nicht nur selbst gesund, sondern kann auch niemand anderen infizieren.

Wenn ein ausreichender Teil der Bevölkerung über eine effiziente Hintergrundimmunität verfügt, schwächt allein dieser Umstand bereits die Ausbreitung von Viren und anderen Erregern ab. Die natürlichen Killerzellen und die Fresszellen gehören zum angeborenen Abwehrsystem. Ein weiteres Beispiel für die im Hintergrund aktiven Immunzellen sind die Neutrophilen. Das sind unsere »Erste-Hilfe-Zellen«, die besonders schnell vor Ort sein können, wenn ein Virus oder Bakterium unsere Schleimhaut angreift. Die Neutrophilen werden mit dem Blutstrom durch den Körper geschickt und können sich mit klebrigen Substanzen, sogenannten Adhäsionsmolekülen, jederzeit an den Innenwänden der Blutgefäße festhalten, um sich herauszuziehen und am Ort des Geschehens im Gewebe zu verteilen. Die T-Zellen und insbesondere die T-Gedächtniszellen stellen den Übergang zum erworbenen Immunsystem dar, weil sie sich Erreger »merken« und einmal durchgeführte Abwehrreaktionen reproduzieren können. Auch damit haben wir uns im Zusammenhang mit der Immunität gegen COVID-19, deren Dunkelziffer hoch sein dürfte, bereits befasst. Die Antikörper, die einige Zeit zur Bildung brauchen, gehören zum erworbenen Immunsystem.

Wenn wir umgangssprachlich von einem »starken« Immunsystem sprechen, dann meinen wir damit die Hintergrundimmunität. Wer selten krank wird, hat zumindest im Hinblick auf Infektionskrankheiten eine starke Hintergrundimmunität. Dass gesunde Ernährung mit ausreichend Vitaminen, Mineralstoffen, Antioxidantien und sekundären Pflanzenstoffen sowie regelmäßige Bewegung und frische Luft unser Immunsystem unterstützen, ist weitgehend bekannt. Auch Pflanzenextrakte können helfen. Zum Beispiel wurde in mehreren Studien bewiesen, dass das Wurzelextrakt des roten Sonnenhuts *(Echinacea purpurea)* unsere angeborene Hintergrundimmunität unterstützt, indem es die Entstehung der natürlichen Killerzellen und der Fresszellen fördert.[349] Wenn Sie Medikamente nehmen oder an einer Grunderkrankung leiden, ist es sehr wichtig, die Einnahme des Sonnenhutextrakts vorher mit einem Arzt abzusprechen. Wirksame pflanzliche Arzneistoffe können ebenso Wechselwirkungen mit anderen Substanzen oder Krankheiten verursachen wie herkömmliche pharmazeutische Wirkstoffe. Die Zusammenhänge zwischen Ernährung, Lebensstil und Immunsystem sind bestimmt niemandem mehr neu. Befassen wir uns mit einigen weiteren, weniger bekannten Erkenntnissen, die aus der Öko-Immunologie stammen.

Wenn wir uns in Grünräumen aufhalten, kommt es zur Aktivierung von Ruhe- und Regenerationsmechanismen bis zu unseren Zellen. Das wurde im vorangegangenen Abschnitt bereits deutlich. Die Aktivität des Parasympathikus, der auf Naturreize reagiert, führt dem Immunsystem Energie zu und verstärkt die Hintergrundimmunität.[350] Gleichzeitig treten wir in der Natur in eine regelrechte »Atemluftapotheke« ein. Je intakter ein Ökosystem ist, das wir zur Erholung aufsuchen, desto mehr bioaktive Pflanzenstoffe befinden sich in der Luft. Der Wald ist besonders reichhaltig, denn durch sein Kronendach hält er die Naturwirkstoffe zurück. Es handelt sich um gasförmige Substanzen und pflanzliche Aerosole.

Von öko-immunologisch besonderer Bedeutung sind die Terpene – die größte Gruppe der sekundären Pflanzenstoffe. Dabei handelt es sich um die »Sozialmoleküle« der Pflanzengesellschaften. Terpene fungieren zum Beispiel als bedeutungstragende Moleküle, die andere Pflanzen entschlüsseln können. Sie dienen der Immunabwehr von Bäumen sowie des gesamten Ökosystems. Wird ein Baum oder eine andere Pflanze von einem Schädling angegriffen, bildet das pflanzliche Immunsystem Terpene als Abwehrstoffe, die sodann auch gasförmig in die Waldluft übertreten.

Sie verteilen sich im Ökosystem. Bäume und Gewächse, die anderswo im Wald gedeihen, können den steigenden Terpengehalt detektieren und Information daraus ableiten – nicht nur über die Art des Schädlings, sondern auch über die Stärke des »Angriffs«. So können sie ihr Immunsystem vorbeugend aktivieren und ebenfalls geeignete Terpene bilden. Dadurch verbreitet sich die Botschaft »Wir werden angegriffen« im Wald. Ein intaktes Ökosystem kann sich dadurch wie ein geschlossener Organismus schützen. Auch aus diesem Grund sollten wir forstwirtschaftliche Monokulturen und die Versiegelung von Flächen reduzieren und wieder mehr Platz für intakte Ökosysteme schaffen.

Den Terpenen kommt aber auch noch eine Vielzahl anderer Funktionen zu. Sie weisen den Geschlechtszellen der Pilze den Weg zueinander; schrecken Fressfeinde ab; wirken als natürliche Antibiotika gegen Infektionen bei Pflanzen. Antibiotisch wirksame Terpene werden auch als Phytonzide bezeichnet. Pflanzen nutzen Terpene sogar, um Konkurrenzgewächse aus anderen Gattungen zu vergiften. Das nennt man »Allelopathie«: die Vergiftung des Andersartigen. In der Natur finden wir Kooperation genauso wie Konkurrenz.

Wir alle kennen den Geruch der Terpene, denn sie sind die aromatischen Bestandteile ätherischer Pflanzenöle. Vor allem rund um Nadelbäume können wir an warmen Tagen den intensiven Geruch von Terpenen wahrnehmen. Eine Studie der Nippon Medical School, einer renommierten medizinischen Universität in Tokio, wies nach, dass der Aufenthalt im Wald unsere Hintergrundimmunität verstärkt. Versuchsteilnehmer aus der Stadt wurden zwei Tage lang in ein Waldgebiet geschickt und dabei einheitlich untergebracht und verpflegt. Sie verbrachten vormittags und nachmittags jeweils zwei Stunden im Wald, wobei sie langsam durch die Natur gingen und sich ab und zu entspannt auf einem Baumstamm niederließen. Jeden Morgen nahmen die Forscher ihren Versuchsteilnehmern Blut ab. Das Ergebnis der

Analysen zeigte, dass ein Tag im Wald den Gehalt und die Aktivität der natürlichen Killerzellen im Blut der Probanden um 40 Prozent steigerte. Diese Wirkung hielt eine Woche an, bevor das Niveau der Killerzellen wieder auf den Ausgangswert sank. Ein Teil der Probanden wurde nach einem Tag wieder nach Hause geschickt. Die Teilnehmer, die noch einen zweiten Tag im Wald verbrachten, hatten danach 50 Prozent mehr natürliche Killerzellen im Blut, und die Wirkung hielt einen Monat an.[351]

Daraus lässt sich die Empfehlung ableiten, dass man mindestens zwei volle Tage pro Monat in einem Waldgebiet verbringen sollte – und das gilt vor allem für Stadtbewohner. Natürlich muss man nicht in dem Waldgebiet übernachten. Zwei entspannte »Waldtage« etwa alle zwei Wochen reichen aus. Ich empfehle aber, regelmäßig Naturräume aufzusuchen. Am besten integrieren wir den Grünaufenthalt in unseren Alltag. Wenn Sie einen Park aufsuchen, dann wählen Sie am besten eine Anlage mit Baumbeständen. Gleich werden Sie sehen, warum.

In einer weiteren Studie der Nippon Medical School wurden Stadtspaziergänge mit Waldspaziergängen verglichen. Die urbanen Aufenthalte zeigten keine immunologische Wirkung. Die Waldspaziergänge führten hingegen zu einem signifikanten Anstieg dreier wichtiger Immunproteine, die ebenfalls Teil unserer Hintergrundimmunität sind.[352] Man nennt sie Perforin, Granulysin und Granzyme. Der Anstieg dieser Proteine hängt mit dem Anstieg der natürlichen Killerzellen zusammen, denn diese nutzen die Proteine, um von Viren befallene Zellen abzutöten. Sie spüren die infizierten Zellen auf und verwenden das Perforin, um die Zellmembran zu öffnen. Mithilfe der Granzyme, das sind mikroskopische »Geschosse«, schleusen sie das Granulysin in die kranken Zellen ein, wodurch der Zelltod erzwungen wird. Granulysin ist ein körpereigenes Zellgift, das unser Immunsystem gezielt einsetzt. Das heißt, die natürlichen Killerzellen leisten mithilfe dieser Immunproteine einen enorm wichtigen Beitrag bei der Abwehr von SARS-CoV-2. Sie hindern das Virus daran, sich durch Infektion von Zellen in unserem Körper zu vermehren, indem sie betroffene Zellen gezielt entfernen: ein wichtiger Säuberungsprozess, der der Gesunderhaltung dient. Naturaufenthalte können einen Beitrag dazu leisten, diese angeborene Immunantwort zu verstärken. Die Killerzellen nutzen die drei Immunproteine auch, um potenzielle Krebszellen abzutöten. Daher spricht man von den »Anti-Krebs-Proteinen«.

Wie in diesem Buch deutlich wurde, werden diese Abwehrmechanismen durch Luftschadstoffe geschwächt. Gerade in Zeiten von Corona war es daher kontraproduktiv, Menschen durch Ausgangsbeschränkungen in schadstoffbelasteten Städten festzusetzen und Ausflüge in die Natur zu erschweren. Zu Ostern 2020 wurden sogar Parkplätze und Wanderwege in beliebten Naturgebieten gesperrt. Angela Merkel begründete diese unangemessene und aus öko-immunologischer Sicht kontraproduktive Maßnahme damit, dass man »die Kurzreisen innerhalb Deutschlands, an die See oder in die Berge« wegen COVID-19 eindämmen wollte.[353]

Die Terpene der Bäume sind einer der Gründe für die positive Wirkung der Wälder auf unsere Hintergrundimmunität. Zwei äußerst interessante Studien belegen das.[354] In dem ersten Experiment behandelte der chinesisch-japanische Umweltmediziner Qing Li menschliche Immunzellen im Labor mit ausgewählten Terpenen aus Waldbäumen. Es zeigte sich, dass vor allem die Terpene aus Nadelbäumen zu einer starken Aktivierung der natürlichen Killerzellen mit Bildung der drei genannten Immunproteine führten. Die wirksamsten Terpene waren sogenannte Pinene und Limonene. Pinene werden vor allem von Kieferngewächsen abgegeben: Waldkiefer, Schwarzkiefer, Zirbelkiefer, Pinien, Douglasien und so weiter. In Österreich werden Kiefern auch als »Föhren« bezeichnet. Limonene entstammen unter anderem den Fichten und Tannen. Daher ist es empfehlenswert, intakte Mischwälder aufzusuchen, in denen auch Nadelgehölze wachsen. Die Mischung aus unterschiedlichen Natursubstanzen verstärkt die Wirkung auf das Immunsystem. Gesundheitsschützende Terpene werden auch von Laubbäumen abgegeben, ja sogar von Pilzen und Mikroorganismen.

Das zweite Experiment bestand in einem gut durchdachten Setting, bei dem Qing Li mit seinen Mitarbeitern ein Hotel in Tokio zu einem Versuchslabor umwandelte. Alle Zimmer wurden mit Diffusoren ausgestattet – Geräte, die Wasserdampf und im Wasser gelöste Substanzen verbreiten. Die Hälfte der Teilnehmer erhielt drei Nächte lang nur Wasserdampf als Placebo. Die andere Hälfte bekam über das Wasser das Öl der terpenhaltigen japanischen Zypresse verabreicht. Die Wissenschaftler vergewisserten sich durch Messgeräte, dass sowohl die Pinene als auch die Limonene in der Atemluft messbar waren – ähnlich wie im Wald. Blutproben zeigten, dass es nach allein drei Nächten zu einem Anstieg der natürlichen Killerzellen, der drei genannten Immunproteine und außerdem der Neutrophilen kam. Der Anstieg war signifikant, aber nicht so stark wie im Wald. In der Natur kommen ja mehrere Wirkungspfade zusammen, und die Vielfalt an bioaktiven Substanzen in der Waldluft ist enorm. Doch der Zusammenhang zwischen Terpenen in der Atemluft und der Hintergrundimmunität war mit diesem Experiment ein weiteres Mal bewiesen.

Der Terpengehalt im Wald ist im August am höchsten und nimmt dann kontinuierlich ab. Im Februar erreicht er seinen Tiefpunkt, sinkt aber nie auf null. Vor allem die immergrünen Nadelgehölze geben auch im Winter Pinene und Limonene ab. Bewegen Sie sich zur kalten Jahreszeit nah an den Stamm dieser Bäume. Sie werden bemerken, dass sie das ätherische Aroma auch im Winter einatmen können. Natürlich besteht die Möglichkeit, Terpene durch naturbelassene ätherische Pflanzenöle zu Hause oder am Arbeitsplatz aufzunehmen. In unseren Breiten ist das

Öl der Zirbelkiefer und der Waldkiefer am stärksten pinen- und limonenhaltig. Reichern Sie die Raumluft einfach gelegentlich mit solchen Ölen an, indem sie wie Qing Li einen Diffusor nutzen. Sie können sich auch einfach ein paar Tropfen des Öls auf den Kragen geben. Dazu empfehle ich ein reines Zirbelkiefernöl. Die positive Wirkung dieser Öle auf das Immunsystem ist mittlerweile mehrfach belegt.

Auch wenn die Terpenproduktion der Bäume im Winter abnimmt, hält die kalte Jahreszeit noch andere bioaktive Substanzen für uns bereit, die unsere Hintergrundimmunität nachweislich verstärken. Nach einem Regenguss befinden sich zum Beispiel hohe Konzentrationen an Elektroaerosolen in der Waldluft. Sie entstehen durch Reibung, wenn der Regen auf die Baumkronen prasselt. Das Kronendach hält sie zurück, sodass sie sich in der Waldluft anreichern. Die Reibung lädt Luftteilchen elektrisch negativ auf, sodass sogenannte Anionen entstehen. Diese verbinden sich mit feinen Wasserpartikeln. So bilden sich die Elektroaerosole. Beim Einatmen überträgt sich die elektrisch negative Ladung auf unsere Flimmerhärchen und verstärkt deren Bewegung. Dadurch stoßen wir Erreger und Feinstaub effizienter aus. Die Feuchtigkeit des Elektroaerosols verstärkt die Barrierefunktion unserer Schleimhäute. Nach Regenfällen sind in der Waldluft etwa 10 000 Elektroaerosole pro Kubikmeter Luft feststellbar.

Elektroaerosole entstehen auch durch die Meeresbrandung. Wasserfälle sind regelrechte »Elektroaerosol-Fabriken«. Im Nahbereich von Wasserfällen werden durch die sogenannte Wasserfallelektrizität pro Kubikmeter Luft bis zu 30 000 Anionen und Elektroaerosole gemessen. Eine Studie der Paracelsus Medizinische Privatuniversität (PMU) in Salzburg belegte, dass Kuraufenthalte an Wasserfällen und in Waldgebieten zu signifikanten Verbesserungen der Entzündungssymptome bei allergischen Atemwegserkrankungen wie Asthma führen und dass die Anionen und Elektroaerosole die Ursache dafür sind.[355] Stadtluft hingegen ist regelrecht leergefegt von diesen Wirkstoffen. Erstens fehlt das schützende Kronendach, sodass die UV-Strahlung die Teilchen deaktiviert und sie sich verflüchtigen, zweitens entziehen die vielen urbanen Kunststoffflächen den Teilchen die elektrisch negative Ladung und zerstören sie dadurch.

Sogar harmlose Bodenbakterien, mit denen wir in der Natur in Kontakt kommen, wirken positiv auf unsere Abwehrkräfte, indem sie unser Immunsystem trainieren. Vor allem beim *Mycobacterium vaccae* ist die immunregulatorische Wirkung gut belegt und erforscht. Ich nenne Terpene, Elektroaerosole und Bodenbakterien das »heilsame Trio des Waldes«.[356] Die junge Wissenschaft der Öko-Immunologie erkennt immer mehr, wie wichtig Naturkontakt für eine effiziente Hintergrundimmunität und für einen Schutz vor schweren Infektionsverläufen ist. Durch diese Erkenntnisse zeigt sich: Indem wir uns von unseren natürlichen Lebensräumen trennen, schneiden wir auch die Zufuhr gesundheitsfördernder Naturstoffe ab und ersetzen sie durch Schadstoffe, die uns anfällig für Krankheiten und schwere Verläufe bei Infektionen machen. Wenn uns Menschenleben wirklich wichtiger sind als Profite, dann hat die Politik auf diese Erkenntnisse durch angemessene gesundheitsökologische Maßnahmen zum Schutz der öffentlichen Gesundheit zu reagieren. Lippenbekenntnisse und ein unverhältnismäßiger Fokus auf SARS-CoV-2 reichen allein nicht aus. Gesundheitsökologische Maßnahmen hätten – anders als Shut- und Lockdowns – auch keine negativen Auswirkungen auf die Psyche, den Körper oder die wirtschaftliche Situation der Bevölkerung. Worauf warten wir? Jetzt hätten wir noch die Möglichkeit, durch eine sorgfältige Umgestaltung und Renaturierung unserer Lebensräume weiteren Epidemien vorzubeugen und eine »Lockdown-Gesellschaft« zu verhindern.

## Gesunde Lebensräume – gesunde Menschen

Eine groß angelegte epidemiologische Studie der University of Chicago analysierte die Gesundheitsdaten von Stadtbewohnern in Toronto und brachte sie mit Daten aus Satellitenbildern und flächendeckenden Baumkartierungen in Verbindung. Die Ergebnisse wurden in *Nature* publiziert. Sie zeigten einen starken entgegengesetzten Zusammenhang zwischen Stadtbegrünung und Zivilisationskrankheiten. Das heißt, je mehr Bäume rund um den Wohnort einer Person wuchsen, desto geringer war ihr Krankheitsrisiko. Umgekehrt stieg das Risiko an, je weniger grün ein Stadtteil war. Vor allem Herz-Kreislauf-Erkrankungen nahmen durch Bäume ab. Das interdisziplinäre Team aus Wissenschaftlern säuberte die Daten im Hinblick auf andere Gesundheitsfaktoren wie Einkommen, Bildung und sozialer Status, wie es in der Epidemiologie üblich ist. Statistisch gesehen zeigte sich, dass schon zehn zusätzliche Bäume rund um den Wohnblock eines durchschnittlichen Stadtbewohners zu einer gesundheitsökologischen Wirkung führen würden, die einer biologischen Verjüngung um sieben Jahre oder einer jährlichen Einkommenssteigerung um 20000 Dollar (17000 Euro) entspricht.[357] Es ist bekannt, dass sich Einkommensunterschiede signifikant auf die Lebenserwartung auswirken.[358] Die gesundheitsökologische Gestaltung unserer Lebensräume würde den wirtschaftlich und sozial benachteiligten Gruppen zugutekommen, sofern wir im Sinne der Gerechtigkeit dafür sorgen, dass *allen* Menschen gesunde Lebensräume zur Verfügung stehen.

Die positive Wirkung von Stadtbäumen lässt sich auf mehreren Ebenen erklären. Der Anblick von Grünräumen aktiviert, wie wir gesehen haben, den Parasympathikus und somit die neuronalen Mechanismen der Ruhe und Regeneration, die auch dem Immunsystem Energie zur Verfügung stellen. Stadtbäume absorbieren Schadstoffe und Feinstaub aus der Luft und leisten damit einen wesentlichen Beitrag zur Luftqualität. Der Feinstaub verfängt sich an ihren Ästen, Zweigen, Blättern und Samen, wobei Birken und Pappeln wegen ihrer langen, rauen, herabhängenden Blüten besonders viel Feinstaub einfangen. Regenwasser spült die Partikel dann von den Bäumen zu Boden und ins Kanalsystem. Gasförmige Schadstoffe wie Stickoxid werden von den Bäumen aufgenommen, chemisch modifiziert und in Blätter und Nadeln eingelagert. Bekanntermaßen nehmen alle grünen Pflanzenteile im Rahmen der Photosynthese Kohlendioxid auf und geben Sauerstoff ab. Grünflächen bringen gesundheitsschützende Substanzen wie die Terpene und Elektroaerosole in die Stadt. Außerdem ist es nachgewiesen, dass Stadtbegrünungen die Anrainer dazu motivieren, Sport im Freien zu betreiben.[359] Wir sollten unsere Städte von grünen Strukturen, die unsere Gesundheit signifikant verbessern, flächendeckend durchwachsen lassen.

Im Zusammenhang mit dem Thema Mensch und Gesundheit nutze ich oft den Begriff »Biophilia«, den der Psychoanalytiker und Sozialpsychologe Erich Fromm (1900–1980) zum ersten Mal in den 1950er-Jahren in Umlauf gebracht hat. Er sprach von der »Biophilie« und meinte damit die angeborene Affinität des Menschen zu Lebens- und Wachstumsprozessen. Fromm hatte dabei persönliches, gesellschaftliches und biologisches Wachstum im Sinn. Er wies schon damals auf die Bedeutung des Naturkontakts für die menschliche Gesundheit hin, wobei er primär die psychische und soziale Gesundheit im Blick hatte. In meinem Buch *Biophilia in der Stadt*, in dem es darum geht, »wie wir die Heilkraft der Natur in unsere Städte bringen«, habe ich zahlreiche Konzepte für eine öko-immunologische und öko-psychosomatische Gestaltung unserer Ballungsräume vorgelegt.[360] Die Öko-Psychosomatik befasst sich mit den Zusammenhängen zwischen Lebensräumen, Psyche und Körper, wobei alle drei Aspekte des Menschen als eine untrennbare Einheit betrachtet werden.[361] Der Lebensraum muss als Teil des »Gesamtsystems Mensch« gesehen werden. Wir sind in die Funktionskreise der Natur mit eingebunden. Durchbrechen wir diese, werden auch wir selbst krank. Stellen wir sie wieder her, wirkt sich das positiv auf die Gesundheit der Menschen aus.

In Seoul, der Hauptstadt Südkoreas, wurde der Fluss Cheonggyecheon im Rahmen des Städtebaus kanalisiert und unter die Erdoberfläche verbannt. Im Jahr 2012 ließ die Stadtregierung das Fließgewässer entlang einer Strecke von elf Kilometern wieder an die Oberfläche holen und gestaltete ein neues Flussbett zwischen Hochhäusern, Hochbahntrassen und Autobahnbrücken. Der Verlauf des Cheonggyecheons wurde naturnah gestaltet. Mitten durch die Millionenmetropole schlängelt sich jetzt eine grüne Oase mit Wasser, gesäumt von Bäumen und Büschen, die gesundheitsfördernde Substanzen produzieren. Die Pflanzen reinigen die Luft, während die Naturreize den Parasympathikus der Stadtbewohner aktivieren. Entlang des Flusses wurden auch kleine Wasserfälle errichtet, die als zusätzliche Quellen für Anionen und Elektroaerosole betrachtet werden können. Mittlerweile gibt es überall auf der Welt Beispiele für solche Revitalisierungen von urbanen Flüssen, die davor im Untergrund verliefen.

Mein Vorschlag: Holen wir die Flüsse und dadurch ihre positiven Wirkungen für unser Immunsystem und unsere Gesundheit wieder an die Oberfläche, und verbannen wir doch stattdessen den Verkehr in den Untergrund. So hätten wir es von Anfang an machen können. Die Ausgaben für diese Umgestaltung sind gerechtfertigt, da sie dem Gesundheitssystem hohe Folgekosten ersparen würden, die auf Umweltprobleme zurückgehen. Wie schon erwähnt, fallen allein aufgrund von Lungenerkrankungen, die von Luftschadstoffen verursacht werden, in der EU jedes Jahr Kosten von 1,4 Billionen Euro und in den USA von 700 Milliarden Euro an.[362]

Nutzen wir jede Nische, um Natur in unsere Lebensräume zu holen. Geben wir der Erde das, was wir ihr beim Bau von Gebäudekomplexen wegnehmen, oben wieder zurück, indem wir Dachgärten anlegen, die über Tröpfchenbewässerungen mit dem

Altwasser aus dem Gebäude bewässert werden. Begrünen wir möglichst viele Fassaden, und schaffen wir dadurch mehr Flächen, die zu einer gesunden, schadstoffbereinigten Atemluft beitragen. Hochhäuser lassen sich nach dem Vorbild des Hochhauskomplexes Bosco Verticale in Mailand zu »vertikalen Wäldern« machen, indem auf verschiedenen Ebenen von Terrassen, die zueinander versetzt sind, Bäume wachsen. Solche Konzepte wären auch für Krankenhäuser wünschenswert. Begrünen wir Straßenbahngleise, und pflanzen wir seitlich davon Büsche und Bäume. So können wir Infrastruktur und Natur miteinander verbinden. In Kombination mit Rad- und Fußwegen könnten auf diese Weise grüne Adern entstehen, die sich durch die ganze Stadt ziehen und in Summe immens große Naturflächen bilden. Wir Menschen könnten uns – geschützt vor Lärm und Abgasen – in solchen »Biophilia-Korridoren«, wie ich sie nenne, durch die Stadt bewegen.

Wir sollten Corona zum Anlass nehmen, die komplexen Zusammenhänge zwischen Umwelt und Gesundheit zu erkennen und ernst zu nehmen. Ich hoffe aber auch, dass wir nicht vor unserer Haustüre stehen bleiben. Mit diesem Buch möchte ich dazu beitragen, *Gesundheitsgerechtigkeit* herzustellen. Diesen Begriff lehne ich an die Ernährungsgerechtigkeit an, die das Ziel verfolgt, die natürlichen Ressourcen weltweit fair zu verteilen, sodass niemand mehr Hunger leiden muss. Gesundheitsgerechtigkeit zielt darauf ab, Gesundheitsbedrohungen auch in sozioökonomisch benachteiligten Bevölkerungsgruppen und Weltregionen zu reduzieren, wofür die internationale Solidargemeinschaft einstehen sollte. Was dazu nötig wäre, ist in diesem Buch aus den einzelnen Kapiteln bereits hervorgegangen. In Anlehnung an die ökosoziale Marktwirtschaft spreche ich gern von der »ökosozialen Medizin«, die wir anstreben sollten: eine Gesundheitsvorsorge und Heilkunde, die den Menschen mit all seinen Dimensionen, also mit Körper, Psyche, sozialem Umfeld und physischem Lebensraum als öko-psychosomatische Lebensform erfasst.

# Schlussbetrachtungen

## Appell an die Medien

*Dies ist ein offener Brief mit persönlicher »Handschrift«.*

Seit 2010 betreibe ich als freier Sach- und Fachbuchautor regelmäßige Pressearbeit als wichtigen Teil meines Berufs. Ich habe mit zahlreichen Redaktionen aus Fernsehen, Druck, Radio und Internet zusammengearbeitet, darunter auch viele Leitmedien mit großer Reichweite in Deutschland, Österreich und teilweise in der Schweiz. Diese Zusammenarbeit war stets sehr zufriedenstellend und basierte auf einem gegenseitigen Vertrauensverhältnis. Wenn von »den Medien« die Rede war, die »gekauft« oder »gleichgeschaltet« seien, habe ich immer widersprochen. Ich kenne zahlreiche Journalistinnen und Journalisten, die ich für ihre unabhängige, kritische und teilweise investigative Berichterstattung sehr schätze.

Umso größer ist meine Verwunderung über die vorherrschende Art der Berichterstattung rund um Corona. Die Zahlen der positiv Getesteten werden durch die Bank nicht in Relation zur Zahl der Tests oder zur Bevölkerungszahl gesetzt. So kam es bereits mehrfach sowohl im deutschsprachigen Raum als auch weltweit zu einem Anstieg der Testhäufigkeit, der – wenig überraschend – auch die Anzahl der positiven Tests steigen ließ. Diese Information wäre für uns Medienkonsumenten sehr relevant, um die Angaben überhaupt einordnen zu können. Die Daten *müssen* in eine vernünftige Relation gesetzt werden. Wurde zu Beginn noch jeder einzelne Todesfall medial repräsentiert, spielen mittlerweile die Entwicklung der Mortalität und die Situation auf Intensivstationen neben dem täglichen Hochzählen positiver Testergebnisse eine untergeordnete Rolle in Presseberichten.

Das war im Frühjahr anders, als Kamerateams sogar mit Bildern von leeren Krankenzimmern und -betten noch versuchten, das Gefühl einer heranrollenden Katastrophe zu erzeugen. Dieses Feld hat man offenbar rasch wieder verlassen, weil dort nichts stattfand, was sich für die erhofften Schlagzeilen geeignet hätte. Die anhaltend unproblematische Lage in unseren Krankenhäusern und Intensivstationen sowie die Entwicklung der Mortalität, die weit hinter den Modellvoraussagen zurückbleibt, wird medial kaum mehr thematisiert. Deshalb muss man zu der Vermutung kommen, dass weiterhin bewusst zwischen entwarnenden und alarmierenden Daten unterschieden wird, um dann vorwiegend die alarmierenden zu verbreiten, was noch dazu ohne die notwendigen Relationen erfolgt.

Auch die Einordnung im Vergleich mit der jährlichen Mortalität bei Lungeninfektionen, die in Deutschland etwa 40 000 Todesfälle umfasst, erfolgt in den meisten Medienberichten nicht, ja gilt sogar als unlauter und verantwortungslos. Aber *nur* durch die Herstellung von Relationen können die angebotenen Daten von den Zuschauern, Hörerinnen und Lesern überhaupt richtig interpretiert werden. Das Weglassen dieser Relationen kann als Irreführung der Medienkonsumenten bezeichnet werden, auch wenn diese unbeabsichtigt erfolgen mag. Ich unterstelle keiner Journalistin und keinem Journalisten eine Absicht oder behaupte, dass »die Medien« gekauft seien. Nach zehn Jahren intensiver Medienarbeit weiß ich, dass dies nicht der Fall ist. Die fehlende Einordnung der Zahlen in vielen Presseberichten könnte sogar das Ergebnis einer Art von Verantwortungsgefühl sein und wird in einigen Fällen vermutlich auch mit persönlicher Sorge zu tun haben. Allerdings macht dies das Ergebnis nicht besser. Eine einseitige Berichterstattung ohne saubere Einordnung von Zahlen könnte in der Bevölkerung mit der Zeit eher zu einem wachsenden Misstrauen gegenüber Medien führen, was sehr zu bedauern wäre.

Und schließlich muss auch gesagt werden: Wenn es mittlerweile Entspannendes zu berichten gibt, das darauf hindeutet, dass SARS-CoV-2 kein so außergewöhnlich gefährlicher Erreger ist, wie es anfangs befürchtet wurde, dann sollte der Abbau von Angst und Irrationalität innerhalb der Bevölkerung auch zugelassen werden. Denn es gibt noch viele andere medizinische, soziale und ökologische Probleme, denen wir uns verantwortungsvoll zuwenden sollten. Je schneller wir die Verengung des Blicks auf COVID-19 überwinden, desto besser. Das bedeutet nicht, dass wir das Virus nicht ernst nehmen sollten. SARS-CoV-2 ist ein *ernst zu nehmendes* Gesundheitsrisiko – aber eben eines von vielen.

Weit verbreitete Falschmeldungen sollten zurückgenommen werden. Die Behauptung mit den 60 oder 70 Prozent »Durchseuchung« bis zur Herdenimmunität ist längst widerlegt. Das neue Coronavirus ist bei Weitem nicht das erste, das auch andere Organe als die Lunge befallen kann; das Langzeitschäden verursachen kann; das unser Immunsystem attackiert. Mit der vorschnellen Verbreitung emotionalisierender bis reißerischer Schlagzeilen über virologische Erkenntnisse, die zwar zuvor öffentlich unbekannt waren, jedoch nicht außergewöhnlich sind, verbreiteten sich auch irrationale Vorstellungen über das neue »Killervirus«, die jetzt kaum mehr wegzubekommen sind. Wer wird diese Fehlinformationen wieder in ein richtiges Licht rücken?

Als die Vereinten Nationen und die WHO im Mai 2020 Afrika zum wahrscheinlich nächsten Corona-Hotspot erklärten und dort mit bis zu 3,3 Millionen Toten rechneten, wurde die ganze Welt mit dieser Meldung in Besorgnis versetzt. Bis Ende Juli 2020 hatte der afrikanische Kontinent etwa 18 000 Corona-Tote zu verzeichnen. Warum wird nicht ebenso breitenwirksam berichtet, dass sich die Situation in Afrika entgegen den düsteren Voraussagen zumindest in Bezug auf SARS-CoV-2 positiv entwickelt? In dieser Angelegenheit legen viele Medienvertreter dann, anders als bei der Präsentation von Testergebnissen, plötzlich doch Wert auf Relativierungen. So wird zum Beispiel häufig betont, dass die niedrige Corona-Mortalität in Afrika mit mangelhaften Tests zusammenhängen und eigentlich viel höher sein könnte. Offenbar sind solche Relativierungen nur bei entspannenden Zahlen vorgesehen. Laut einem Artikel im *Focus* vom Juli 2020 würden für Afrika noch immer »mehrere Millionen Tote erwartet« – so kann man es bereits der Schlagzeile entnehmen.[363] Afrika drohe zum Schauplatz der »schlimmsten Corona-Epidemie« der Welt zu werden. Laut dem Artikel seien auf dem afrikanischen Kontinent nach Einschätzung von Bill Gates sogar noch bis zu zehn Millionen COVID-19-Tote möglich.

Dabei gibt es andere, besser geeignete Erklärungen für den abermaligen Fehlschlag der Modellrechnungen. Wie erwähnt dürfte die ausbleibende Katastrophe in Afrika auch daran liegen, dass viele Bewohner bereits als Kinder häufig in Kontakt mit unterschiedlichen Erregern und Parasiten gekommen sind und ihre Immunsysteme daher besser trainiert sind als bei uns »Industriekindern«. Und das ist eine völlig plausible Erklärung, die durch zahlreiche öko-immunologische Erkenntnisse gestützt wird. Mathematische Modellprognosen können eben an der komplexen Realität scheitern. Und die Realität des Immunsystems ist hochkomplex. Hinzu kommt die Altersstruktur Afrikas: Über 60 Prozent der Bewohner des gesamten Kontinents sind jünger als 25 Jahre. Dieser Erklärungsansatz wird auch dadurch gestützt, dass 60 Prozent der Corona-Toten des gesamten Kontinents in einem einzigen Land, nämlich in Südafrika, verstorben sind. Südafrika ist in Bezug auf den Lebensstil und die Bevölkerungsstruktur mit europäischen und amerikanischen Industrienationen vergleichbar. Johannesburg, die größte Stadt Südafrikas, rangiert in der Liste der Städte mit der weltweit höchsten Luftverschmutzung auf Platz 99. Zum Vergleich: Madrid, eine der am stärksten mit Feinstaub belasteten Hauptstädte Europas, nimmt Platz 1055 ein.[364]

Mit diesen immunbiologischen und gesundheitsökologischen Zusammenhängen lässt sich hinreichend erklären, warum die Voraussagen auch für den Großteil des afrikanischen Kontinents fehlschlugen. Wäre es jetzt nicht an der Zeit, Reportagen über die zusätzlichen 180000 Malaria-Todesfälle zu veröffentlichen, die durch die einseitige Ausrichtung des globalen Gesundheitswesens auf COVID-19 allein bei afrikanischen Kindern im Jahr 2020 zu erwarten sind? Damit ließe sich zugleich das Bewusstsein dafür schärfen, dass Hunderttausende Malaria-Tote pro Jahr verhindert werden könnten, wenn die internationale Solidargemeinschaft die jährlich fehlenden drei Milliarden Euro aufbrächte, um die UN-Initiative *RBM (Roll Back Malaria)* dabei zu unterstützen, ihr seit Jahrzehnten verfolgtes und realistisches Ziel, die Malaria-Mortalität mittels Umwelt- und Hygienemaßnahmen, ökologischer Renaturierung, Medikamentenversorgung und Aufklärungskampagnen um 90 Prozent zu reduzieren, endlich umzusetzen.[365]

Anstatt Lockdown-Kritiker voreilig ins Eck der »Covidioten« zu stellen, sollten wir breitenwirksam über die dramatische Verschlimmerung der Situation in Hungergebieten berichtet, die durch Ausgangsbeschränkungen verursacht wurde, deren Wirksamkeit und Angemessenheit durch Evidenzen einfach nicht belegt sind. Diese »Kollateralschäden« am Leben und an der Gesundheit von Millionen von Menschen sind nämlich nicht die Auswirkungen der Pandemie, wie es oft behauptet wird, sondern ausschließlich die Folgen der nicht evidenzbasierten politischen Reaktionen. »Durch Corona droht Hunger in der Welt«, schrieb etwa die *Deutsche Welle*.[366] Aber sollte es nicht besser heißen: »durch Corona-*Maßnahmen*«? Der *Bayerische Rundfunk* berichtete darüber, »wie die Pandemie Hilfe behindert«.[367] Es war aber nicht die Pandemie, die dazu geführt hat, dass Hilfsgüter und Medikamente nicht mehr in Krisenregionen ankamen. Das geht auf das Konto der restriktiven Maßnahmen mit Shut- und Lockdowns. Nennen wir das Kind doch beim Namen.

Für viele Menschen geht die Welt unter – und das nicht erst seit Corona –, und wir tracken 24 Stunden am Tag und 7 Tage pro Woche ein einzelnes Virus unter unzähligen Erregern, die jedes Jahr im Rahmen von Lungeninfektionen 2,6 bis 4 Millionen Menschen das Leben kosten, darunter 800 000 Kinder, die – ich wiederhole mich – zum Teil sterben, weil sie keine wirksamen Antibiotika mehr erhalten, während »Big Pharma« sich überwiegend von der Antibiotika-Forschung abgewendet hat und sich lieber an einem globalen Wettrennen um Corona-Impfstoffe beteiligt oder lukrative Langzeitmedikamente entwickelt, mit denen sich höhere Renditen erzielen lassen. Es gibt so viele gesundheitspolitische »Baustellen«, denen wir uns dringend zuwenden müssen, und jetzt wäre die Chance dafür.

Wollen wir unsere gesamte öffentliche Aufmerksamkeit wirklich weiterhin auf ein einzelnes Gesundheitsrisiko unter vielen richten, und dann womöglich zurückkehren zu unserem gewohnten Alltag mit Reality-TV-Shows, reißerischen Schlagzeilen und thematisch wechselnden, aber kurzlebigen Medienhypes? Wir haben im Zusammenhang mit Corona erlebt, welchen starken Einfluss vor allem Leitmedien auf die öffentliche Bewusstseinsbildung haben. Bitte lassen Sie uns dieses Potenzial nutzen, um globale Gesundheitsgerechtigkeit herzustellen, auch dort, wo wir nicht selbst betroffen sind. Entsprechende Bildungskampagnen mit einer Stärkung des investigativen Journalismus ließen sich hervorragend an Corona anknüpfen. Investigativ arbeitende Journalistinnen und Journalisten, die sich nicht vor Konflikten mit mächtigen Konzernen und Politikern scheuen, leisten hervorragende Arbeit. *Jetzt sollte ihre Zeit gekommen sein!* Und sie sollten volle Rückendeckung ihrer Arbeitgeber haben, auch falls es zu Konflikten und Rechtsstreitigkeiten mit einflussreichen Firmen kommt.

Stattdessen hat sich mancherorts jedoch sogar eine mediale »Hetzjagd« auf Andersdenkende entwickelt, die von jeder Evidenzbasis entkoppelt ist und nicht mehr akzeptiert werden kann. *Spiegel Online* veröffentlichte am 16. Juli 2020 einen Artikel, der sich an Personen richtete, die öffentliche Räume wie Supermärkte, Apotheken, Fitnessstudios oder öffentliche Verkehrsmittel ohne »Schutzmaske« betreten. Die Autorin Samira El Ouassil wendet sich direkt an diese Personengruppe und schreibt: »Es ist grob unhöflich, andere Menschen umbringen zu wollen.«[368] Mit der Veröffentlichung dieser Kolumne hat der *Spiegel* eine rote Linie übertreten und der Autorin die Möglichkeit gegeben, Menschen, die sich in öffentlichen Räumen ohne Nasen-Mund-Bedeckung zeigen, eine *Tötungsabsicht* zu unterstellen. Eine derartige Aussage ist völlig unbegründet.

Frank Ulrich Montgomery, der Präsident des Weltärztebundes, hält die Pflicht zum Tragen eines behelfsmäßigen Mund-Nasen-Schutzes für falsch. In einem Interview mit der Deutschen Ärztezeitung sagte er in diesem Zusammenhang: »Wer eine Maske trägt, wähnt sich sicher, er vergisst den allein entscheidenden Mindestabstand. [...] Aber was will man gegen den Überbietungswettbewerb föderaler Landespolitiker mit rationalen Argumenten tun?«[369] Montgomery räumte übrigens ein, dass FFP2- und FFP3-Schutzmasken geeignet wären, um die Verbreitung von Viren im öffentlichen Raum einzudämmen, nicht aber die einfachen Mund-Nasen-Schutzbedeckungen.[370] Eine Versorgung von zig Millionen Menschen in Deutschland und noch viel mehr Menschen auf der ganzen Welt mit FFP-Masken ist aber unmöglich, da diese in Kliniken und Krankenpflegeeinrichtungen benötigt werden. Solche Masken können nicht einfach millionen- und milliardenfach zur Verfügung gestellt werden. Sie können auch nur kurzzeitig getragen werden, da sie die Atemluft filtern und dadurch Krankheitserreger zurückhalten, was den Zustrom der Luft behindert und die Atmung erschwert.[371] Vor allem ältere Menschen und Personen mit Atemwegsproblemen würden unter diesen Masken leiden. Hinzu kommt, dass es sich um medizinische Schutzkleidung handelt, die nur effizient ist, wenn sie sachgemäß gehandhabt wird.

Auch der Virologe Hendrik Streeck steht einem allgemeinen Mundschutzzwang skeptisch gegenüber und weist darauf hin, dass der Mundschutz ein potenzieller Nährboden für Keime ist, wenn er im Alltag getragen und nicht fachgerecht eingesetzt wird.[372] Der bereits genannte Arzt und Medizinrechts-Experte Peter Gaidzik gab zu bedenken: »Als es zu wenig Masken in Deutschland gab, war die Maskenpflicht kein Thema. ›Bringt nichts, kann sogar Infektionsquelle sein‹, wurde gesagt. Dann waren sie doch empfehlenswert, weil sie wenigstens die anderen schützen, und als schließlich genügend Masken verfügbar waren, hieß es plötzlich: ›Es ist nachgewiesen, dass es was bringt‹, und es wurde eine Maskenpflicht verhängt.«[373] Dieser Einwand des Mediziners ist gerechtfertigt. Bis zum politischen Umschwenken in Bezug auf die »Schutzmaskenpflicht« empfahl sogar die WHO, dass nur Personen Mundschutz tragen sollten, die Atemwegssymptome oder Kontakt zu Risikopersonen haben – dann aber medizinisch zugelassene FFP-Masken.[374] Gaidzik bemängelte weiter die Anfeindungen gegenüber Menschen, die von der Regierungslinie in dieser und anderen Fragen abweichen: »Derjenige, der widerspricht, ist automatisch ein staatsgefährdender Idiot. Das kann nicht richtig sein. Es widerspricht dem grundlegenden Prinzip des Meinungsstreits als Methode wissenschaftlichen Erkenntnisgewinns und birgt große gesellschaftliche Gefahren.«[375]

Am wichtigsten ist aber die Frage, ob die Pflicht zum Tragen von Mund-Nasen-Schutz wirksam gegen die Verbreitung von SARS-CoV-2 wirkt. Der Infektiologe Franz Allerberger, der die Abteilung für Öffentliche Gesundheit der staatlichen Agentur für Gesundheit und Ernährungssicherheit (AGES) in Österreich leitet, äußerte, dass es keinen Beleg für den Nutzen einer Mundschutzpflicht gebe. Wie ich bereits erwähnt habe, laufen in Allerbergers Abteilung alle Gesundheitsdaten des Landes zusammen und werden von ihm und seinen Mitarbeitern ausgewertet. Niemand kennt die COVID-19-Daten besser als diese Expertinnen und Experten. Allerberger gab am 21. Juli 2020 bekannt, dass der Zwang zum Tragen eines Mund-Nasen-Schutzes zumindest in Österreich, wo die Pflicht als Erstes eingeführt wurde, »null Wirkung« habe: »Weder bei der Einführung noch bei der Abschaffung hat sich bei der Kurve etwas getan.«[376]

Die *Tiroler Tageszeitung* gehörte zu den wenigen Ausnahmen in der Presselandschaft, die den Abdruck dieser hochrangigen Expertenmeinung wagte. Das rechne ich der Redaktion hoch an. Ich werde mich bezüglich des Zwangs zum Tragen von Nasen-Mund-Schutz nicht weiter äußern, aber es steht fest, dass die Unterstellung einer Tötungsabsicht gegenüber Personen ohne Mundschutz, die bei *Spiegel Online* verbreitet wurde, nicht begründbar ist und das Potenzial hat, Menschen gegeneinander aufzuhetzen. Es ist sehr bedauerlich, dass es so weit gekommen ist. Mir ist völlig klar, dass derartige Äußerungen vom Großteil der Journalistinnen und Journalisten nicht mitgetragen werden. Dies ist aber ein offener Brief an diese Berufsgruppe. Bitte nutzen wir unsere Möglichkeiten, den medialen Diskurs wieder auf eine faire, differenzierte und evidenzbasierte Basis ohne Anfeindungen zu bringen.

In einem Online-Artikel mit dem Titel »Der Wahn aus dem Netz« vom 17. Mai 2020 stellte mich die *Frankfurter Allgemeine Zeitung* (FAZ) völlig undifferenziert in eine Reihe mit »Verschwörungstheoretikern«. Unter dem Abschnitt »Sorge um die Gesundheit als Propagandatechnik« wurde eines meiner Videos aufgegriffen, in dem ich vor den Risiken der Zulassung genetischer Impfstoffe unter Verkürzung von Zulassungsphasen warnte. Auf den Inhalt des Videos ging der Artikel mit keinem Wort ein, auch nicht auf meine Argumente. Dafür wurde mein Äußeres beschrieben: »Mann mit Öko-Zopf und bleicher Haut.« Es ist verstörend, dass einflussreiche Medien wie die *Frankfurter Allgemeine Zeitung* ein Plädoyer für das Vorsorgeprinzip in der Impfstoffentwicklung als »Propaganda« eines »Verschwörungstheoretikers« einordnen und diese Behauptung öffentlich verbreiten. Ich habe bereits erwähnt, dass der international renommierte Genetiker William Haseltine ebenfalls mit dem Vorsorgeprinzip argumentierte, als er schrieb: »Die Teleskopierung von Testabfolgen und Genehmigungen setzt uns alle einem unnötigen Risiko im Zusammenhang mit der Impfung aus.«[377]

Die Diffamierung von Menschen mit differenzierten Sichtweisen oder Standpunkten, die nicht der Regierungslinie oder momentan auch den Interessen der Pharmaindustrie entsprechen, hat erschreckende Ausmaße angenommen. Noch einmal: Ich weiß, dass nicht alle Journalistinnen und Journalisten mit diesem Vorgehen einverstanden sind. An diese richte ich meinen Appell: Bitte lassen Sie es nicht zu, dass jede Kritik an verkürzten Zulassungsverfahren bei Impfstoffen mit Impfgegnerschaft oder Verschwörungstheorien gleichgesetzt und ins Eck der »kruden Thesen« gestellt wird. Wollen wir eine Welt, in der die PR-Narrative der pharmazeutischen Industrie nicht hinterfragt werden dürfen?[378] Wissenschaft verlangt nach einer differenzierten Auseinandersetzung – auch bei Impfstoffen.

Ein Beispiel: Die relativ junge Wissenschaft der evolutionären Medizin, die sich mit Mutationen im Zusammenhang mit Gesundheit auseinandersetzt, hat festgestellt, dass gerade bei Epidemien ein Impfstoff – anders als bisher angenommen – die Mutation des Erregers fördern könnte, sodass dieser Auswege aus der menschlichen Immunität sucht. Es besteht die Möglichkeit, dass er immunologische »Nischen« findet, um zu überdauern und sich zu adaptieren. Dadurch könnte ein Erreger mit gesteigerter Virulenz entstehen, dessen Kontrollierbarkeit sich verschlechtert, ähnlich wie bei Bakterien, die mit einem Antibiotikum behandelt werden, diese Behandlung aber teilweise überdauern und Resistenzen bilden. »Impfungen sind nicht evolutionssicher«, schreiben daher die Evolutionsmediziner Andrew Read und Margaret Mackinnon in einem Lehrbuch für evolutionäre Medizin der Oxford University Press. In ihrem Aufsatz »Die Evolution von Pathogenen in einer geimpften Welt« plädieren sie dafür, Impfungen mit Bedacht und Angemessenheit einzusetzen – dort, wo sie wirklich nötig und gut erprobt sind.[379] Das ist kein Argument gegen Impfungen, sondern ein Argument für den sorgfältigen und angemessenen Einsatz von Impfstoffen. Read ist Direktor des Zentrums für Infektionskrankheiten an der Pennsylvania State University. Mackinnon forscht und lehrt an der University of Edinburgh. Beide haben unter anderem in *Nature* publiziert.

Bis kurz vor Corona war es zum Beispiel noch normal, dass in den Medien gut recherchierte, kritische Artikel über den Einfluss privater Geldgeber wie Bill Gates auf die WHO verfügbar waren. »Der heimliche WHO-Chef heißt Bill Gates«, titelte *Die Zeit* im April 2017 und schrieb über »Verwicklungen zwischen Konzernen und der WHO«.[380] Im Januar 2019 veröffentlichte der *Südwestrundfunk* einen ähnlich kritischen Beitrag mit dem Titel: »Die WHO am Bettelstab: Was gesund ist, bestimmt Bill Gates.« Auch Dokumentarfilme, die sich investigativ und kritisch mit diesem Problem auseinandersetzten, liefen vor 2020 regelmäßig in deutschsprachigen TV-Sendern. Die Frage, weshalb die »Philanthropen« Melinda und Bill Gates unter anderem in den Luftwaffenkonzern BAE Systems investieren, ist aktueller als je zuvor.[381] Lassen sich Philanthropie und Rüstungsindustrie seit 2020 plötzlich unter einen Hut bringen? Es kann doch nicht sein, dass diese vormals kritischen medialen Auseinandersetzungen mit dem Einfluss superreicher Netzwerker auf die WHO wegen Corona einfach vergessen werden.

Es ist offenkundig, dass die derzeitige globale Lage von Lobbyisten ausgenutzt werden kann. Der Handel mit einem Corona-Impfstoff wäre für die Gewinner des Wettrennens ein Jahrhundertgeschäft, selbst dann, wenn die einzelnen Impfstoffdosen zu günstigen Preisen abgegeben würden. Denn hier macht die Potenzierung den Gewinn: Es geht um Milliarden von Impfstoffdosen. Hinzu kommt, dass der COVID-19-Impfstoff das Eis für genetische Impftechnologien brechen könnte, die bisher umstritten und noch nie für die Immunisierung gegen Infektionskrankheiten zugelassen waren. Aber lukrative Aussichten können sofort platzen, wenn die Impfbereitschaft durch einen Rückgang der Angst, die viele Menschen noch haben, weiter sinkt. Ich habe bereits erwähnt, dass der Virologe Christian Drosten im Juni 2020 sagte, dass SARS-CoV-2 – wie es übrigens viele Experten schon zu Beginn vorausgesagt hatten – aufgrund einer Mutation wohl harmloser werde und sich in Richtung einer herkömmlichen Erkältung entwickele.[382] Wir sollten uns fragen, warum die Dramatisierung des neuen Coronavirus trotz dieser ja eigentlich beruhigenden Aussichten ungebremst fortgesetzt wird und alle Bemühungen auf einen raschen Impfstoff hinauslaufen, der uns nach wie vor als einziger Ausweg verkauft wird ...

Fangen wir doch also wieder damit an, Aussagen zu hinterfragen; mögliche Verbindungen einzelner Personen zu Konzernen oder persönliche Interessen aufzudecken, auch gegen Widerstand. In diesem investigativen Sinn habe ich schon oft mit Journalistinnen und Journalisten kooperiert und dabei stets nur gute Erfahrungen gemacht. Lassen wir es bitte nicht zu, dass der öffentliche COVID-19-Diskurs derart einseitig und unkritisch weiterbetrieben wird. Es steht zu befürchten, dass man den Sensationalismus aufrechterhalten möchte, bis um jeden Preis ein schneller Impfstoff zur Verfügung steht. Damit wären nicht nur große Vorteile für die Gewinner des Wettrennens verbunden, sondern die Politik hätte auch einen einfachen Weg, die Rückkehr zur Normalität »aufgrund der Impfung« zu verkünden und dadurch eine saubere Aufarbeitung der Frage, ob die bisherigen Maßnahmen gerechtfertigt und die politischen Darstellungen wissenschaftlich haltbar waren, geschickt zu umschiffen. Die Impfung sollte nicht zur bequemen Exit-Strategie der Entscheidungsträger werden.

## Was jeder von uns tun kann

Liebe Leserinnen und Leser, einige von Ihnen werden sich vermutlich fragen: »Was können wir tun?« In diesem Buch sind viele ernst zu nehmende Gesundheitsrisiken zur Sprache gekommen, die uns, unsere Kinder, unsere Eltern und Großeltern, aber auch Menschen in entfernten Weltregionen betreffen. Eines dieser Risiken ist COVID-19. Ich gehe mit dem Welt-Ärztepräsidenten Frank Ulrich Montgomery konform, der in Bezug auf das neue Coronavirus den räumlichen Mindestabstand als »allein entscheidend« bezeichnet hat.[383] Natürlich ist es empfehlenswert, Abstand von anderen zu halten und Massenveranstaltungen unter beengten Bedingungen zu vermeiden. Daran besteht kein Zweifel.

Ich hoffe nicht, dass uns weitere Schulschließungen bevorstehen, die – so wie viele andere Maßnahmen – oft überschießend und nicht evidenzbasiert erfolgen. Beispielsweise wurde in Wien eine ganze Volksschule mit 200 Schülern einen Tag nach der Wiedereröffnung nach dem Lockdown schon wieder geschlossen. Der Grund: Ein nicht bestätigter Verdachtsfall unter den Lehrenden.[384] Solche Schließungen sind vor allem für Kinder ein Problem, deren Eltern nicht die Zeit für stundenlangen Heimunterricht oder das Geld für die Bezahlung einer Hausbetreuung haben. Schließungen von Schulen und anderen Einrichtungen sind auch für Kinder mit besonderen Entwicklungsbedürfnissen schädlich. Das Therapie- und Förderwesen stand während des Lockdowns und teilweise bis in den Hochsommer 2020 still.

Dieser monatelange Ausfall wirft Kinder, die spezielle Förderung benötigen, in ihrer Entwicklung nachhaltig zurück. Denn diese Förderung beruht auf Regelmäßigkeit.

Aber die Frage war, was wir tun können. Ich kann Ihnen kein Patentrezept zur Änderung eines festgefahrenen politisches Kurses mit Scheuklappen für alles andere außer Corona anbieten. Aber ich weiß mit Sicherheit, dass wir Konsumentinnen und Konsumenten durch unsere täglichen Entscheidungen vielleicht nicht »die Welt retten«, aber deutliche Zeichen setzen können, welche die in diesem Buch thematisierten Probleme betreffen.

Der Einsatz von Billigarbeitskräften und deren menschenunwürdige Unterbringung; die industrielle Tierhaltung und die Akkordschlachtung mit oder ohne Biosiegel; der Landraub in benachteiligten Weltregionen durch westliche Agrar-Investoren – all das wird vermutlich fortgesetzt werden, obwohl die Zusammenhänge zwischen unserer Art des Wirtschaftens und COVID-19 gut belegt sind, und zwar mit allen ökologischen, gesundheitlichen und sozialen Folgen für die Weltbevölkerung, die ich in diesem Buch dargelegt habe. Zumindest war bis jetzt kein Engagement der Politik wahrzunehmen, diese Umstände zu ändern. Derzeit gilt »Menschen vor Wirtschaft« anscheinend wirklich nur bei SARS-CoV-2.

Dennoch haben wir die Möglichkeit, auf unterschiedlichen Ebenen unsere »Stimme« abzugeben, indem wir beispielsweise gezielt Lebensmittel konsumieren, die nicht auf Kosten von Menschen, Tieren, Umwelt und zukünftigen Generationen produziert wurden. Agrarökologen weisen schon lange darauf hin, dass wir eine Stärkung der regionalen Landwirtschaft brauchen. Mit »Region« meine ich kein Staatsgebiet. Für jemanden, der in der Stadt Salzburg wohnt, ist ein landwirtschaftliches Erzeugnis aus der Region Chiemsee regionaler als ein Produkt aus der Agrarregion Marchfeld östlich von Wien. In Düsseldorf ist ein Erzeugnis aus den Niederlanden regional, nicht aber eines aus Brandenburg. Bei der Regionalität geht es darum, dass die Ware nicht mehr durch ganz Europa oder über die Erdkugel transportiert wird – manchmal sogar mehrfach –, sondern möglichst kurze Transportwege hinter sich hat.

Um beim Beispiel der Lebensmittel zu bleiben, die ja die Grundlage unserer Gesellschaft sind: Wir sollten überall, wo es möglich ist, regionale Klein- und Mittelbetriebe fördern, die standortangepasste Sorten und Rassen einsetzen und nicht unter Vertrag mit Großkonzernen stehen. So erhalten wir hochwertige Produkte, mehr Tierwohl, faire Handelsbeziehungen und eine Stärkung der Basis – das sind diejenigen, die eben *nicht* mächtig sind, die sich *nicht* die Ressourcen der Erde untereinander aufteilen, die *keinen* Landraub betreiben und *keine* Ausbeutung von Arbeitskräften und ganzen Weltregionen zu verantworten haben. Diese regionalen Strukturen sind stark in Mitleidenschaft gezogen, lassen sich aber wiederaufbauen, wenn wir ihnen »Wachstumsenergie« in Form unserer gezielten Nachfrage und Kaufkraft zukommen lassen. In den meisten Städten gibt es nach wie vor regionale Bauernmärkte. Machen wir diese zu den »Corona-Gewinnern«! Bauen wir in einer Allianz mit den Produzenten den Markt für die Geflügelzucht in Bauernhand wieder auf! Auch die Rückkehr zu samenfesten Sorten, deren Samen – anders als beim Industriesaatgut – für die Folgejahre zur Aussaat benutzt werden können, führt über die Stärkung der regionalen Landwirtschaft.

Der Vierfelderhof in Berlin-Gatow ist ein Biobetrieb der landwirtschaftlichen Vielfalt. Dort leben Hühner in kleinen, mobilen Ställen und überschaubaren Herden. Kein einziges dieser Tiere geht genetisch auf einen Zuchtkonzern zurück, denn auf dem Vierfelderhof werden ausschließlich alte Rassen aus eigener Nachzucht gehalten. Und das ist inzwischen eine echte Rarität, die selbst in kleinen Familienbetrieben kaum mehr zu finden ist. Solche letzten noch lebendigen Keime für eine ökologische Zukunft sollten wir gezielt fördern.

Die Tiere sind außerdem sogenannte Zweinutzhühner. Das bedeutet, dass sie sowohl ausreichend Fleisch ansetzen als auch qualitativ hochwertige Eier in ausreichenden Mengen legen. Es ist daher nicht nötig, die männlichen Küken schon am ersten Tag ihres Lebens zu töten, wie das sogar in der Bio-Industrie nach wie vor geschieht, und zwar auf Fließbändern. Auf dem Vierfelderhof im Westen von Berlin leben auch Gänse und Enten. Kein einziges Tier wird in einem Schlachthof getötet. Diese Arbeit wird vor Ort auf dem Hof erledigt.

Die Landwirte des Vierfelderhofs, die ich im Rahmen meiner Recherchen bei ihrer urban-bäuerlichen Arbeit begleitet habe, kultivieren auch eine Vielzahl samenfester Gemüse- und Getreidesorten. Eine Spezialität des Betriebes ist der Anbau seltener Kartoffelsorten wie »Bamberger Hörnchen«, »Blauer Schwede« und »La Ratte«. Dieses nachhaltige Konzept funktioniert nur deswegen, weil der Hof von den Handelskonzernen und der Industrie vollkommen unabhängig ist. Und das liegt auch daran, dass er sich in Berlin befindet. Der mit der Buslinie 134 über die Station Alt-Gatow erreichbare Hofladen wird von den Berlinern rege besucht. Die Kunden können bei dieser Gelegenheit auch den Hof besichtigen. Die Produkte des Vierfelderhofes sind auf Bauernmärkten in der Stadt erhältlich.

Biobauer Peter Brown, der landwirtschaftliche Leiter der Tablehurst Farm im südlichen Einzugsgebiet von London, hält nicht viel von Schweinehaltung im Stall. Auf der Farm leben die Schweine – alles alte Rassen – im Freiland. »Stroh im Stall reicht nicht aus«, sagte mir Brown bei meinem Besuch auf der Farm. »Der Kontakt mit dem Boden ist enorm wichtig für Schweine. Die Tiere holen sich essenzielle Nährstoffe und Eisen aus der Erde. Sie durchwühlen den ganzen Tag lang den Boden, suchen Nahrung, sind neugierig und können nur im Freiland ihre arteigenen Verhaltensweisen ausleben.« Da sie bereits so aufwachsen, wird ihr Immunsystem schon früh trainiert. Auf der Tablehurst Farm leben neben Schweinen auch Gänse und Puten in überschaubaren, mobilen Stallungen auf grünen Wiesen. Auch Schafe und Rinder werden gehalten, und es gibt Anbauflächen für Gemüse und Getreide. Das Saatgut sowie die Futtermittel werden zu 100 Prozent auf dem Hof produziert, und es ist ein eigener Schlachtbetrieb vor Ort vorhanden.

Die Gefahr, dass sich in solchen Tierbeständen Zoonosen entwickeln, die Epidemien und Pandemien auslösen, ist im Verhältnis zur industriellen Tierhaltung vernachlässigbar klein. Diese Herden leben auf einer Fläche der Biodiversität, wo die Funktionskreise der Natur noch ausreichend intakt und die Immunsysteme der Tiere funktionstüchtig sind. Farmer Brown, der unabhängig von Konzernen wirtschaftet, erklärte mir, dass ihm diese vielfältige, ökologische Betriebsführung nur durch die Nähe der Metropole London möglich sei. Die Stadtbewohner kommen auf den Hofladen, vor allem aber werden die Produkte auf »Farmers Markets« und in Bioläden in London verkauft. Die Farm beliefert auch Restaurants in der Stadt.

Am nordöstlichen Rand von Wien bewirtschaften der Botaniker Peter Laßnig und seine Mitarbeiter einen landwirtschaftlichen Betrieb voller Biodiversität. Auf den Flächen des Gärtnerhofes Ochsenherz gedeihen Gemüse und Kräuter aus 60 unterschiedlichen Arten. Von jeder Art sind mehrere Sorten vertreten. Auch hier werden ausschließlich samenfeste Sorten kultiviert, und man ist von den Saatgutkonzernen und vom Handel unabhängig. Die Nähe zu den fast drei Millionen Einwohnern der Metropolregion Wien ermöglicht dem Gärtnerhof Ochsenherz ein besonderes Konzept: Derzeit finanzieren 300 Menschen die Arbeit der Gärtner durch jährliche Beiträge, mit denen sie sich ihren Anteil an der Ernte sichern. Man nennt das »solidarische Landwirtschaft«, kurz »CSA«. Die Abkürzung steht für den international verwendeten Begriff »Community Supported Agriculture«.

Solidarisch ist dieses Konzept deswegen, weil die Arbeit der

Bauern fair bezahlt wird, und nicht das Gewicht der Ernte. Man kauft also nicht nach Stück oder Kilogramm, sondern finanziert das Engagement der Landwirte. Die Produzenten und Konsumenten stehen in Kontakt miteinander und legen in gemeinsamen Besprechungen Jahr für Jahr die Höhe der Beiträge fest. Auf diese Weise werden die Bauern und Gärtner vom Druck des Marktes befreit und können auf eine Weise wirtschaften, die sich die Konsumenten wünschen. Solidarisch ist auch, dass Konsumenten, die wenig Geld verdienen oder arbeitslos sind, bei diesem Konzept meist weniger bezahlen müssen. Das wird dann durch die Besserverdienenden freiwillig ausgeglichen – eben solidarisch. Das CSA-Modell erfreut sich überall auf der Welt wachsender Beliebtheit. Eine Karte mit solidarischen Landwirtschaftsprojekten für den deutschsprachigen Raum finden Sie unter www.solidarische-landwirtschaft.org.

Das waren nur ein paar Beispiele für Vorzeigeprojekte der regionalen Landwirtschaft. Damit soll zum Ausdruck gebracht werden, dass wir sehr wohl Möglichkeiten haben, als Konsumenten einen »Stimmzettel« abzugeben. Dabei sollten wir daran denken, dass erst die *Summe* der Konsumenten, die ihr Einkaufsverhalten ändern, einen Kurswechsel bewirkt. Wenn aber viele von uns mitmachen, dann können sich daraus Veränderungen ergeben, und die Karten zwischen mächtigen Großkonzernen und kleineren, regionalen Produzenten werden neu gemischt. Dasselbe Prinzip lässt sich auch auf andere Produktgruppen übertragen.

In Bezug auf Lebensmittel muss auch klar gesagt werden, dass unser Fleischkonsum reduziert werden sollte. Wie ich in diesem Buch bereits ausgeführt habe, verfüttern wir die Ressourcen der Welt an unsere Nutztiere und tragen damit zu einer Zerstörung der Biodiversität bei. Diese wäre aber unser bester Schutz vor Epidemien und anderen Gesundheitsbedrohungen. Im Kontext der Gesundheitsökologie plädiere ich daher für eine Einschränkung des Fleischkonsums zugunsten der Qualität und Regionalität. Mit anderen Worten: Wenig hochwertiges Fleisch aus nachhaltiger Produktion ist besser als größere Mengen von minderwertigem Fleisch zu niedrigen Preisen, in dem Futtermittelenergie aus Afrika, Asien und Südamerika sowie Antibiotika stecken.

Wir sollten anstreben, dass auch die derzeit benachteiligten Weltregionen gestärkt werden, indem ihre Ressourcen der ansässigen Bevölkerung zur Verfügung stehen, anstatt über die Agrarindustrie zu uns abgezogen zu werden. Dazu benötigt es eine faire, soziale Verteilung – eine Ressourcengerechtigkeit. In diesem Buch wurde klar, dass viele sozioökonomisch benachteiligte Länder und Kontinente, allen voran Afrika, bisher eine Art »Selbstbedienungsladen« der Industrienationen waren. Wir sollten globale Gesundheitsgerechtigkeit einfordern; nicht still sein; nicht aufhören, unbequem zu sein. Auch in anderen Bereichen.

Werden Verantwortungsträger, die bei Corona eingestanden haben, dass Menschenleben vor der Wirtschaft kommen, auch in anderen Bereichen zu einer Eindämmung vermeidbarer Todesopfer beitragen? Nach Corona dürfen wir es nicht zulassen, dass weiterhin nichts gegen die massive Schadstoffbelastung unserer Atemluft getan wird, die nachweislich Herz-Kreislauf-Erkrankungen, Lungeninfektionen und Krebs auslöst. Die Politik ist in die Pflicht zu nehmen, durch umfassende gesundheitsökologische Maßnahmen *endlich* gegen diese gravierenden Gesundheitsbedrohungen vorzugehen, die wir selbst verursacht haben und durch die exorbitant mehr Menschen geschädigt werden und sterben als an Corona.

Ich habe ausführlich dokumentiert, dass Experten schon lange vor diesen gesundheitsökologischen Bedrohungen warnen. Die genannten COVID-19-Hotspots wären vermeidbar gewesen. Die Überlastung der Gesundheitssysteme in der Lombardei, in Madrid und New York waren umweltmedizinisch vorhersehbar. Ärzte warnten rechtzeitig und explizit vor dem gefährlichen Anstieg der Lungeninfektionen. Verantwortungsträger können sich nicht darauf berufen, dass sie von nichts gewusst hätten. Genauso wenig werden sie sich auf angebliches Nichtwissen berufen können, wenn der Tag der Aufarbeitung rund um COVID-19 kommt. Experten, die vor überschießenden, nicht evidenzbasierten Maßnahmen warnten und zu Recht auf Fehler in der Datengrundlage hinwiesen, wurden genauso ignoriert wie diejenigen, die jahrelang auf die Zuspitzung in der Umweltmedizin hinwiesen.

Die Zeit der Untätigkeit muss vorbei sein. Wir sollten Netzwerke, nicht zuletzt unabhängiger Experten, gründen und Aufklärungskampagnen starten – bei COVID-19 genauso wie bei anderen schwerwiegenden Verfehlungen der Politik. Corona hat uns gezeigt, dass freie Untersuchungsausschüsse auch von der Basis – von uns – ausgehen können und damit große Verbreitung finden können. So haben beispielsweise in Deutschland Mediziner und Juristinnen einen außerparlamentarischen Corona-Untersuchungsausschuss gegründet, von dem Expertinnen und Experten im Rahmen von Live-Streams im Internet öffentlich befragt werden – auch dann, wenn sie nicht der Regierungslinie folgen. Wir sollten aus Corona auch lernen, dass unsere Gesellschaft durchaus so etwas wie einen »Geist des Widerstands« braucht; dass wir nicht alles stillschweigend mit uns machen lassen dürfen; dass wir keine Marionetten sind, die immer brav nach der Pfeife der Mächtigen tanzen; dass wir uns durch öffentliche Anfeindungen nicht mundtot machen lassen sollen; dass wir uns mit politischen Lippenbekenntnissen zu einer angeblichen »Solidarität« nicht zufriedengeben dürfen, wenn diese nur bei einem einzigen Thema eingelöst wird, sodass der Verdacht entsteht, es gehe eher um Populismus als um echte Solidarität.

Politikerinnen und Politiker sollten ihre Agenden und Entscheidungsgrundlagen von jeglichem Einfluss aus Lobbyisten-Kreisen konsequent befreien. Beratende Expertinnen und Experten müssen vor ihrem Einsatz genauestens auf mögliche Interessenkonflikte überprüft werden, die nicht immer offensichtlich sind. So ist bei Wissenschaftlern unter anderem im Bereich der Virologie mit zu bedenken, dass ihre Institutionen und Forschungsprojekte oft von privaten Geldgebern aus der pharmazeutischen Industrie finanziert werden. Daraus kann sich eine unbewusste Beeinflussung ihrer Äußerungen ergeben, unabhängig davon, ob sie selbst an Unternehmen beteiligt sind oder nicht. Damit meine ich nicht, dass sie »gekauft« oder »bestechlich« sind. Virologische Forschung wird oft über viele Jahre und Jahrzehnte mit hohen Beträgen durch Pharmafirmen bezahlt. Möglicherweise halten betroffene Experten von öffentlichen Äußerungen Abstand, die einer gesamten Branche, die für ihre Arbeit wichtig ist, gegen den Strich gehen würden. Jede Wissenschaftlerin und jeder Wissenschaftler ist zu Recht an der Erhaltung der Forschungsgelder für ihre oder seine Arbeit interessiert. Dadurch kann es aber zu Unschärfen kommen.

Doch die Politik hält sich nicht mal von »Beratern« fern, deren Interessenverstrickungen auf der Hand liegen: Ich möchte keine Gesellschaft, in der eine Kanzlerin bei superreichen Netzwerkern wie Melinda und Bill Gates anruft, um zu besprechen, was gegen Corona zu tun ist. Laut Aussagen von Frau Gates haben solche Telefonate mit Angela Merkel und anderen europäischen Politikern stattgefunden: »Bill und ich haben auch mit Kanzlerin Merkel und Präsident Macron telefoniert. Und mit Ursula von der Leyen. Solche Anrufe machen wir persönlich, egal um welche Uhrzeit.« Melinda Gates verteilte auch eine Art »Führungszeugnis« an ihre offenbar regelmäßigen Gesprächspartner: »Auch neulich am Telefon hat Kanzlerin Merkel all die richtigen Fragen gestellt. Sie zu erleben, zu erleben, wie Entwicklungsminister Müller von globaler Zusammenarbeit spricht, Präsident Steinmeier zu erleben – wenn ich Bürgerin von Deutschland wäre, wäre ich schrecklich stolz.«[385] Weder Melinda noch Bill Gates verfügen über Expertisen in Medizin, Gesundheitswissenschaft oder in irgendeiner anderen Biowissenschaft. Die Gates-Stiftung betreibt zugleich

Lobbying für genetische Impfstoffe und tritt als Sponsorin von Pharmakonzernen auf. Es liegt doch auf der Hand, dass hier ein Interessenkonflikt besteht und Melinda und Bill Gates mitsamt ihren Seilschaften, die in alle Bereiche der Industrie reichen, nicht als Politikberater geeignet sind. Wir brauchen außerdem eine »WHO neu«, die nicht mehr zu 80 Prozent von privaten Geldgebern abhängig ist, sodass nicht ausgeschlossen werden kann, dass ökonomische Interessen Einfluss auf die Entscheidungen der WHO haben. Fordern wir eine WHO der Menschen, die wieder vorwiegend von der internationalen Solidargemeinschaft getragen wird. Genau so war die Weltgesundheitsorganisation ja ursprünglich geplant.

Corona ist wie ein Brennglas für die Probleme unserer Gesellschaft und unserer Wirtschaft, die Profite über das Wohl von Menschen, Tieren und der Umwelt stellt; in der einige wenige auf Kosten von vielen immer mehr Reichtum und Vermögen anhäufen. Das muss sich ändern. Der Weg dahin ist gewiss beschwerlich. Er beinhaltet Änderungen bei unseren Alltags- und Konsumentscheidungen genauso wie die Bildung von Arbeitsgruppen, Allianzen und Expertennetzwerken, die wirklich unabhängig sind. Der »schlafende Riese« der Demokratie soll erwachen. Wenn nicht jetzt, wann dann?

## Danke

Einen großen Dank richte ich an Univ.-Prof. Dr. Andreas Sönnichsen von der Medizinischen Universität Wien für die Beisteuerung seines gelungenen Vorworts sowie an Univ.-Prof. DDr. Johannes Huber, Univ.-Prof. DDr. Christian Schubert, Univ.-Doz. Dr. Peter Weish und Dr. Rainer Mohr für ihre Kurzkommentare zu diesem Buch. Bei dem Neurobiologen Dr. Gerald Hüther bedanke ich mich für sein »Intermezzo«, das dieses Buch bereichert. Ein herzliches Dankeschön spreche ich der Lektorin Ramona Jäger von der Verlagsgruppe *Bastei Lübbe* für die gute Zusammenarbeit aus, in deren Rahmen auch hitzige inhaltliche Diskussionen über das emotionalisierende Thema »Corona« auf eine sehr offene und konstruktive Weise stattfinden durften, wovon dieses Buch stark profitiert hat. Dem gesamten Verlagsteam danke ich für die Offenheit gegenüber diesem Buchprojekt und für die seit dem Beginn unserer Zusammenarbeit spürbare Begeisterung für das gemeinsame Vorhaben.

Vielen Dank, liebe Leserin und lieber Leser, dass Sie mir Ihr Vertrauen geschenkt und dieses Buch bis hierher gelesen haben. Bleiben Sie Ihrer Liebe zum differenzierten Denken treu – auch während der COVID-19-Krise.

Clemens Arvay,
Wien, im Sommer 2020

# Anmerkungen

1 Englisches Originalzitat: »No, coronavirus is not like ›The Stand‹. It's not anywhere near as serious. It's eminently survivable. Keep calm and take all reasonable precautions.« King S. auf Twitter. Quelle: Wolf A. (2020), *Herr King, haben Sie »The Stand« überhaupt gelesen?*, in: Mimikama vom 13.3.2020, www.mimikama.at/allgemein/stephen-king-coronavirus/, abgerufen am 31.7.2020.

2 Nature, *Ecological epidemiology*, in: Nature Subjects (Enzyklopädie wissenschaftlicher Disziplinen bei Nature.com), www.nature.com/subjects/ecological-epidemiology, abgerufen am 31.7.2020.

3 Bausch D. und Schwarz L. (2014), *Outbreak of ebola virus disease in guinea: where ecology meets economy*, in: PLOS – Neglected Tropical Diseases, Vol. 8, Iss. 17, https://journals.plos.org/plosntds/article?id=10.1371/journal.pntd.0003056, abgerufen am 31.7.2020.

4 Huang C., Wang Y., Li X., Ren L. und Mitarbeiter (2020), *Clinical features of patients infected with 2019 novel coronavirus in Wuhan, China*, in: The Lancet, Vol. 395, Iss. 10223, S. 497–506, www.thelancet.com/journals/lancet/article/PIIS0140-6736(20)30183-5/fulltext#%20, abgerufen am 19.5.2020.

5 (a) Maron D. (2020), *»Wet-markets« likely launched the coronavirus: here's what you need to know*, in: National Geographic vom 15.4.2020, www.nationalgeographic.com/animals/2020/04/coronavirus-linked-to-chinese-wet-markets, und
(b) Xie E., Cai J. und Rui G. (2020), *Why wild animals are a key ingredient in China's coronavirus outbreak*, in: South China Morning Post vom 22.1.2020, www.scmp.com/news/china/society/article/3047238/why-wild-animals-are-key-ingredient-chinas-coronavirus-outbreak, jeweils abgerufen am 19.5.2020.

6 Nachrichtenagentur der Regierung der Volksrepublik China (2020), *China detects large quantity of novel coronavirus at Wuhan Seafood Market*, in: Xinhua.net vom 27.1.2020, www.xinhuanet.com/english/2020-01/27/c_138735677.htm, abgerufen am 19.5.2020.

7 (a) Shim E. (2020), *Reports: China's first COVID-19 patient not linked to seafood market*, in: United Press International (UPI vom 27.2.2020, www.upi.com/Top_News/World-News/2020/02/27/Reports-Chinas-first-COVID-19-patient-not-linked-to-seafood-market/1201582811760/, und
(b) Huifeng H. (2020), *Coronavirus did not originate in Wuhan seafood market, chinese scientists say*, in: South China Morning Post vom 23.2.2020, www.scmp.com/news/china/science/article/3051981/coronavirus-did-not-originate-wuhan-seafood-market-chinese, jeweils abgerufen am 19.5.2020.

8 (a) Culver D., Xiong Y. und Gan N. (2020), *Life inside ground zero of Wuhan coronavirus outbreak*, in: CNN vom 22.1.2020, https://edition.cnn.com/2020/01/22/asia/wuhan-ground-zero-intl-hnk/index.html, und
(b) Retamal H. (2020), *Where it all began: Wuhan's virus ground-zero »wet market« hides in plain sight*, in: The Times of Israel vom 6.4.2020, www.timesofisrael.com/wuhans-virus-ground-zero-market-hides-in-plain-sight/, jeweils abgerufen am 19.5.2020.

9 Redaktioneller Internetbeitrag in Daily Mail (2020), *The hunt for China's coronavirus »patient zero«: the first person to test positive in Wuhan's infamous foodmarket was a woman selling live shrimps, leaked document reveals,* in: Daily Mail vom 26.3.2020, www.dailymail.co.uk/news/article-8154933/The-person-test-positive-Wuhans-market-woman-selling-live-shrimps.html, abgerufen am 19.5.2020.
10 Thomson B. (2020), *Revolting video shows Chinese woman eating a whole bat in a fancy restaurant as scientists link the deadly coronavirus to the flying mammals,* in: Daily Mail vom 23.1.2020, www.dailymail.co.uk/news/article-7920573/Revolting-footage-shows-Chinese-woman-eating-bat-scientists-link-coronavirus-animal.html, abgerufen am 19.5.2020.
11 The Sun (2020), *Like a bat outta hell: China coronavirus – fears outbreak is linked to bat soup sold at Wuhan market,* in: The Sun News vom 23.1.2020, www.thesun.co.uk/news/10801901/china-coronavirus-outbreak-wuhan/, abgerufen am 19.5.2020.
12 YouTube-Kanal von BILD (2020), *Was diese Fledermaussuppe mit dem Coronavirus zu tun hat,* in: YouTube vom 25.1.2020, www.youtube.com/watch?v=4NwR4jwYnFU, abgerufen am 21.5.2020.
13 OE24 (2020), *Fledermaussuppe schuld an Chinavirus?,* in: OE24 News vom 23.1.2020, www.oe24.at/welt/Fledermaus-Suppe-schuld-an-China-Virus/414294983, abgerufen am 19.5.2020.
14 Brennan M. und Schick C. (2020), *Finding coronavirus' patient zero; and a guilty bat,* in: CBS News vom 7.5.2020, www.cbsnews.com/news/coronavirus-patient-zero-bat-index-case/, abgerufen am 19.5.2020.
15 Redaktioneller Beitrag im Deutschen Ärzteblatt (2020), *Genom-Analysen klären Herkunft von 2019-nCoV,* in: Ärzteblatt vom 30.1.2020, www.aerzteblatt.de/nachrichten/109051/Genom-Analysen-klaeren-Herkunft-von-2019-nCoV, abgerufen am 19.5.2020.
16 Ahn M., Anderson D., Zhang Q. und Mitarbeiter (2020), *Dampened NLRP3-mediated inflammation in bats and implications for a special viral reservoir host,* in: Nature Microbiology vom 25.2.2020, www.nature.com/articles/s41564-019-0371-3, abgerufen am 19.5.2020.
17 Cardoso P., Barton P., Birkhofer K. und Mitarbeiter (2020), *Scientists' warning to humanity on insect extinctions,* in: Biological Conservation, Vol. 242, www.sciencedirect.com/science/article/pii/S0006320719317823, abgerufen am 19.5.2020.
18 Englisches Originalzitat: »They are in our cities because they are starving«, zitiert aus: Readfearn G. (2020): *Fear of flying foxes: coronavirus is topping off a bad year of Australia's bats,* in: The Guardian vom 8.5.2020, www.theguardian.com/environment/2020/may/09/fear-of-flying-foxes-coronavirus-is-topping-off-a-bad-year-for-australias-bats, abgerufen am 19.5.2020.
19 Raberg L. und Stjernman M. (2012), *The evolutionary ecology of infectious disease virulence,* in: Demas G. und Nelson R., Ecoimmunology, S. 548–578, Oxford University Press, Oxford, 2012.
20 Cooke B., Jones D. und Kaye B. (2006), The epidemiology of plant diseases, Springer Life Sciences, New York, www.springer.com/gp/book/9781402045790, abgerufen am 31.7.2020.
21 Hull R. (2014), *Plant virology,* Academic Press, Elsevier, Cambridge (Massachusetts), www.sciencedirect.com/book/9780123848710/plant-virology, abgerufen am 31.7.2020.

22 Balke I. und Zeltins A. (2019), *Use of plant viruses and viruse-like particles for the creation of novel vaccines*, in: Advanced Drug Delivery Reviews, Vol. 145, S. 119–129, www.sciencedirect.com/science/article/abs/pii/S0169409X18302047, abgerufen am 31.7.2020.

23 American Chemical Society (2020), *Missing link in coronavirus jump from bats to humans could be pangolins, not snakes*, in: Science Daily vom 26.3.2020, www.sciencedaily.com/releases/2020/03/200326144342.htm, abgerufen am 19.5.2020.

24 WWF – World Wildlife Fund, *Opfer der Gier: das Schuppentier*, in: WWF Österreich, www.wwf.at/de/schuppentier/, abgerufen am 19.5.2020.

25 Pro Wildlife (2020), *Pangoline – die einzigen Säugetiere mit Schuppen*, in: Pro Wildlife Tiere, https://www.prowildlife.de/tiere/pangolin/, abgerufen am 19.5.2020.

26 Spiegel Wissenschaft (2020), *Pangolin könnte Erreger auf Mensch übertragen haben*, in: Spiegel vom 7.2.2020, www.spiegel.de/wissenschaft/medizin/corona-schuppentier-koennte-virus-auf-mensch-uebertragen-haben-a-dbc7aece-110e-45ac-98f2-b5fd8d2d4266, abgerufen am 19.5.2020, und
France-Presse A. (2020), *Pangolins may have spread coronavirus to humans*, in: The Guardian International vom 7.2.2020, www.theguardian.com/world/2020/feb/07/pangolins-might-have-spread-coronavirus-to-humans, abgerufen am 19.5.2020, und
Gorman J. (2020), *Pangolins are suspected as a potential coronavirus host*, in: The New York Times vom 10.2.2020, www.nytimes.com/2020/02/10/science/pangolin-coronavirus.html, abgerufen am 19.5.2020.

27 Wong M., Javornik-Cregeen S., Ajami N. und Petrosino J. (2020), *Evidence of recombination in coronaviruses implicating pangolin origins of nCoV-2019*, preprint, in: BioRxiv – The Preprint Server for Biology, www.biorxiv.org/content/10.1101/2020.02.07.939207v1, abgerufen am 19.5.2020.

28 ORF (2020), *Schuppentiere waren Zwischenwirte*, in: ORF Science vom 26.3.2020, https://science.orf.at/stories/3200431/, abgerufen am 19.5.2020.

29 KURIER (2020), *99 % Wahrscheinlichkeit: CoV stammt vom Schuppentier*, in: KURIER Wissen vom 26.3.2020, https://kurier.at/wissen/99-wahrscheinlichkeit-cov-stammt-vom-schuppentier/400793630, abgerufen am 19.5.2020.

30 Lam T., Jia N., Cao W. und Mitarbeiter (2020), *Identifying SARS-CoV-2-related coronaviruses in Malayan pangolis*, in: Nature vom 26.3.2020, www.nature.com/articles/s41586-020-2169-0, abgerufen am 19.5.2020.

31 Saplakoglu Y. (2020), *Coronavirus was circulating in France in December, case report suggests*, in: Live Science vom 5.5.2020, www.livescience.com/coronavirus-france-patient-zero-december.html, abgerufen am 19.5.2020, und
Brueck H. (2020), *It's looking increasingly likely the US had the coronavirus as early as december*, in: Science Alert vom 13.5.2020, www.sciencealert.com/reports-indicate-the-us-already-had-the-coronavirus-as-early-as-december, abgerufen am 19.5.2020.

32 Nsoesie E., Okanyene E., Rader Y. und Mitarbeiter (2020), *Analysis of hospital traffic and search engine data in Wuhan China indicates early disease activity in the fall of 2019*, in: Digital Access to Scholarship at Harvard, http://nrs.harvard.edu/urn-3:HUL.InstRepos:42669767, abgerufen am 12.6.2020.

33 Brintnell E., Gupta M. und Anderson D. (2020), *Detailed phylogenetic analysis of SARS-CoV-2 reveals latent capacity to bind human ACE2 receptor*, in: BioRxiv – The Preprint Server for Biology vom 2.7.2020, www.biorxiv.org/content/10.1101/2020.06.22.165787v2, abgerufen am 3.7.2020.

34 Englisches Originalzitat: »I characterize the bat as the mosquito of the 21st century. It has been responsible for major epidemics, in this case, a truly global pandemic.« Brennan M. und Schick C. (2020), *Finding coronavirus' patient zero; and a guilty bat*, in: CBS News vom 7.5.2020, www.cbsnews.com/news/coronavirus-patient-zero-bat-index-case/, abgerufen am 19.5.2020.

35 Wang M., Yan M., Xu H. und Mitarbeiter (2005), *SARS-CoV infection in a restaurant from palm civet*, in: Emerging Infectious Diseases, Vol. 11, Iss. 12, S. 1860–1865, www.ncbi.nlm.nih.gov/pmc/articles/PMC3367621/, abgerufen am 19.5.2020.

36 Han H., Yu H. und Yu X. (2020), *Evidence for zoonotic origins of middle east respiratory syndrome coronavirus*, in: Journal of General Virology, Vol. 97, Pt. 2, S. 274–280, www.ncbi.nlm.nih.gov/pmc/articles/PMC7087374/, abgerufen am 19.5.2020.

37 Sharp P. und Hahn B. (2011), *Origins of HIV and the AIDS pandemic*, in: Cold Spring Harbor Perspectives in Medicine, Vol. 1, Iss. 1, www.ncbi.nlm.nih.gov/pmc/articles/PMC3234451/, abgerufen am 19.5.2020.

38 Olivero J., Fa J., Real R. und Mitarbeiter (2017), *Recent loss of closed forests is associated with Ebola virus disease outbreaks*, in: Scientific Reports, Vol. 7, Iss. 14291, www.ncbi.nlm.nih.gov/pmc/articles/PMC5662765/, abgerufen am 19.5.2020.

39 Geissel W. (2015), *Kritik an »globaler Allianz der Untätigkeit« bei Ebola*, in: Ärztezeitung vom 24.3.2020, www.aerztezeitung.de/Medizin/Kritik-an-globaler-Allianz-der-Untaetigkeit-bei-Ebola-247326.html, abgerufen am 19.5.2020.

40 Kamradt-Scott A. (2016), *WHO's to blame? The World Health Organization and the 2014 Ebola outbreak in West Africa*, in: Third World Quarterly, Vol. 37, Iss. 3, S. 401–418, www.tandfonline.com/doi/full/10.1080/01436597.2015.1112232, abgerufen am 19.5.2020.

41 Der Tagesspiegel (2015), Experten: *WHO trägt Mitschuld an Ebola-Krise*, in: Tagesspiegel Politik vom 23.11.2020, www.tagesspiegel.de/politik/kritik-an-weltgesundheitsorganisation-experten-who-traegt-mitschuld-an-ebola-krise/12626514.html, abgerufen am 19.5.2020.

42 Bausch D. und Schwarz L. (2014), *Outbreak of ebola virus disease in Guinea: where ecology meets economy*, in: PLOS Neglected Tropical Diseases, Vol. 8, Iss. 7, e3056, S. 1–5, https://journals.plos.org/plosntds/article%3Fid%3D10.1371/journal.pntd.0003056, abgerufen am 19.5.2020.

43 Weltagrarbericht (2017), *Faire EU-Handelsbeziehungen mit Afrika statt Billigfleischexporte*, in: Weltagrarbericht Nachrichten vom 8.9.2017, www.weltagrarbericht.de/aktuelles/nachrichten/news/de/32757.html, abgerufen am 19.5.2020, und Tiroler Tageszeitung (2013), *Europas Hendlhaxn für Afrika*, in: Tiroler Tageszeitung Wirtschaft vom 15.10.2013, www.tt.com/artikel/7301903/europas-hendlhaxen-fuer-afrika, abgerufen am 19.5.2020.

44 Cascais A. (2017), *Südafrikas Nein zum Globalen Huhn*, in: Deutsche Welle vom 1.2.2017, www.dw.com/de/südafrikas-nein-zum-globalen-huhn/a-37374617, abgerufen am 19.5.2020.

45 AMA – Agrarmarkt Austria (2016), *Eier und Geflügel*, in: Marktbericht vom Sept. 2016, www.ama.at/getattachment/671ffe16-4aff-4b22-a6a5-a9d597c46b5d/Marktbericht_Ei_September_2016.pdf, abgerufen am 19.5.2020.

46 Brot für die Welt (2017), *Das globale Huhn: Die Folgen unserer Lust auf Fleisch*, in: Im Fokus, Vol. 1/2017, www.brot-fuer-die-welt.com/fileadmin/mediapool/2_Downloads/Fachinformationen/Sonstiges/ImFokus_Das_globale_Huhn.pdf, abgerufen am 29.5.2020, und

Zeit Online (2015), *Billigfleisch für Afrika*, in: Zeit Online Wirtschaft vom 20.1.2015, www.zeit.de/wirtschaft/2015-01/exporte-gefluegel-afrika, abgerufen am 19.5.2020.

47 Bello W. und Feffer J. (2008), *Destroying African agriculture*, in: Foreign Policy in Focus vom 3.6.2008, https://fpif.org/destroying_african_agriculture/, abgerufen am 19.5.2020.

48 (Stand 2019) Statista (2020), *Entwicklung des jährlichen Fleischkonsums in Europa in den Jahren 2010 bis 2020*, in: Statista Lebensmittel und Ernährung, https://de.statista.com/statistik/daten/studie/768884/umfrage/entwicklung-des-jaehrlichen-fleischkonsums-pro-kopf-in-europa/, abgerufen am 19.5.2020.

49 (Stand 2019) National Chicken Counsil (2020), *Per capita consumption of poultry and livestock, 1960 to forecast 2021*, in: National Chicken Council Facts and Figures, www.nationalchickencouncil.org/about-the-industry/statistics/per-capita-consumption-of-poultry-and-livestock-1965-to-estimated-2012-in-pounds/, abgerufen am 18.6.2020.

50 WWF – World Wildlife Fund, *Deforestation in Africa*, in: WWF Panda International, wwf.panda.org/our_work/forests/deforestation_fronts2/deforestation_in_the_congo_basin/, abgerufen am 19.5.2020.

51 Rainforest Rescue, *Palm oil – deforestation for everyday products*, in: Rainforest Rescue International, www.rainforest-rescue.org/topics/palm-oil, abgerufen am 19.5.2020.

52 Cernansky R. (2019), *As palm oil production ramps up in Africa, communities work to avoid problems plaguing other regions*, in: Green Biz vom 29.4.2019, www.greenbiz.com/article/palm-oil-production-ramps-africa-communities-work-avoid-problems-plaguing-other-regions, abgerufen am 19.5.2020.

53 Yale School of Forestry and Environmental Studies (2020), *Palm oil in the Congo basin*, in: Global Forest Atlas, https://globalforestatlas.yale.edu/congo/land-use/palm-oil-congo-basin, abgerufen am 19.5.2020.

54 Bayerischer Rundfunk (2020), *In diesen Produkten steckt Palmöl – so können Sie Lebensmittel mit Palmöl meiden*, in: BR Bayern 1 vom 9.6.2020, www.br.de/radio/bayern1/inhalt/experten-tipps/umweltkommissar/palmoel-kraftstoff-nutella-schokolade-umweltkommissar-100.html, abgerufen am 19.5.2020.

55 Umwelt-Dialog (2019), *Palmöl: EU-Kommission erlässt neue Kraftstoffregelung mit Schlupflöchern*, in: Umwelt-Dialog Politik & Gesellschaft vom 15.2.2020, www.umweltdialog.de/de/politik/Politik-Gesellschaft/2019/Palmoel-EU-Kommission-erlaesst-neue-Kraftstoff-Regelung-mit-Schlupfloechern.php, abgerufen am 29.5.2020.

56 Rettet den Regenwald e.V. (2019), *In Trippelschritten zum Aus für Palmöl*, in: Regenwald News vom 18.3.2019, www.regenwald.org/news/9293/in-trippelschritten-zum-aus-fuer-palmoel, abgerufen am 19.5.2020.

57 Pilz B. (2016), *Soja und der Hunger auf Fleisch*, in: Südwind Magazin, Vol. 9/2016, www.suedwind-magazin.at/soja-und-der-hunger-auf-fleisch, abgerufen am 19.5.2020.

58 Sinclair T., Marrou H., Soltani A. und Mitarbeiter (2014), *Soybean production potential in Africa*, in: Global Food Security, Vol. 3, *Iss. 1*, https://www.sciencedirect.com/science/article/abs/pii/S2211912413000552?via%3Dihub, abgerufen am 19.5.2020.

59 Swanborough J. (2016), *We need to save Africa's forests. Here's how*, in: World Economic Forum vom 17.11.2016, www.weforum.org/agenda/2016/11/deforestation-africa-palm-oil/, abgerufen am 19.5.2020.

60 United Nations (2019), *Alarming number of ebola deaths in DRC a »rallying cry« to scale up treatment*, in: UN News vom 30.8.2019, https://news.un.org/en/story/2019/08/1045302, abgerufen am 19.5.2020.
61 Bergen M. (2019), *Congo basin deforestation threatens food and water supplies throughout Africa*, in: World Resources Institute vom 9.7.2019, www.wri.org/blog/2019/07/congo-basin-deforestation-threatens-food-and-water-supplies-throughout-africa, abgerufen am 20.6.2020.
62 Adamo S. (2012), *The importance of physiology for ecoimmunology*, in: Demas G. und Nelson R., Ecoimmunology, S. 413–439, Oxford University Press, Oxford, 2012.
63 Sapolsky R. (1992), *Neuroendocrinology of the stress-response*, in: Becker J., Breedlove S. und Crews D. (Hrsg.), Behavioral Endocrinology, S. 287–324, Cambridge, 1992.
64 Banerjee A., Subudhi S., Rapin N. und Mitarbeiter (2020), *Selection of viral variants during persistent infection of insectivorous bat cells with middle east respiratory syndrome coronavirus*, in: Nature Scientific Reports vom 29.4.2020, Vol. 10, Iss. 7257, www.nature.com/articles/s41598-020-64264-1, abgerufen am 20.6.2020.
65 Nahar N., Asaduzzaman M., Mandal U. und Mitarbeiter (2020), *Hunting bats for human consumption in Bangladesh*, in: Eco Health, Vol. 17, S. 139–151, https://link.springer.com/article/10.1007/s10393-020-01468-x, abgerufen am 20.6.2020.
66 Li X., Giorgi E., Marichannegowda M. und Mitarbeiter (2020), *Emergence of SARS-CoV-2 through recombination and strong purifying selection*, in: Science Advances vom 29.5.2020, https://advances.sciencemag.org/content/early/2020/05/28/sciadv.abb9153, abgerufen am 21.06.2020.
67 WWF – World Wildlife Fund (2008), *Chinas Probleme, Chinas Potenziale*, in: China – Artenvielfalt im Reich der Mitte, www.wwf.de/themen-projekte/projektregionen/china/probleme-und-potenziale/, abgerufen am 22.6.2020.
68 Bayerischer Rundfunk (2020), *RKI: Ohne Impfstoff keine Rückkehr zur Normalität*, in: BR24 vom 21.4.2020, www.br.de/nachrichten/deutschland-welt/rki-ohne-impfstoff-keine-rueckkehr-zur-normalitaet,RwmN6bN, abgerufen am 12.7.2020, und Österreichischer Rundfunk (2020), *CoV-Experte: Rückkehr zur Normalität hängt von Impfung ab*, in: ORF News vom 18.4.2020, https://orf.at/stories/3162359/, abgerufen am 12.7.2020.
69 Mid Day (2020), *Coronavirus patient watching sunset with doctor will melt your heart*, in: Mid Day International News vom 7.3.2020, www.mid-day.com/articles/coronavirus-patient-watching-sunset-with-doctor-will-melt-your-heart/22662238, abgerufen am 25.6.2020.
70 Trantow M. und Röcker T. (2020), *»Etwas vergleichsweise Harmloses«, Interview mit Richard David Precht*, in: turi2tv Horizonte vom 11.3.2020, Quelle: Youtube: https://www.youtube.com/watch?v=dbYfVuifHic, abgerufen am 27.6.2020.
71 Götzinger F., Santiago-Garcia B., Noguera-Julian A. und Mitarbeiter, *COVID-19 in children and adolescents in Europe: a multinational, multicentre cohort study*, in: The Lancet Child & Adolescent Health vom 25.6.2020, www.thelancet.com/journals/lanchi/article/PIIS2352-4642(20)30177-2/fulltext#%20, abgerufen am 31.7.2020.
72 Liebermann D., Schlaeffer F., Boldur I. und Mitarbeiter (1996), *Multiple pathogens in adult patients admitted with community-acquired pneumonia: a one year prospective study of 346 consecutive patients*, in: Thorax, Vol. 51, Iss. 2, S. 179–184, https://www.ncbi.nlm.nih.gov/pmc/articles/PMC473032/, abgerufen am 31.7.2020.

73 Klinik für Infektiologie (2017), *Grippetodesfälle weltweit: mehr als bisher angenommen*, in: Infekt vom 19.12.2017, https://infekt.ch/2017/12/grippetodesfaelle-weltweit-mehr-als-bisher-angenommen/, abgerufen am 5.7.2020.
74 World Health Organization (2017), *Up to 650 000 people die of respiratory diseases linked to seasonal flue each year*, in: WHO Newsroom vom 14.12.2020, https://www.who.int/news-room/detail/14-12-2017-up-to-650-000-people-die-of-respiratory-diseases-linked-to-seasonal-flu-each-year, abgerufen am 4.7.2020, und Medizinische Universität Wien (2018), *Weltweit bis zu 650 000 Influenza-Todesopfer pro Jahr*, in: MedUni Wien News vom 3.1.2018, https://t3-web.meduniwien.ac.at/ueber-uns/news/detailseite/2018/news-jaenner-2018/weltweit-bis-zu-650000-influenza-todesopfer-pro-jahr/, abgerufen am 4.7.2020.
75 Iuliano A., Roguski K., Chang H. und Mitarbeiter (2018), *Estimates of global seasonal influenza-associated respiratory mortality: a modelling study*, in: The Lancet, Vol. 391, Iss. 10127, S. 1285–1300, https://pubmed.ncbi.nlm.nih.gov/29248255/, abgerufen am 4.7.2020.
76 Mayo Clinic (2020), *COVID-19 (coronavirus) in babies and children*, in: Mayo Clinic vom 21.7.2020, www.mayoclinic.org/coronavirus-in-babies-and-children/art-20484405, abgerufen am 31.7.2020.
77 The Japan Times (2020), *Europe-wide study shows child coronavirus deaths »extremely rare«*, in: The Japan Times Science and Health vom 26. Juni 2020, www.japantimes.co.jp/news/2020/06/26/world/science-health-world/child-coronavirus-deaths-rare/#.XwMvwud8uM8, abgerufen am 6.7.2020.
78 Deutsches Ärzteblatt (2019), *Grippewelle war tödlichste in 30 Jahren*, in: Ärzteblatt vom 30.9.2019, www.aerzteblatt.de/nachrichten/106375/Grippewelle-war-toedlichste-in-30-Jahren, abgerufen am 4.7.2020.
79 Robert Koch Institut (2019), *Häufig gestellte Fragen und Antworten zur Grippe > Wie viele Menschen in Deutschland sterben jährlich an Influenza*, in: RKI vom 25.9.2019, www.rki.de/SharedDocs/FAQ/Influenza/FAQ_Liste.html, abgerufen am 31.7.2020.
80 Der Standard (2019), *Mehr als dreimal so viele Todesfälle durch Grippe wie im Straßenverkehr*, in: Der Standard Gesundheit vom 14.11.2019, www.derstandard.at/story/2000111033795/mehr-als-drei-mal-so-viele-todesfaelle-durch-grippe-wie, abgerufen am 4.7.2020.
81 Redlberger-Fritz M. (2019), *Influenza und RSV: Die Schrecken des Respirationstraktes*, in: Zentrum für Virologie, Medizinische Universität Wien, https://infektiologie.co.at/wp-content/uploads/2017/08/3_redlberger-fritz_gi-sa-30-11-2019.pdf, abgerufen am 31.7.2020.
82 MacMillan A. (2018), *5 ways the flu can affect your health even after you feel better*, in: Health vom 4.10.2020, www.health.com/condition/cold-flu-sinus/flu-long-term-effects, abgerufen am 22.07.2020.
83 Centers for Disease Control and Prevention, *Disease Burden of Influenza*, in: CDC, www.cdc.gov/flu/about/burden/index.html, abgerufen am 31.7.2020.
84 Braunmiller H. und Bassani Fr. (2018), *Grippe, die große Unbekannte*, in: SRF News vom 19.1.2018, www.srf.ch/news/panorama/influenza-saison-grippe-die-grosse-unbekannte, abgerufen am 5.7.2020.
85 Deutsche Apothekerzeitung (2018), *Warum wirkte die Grippeimpfung in der vergangenen Saison so schlecht?*, in: Deutsche Apothekerzeitung, www.deutsche-apotheker-zeitung.de/news/artikel/2018/09/14/warum-wirkte-die-grippeimpfung-im-letzten-jahr-so-schlecht, abgerufen am 31.7.2020.

86 Kissling E., Rose A., Emborg H. (2019), *Interim 2018/29 influenza vaccine effectiveness: six European studies, October 2018 to January 2019,* in: Eurosurveillance – Europe's journal of infectious diseases surveillance, epidemiology, prevention and control.
87 World Health Organization (2019), *Pneumonia,* in: WHO vom 2.8.2020, www.who.int/news-room/fact-sheets/detail/pneumonia, abgerufen am 31.7.2020, und
American Thoracic Society (2019), Top 20 pneumonia facts, www.thoracic.org/patients/patient-resources/resources/top-pneumonia-facts.pdf, abgerufen am 31.7.2020.
88 Ferreira S., Sant'Anna C., March M. und Mitarbeiter, *Lethality by pneumonia and factors associated to death,* in: Jornal de Pediatria, Vol. 90, Iss.1, www.sciencedirect.com/science/article/pii/S0021755713001885?via%3Dihub, abgerufen am 31.7.2020.
89 Österreichische Ärztezeitung (2017), *Pneumonie bei älteren Menschen: untypische Symptomatik,* in: ÖAZ vom 25.10.2020, www.aerztezeitung.at/archiv/oeaez-2017/oeaez-20-25102017/pneumonie-bei-aelteren-menschen-untypische-symptomatik.html, abgerufen am 31.7.2020.
90 Der Standard (2018), *Apothekertagung: Pneumonie: Wann die Lunge schlappmacht,* in: Der Standard Gesundheit vom 5.3.2020, www.derstandard.at/story/2000075492245/pneumonie-wann-die-lunge-schlapp-macht, abgerufen am 31.7.2020.
91 Schweizerischer Verein Luft- und Wasserhygiene (2019), *Infarkt nach Lungenentzündung,* in: SVLW vom 18.11.2020,
www.svlw.ch/680-infarkt-nach-lungenentzuendung, abgerufen am 31.7.2020.
92 Deutsche Lungenstiftung, *Lungenentzündung: Prognose,* in: Lungenärzte im Netz, www.lungenaerzte-im-netz.de/krankheiten/lungenentzuendung/prognose/, abgerufen am 31.7.2020, und
Schweizerischer Verein Luft- und Wasserhygiene (2019), *Infarkt nach Lungenentzündung,* in: SVLW vom 18.11.2020,
www.svlw.ch/680-infarkt-nach-lungenentzuendung, abgerufen am 31.7.2020.
93 Verein zur Förderung der Impfaufklärung (2017), *Lungenentzündung kann tödlich sein,* in: Austria Presse Agentur OTS vom 25.10.2020, www.ots.at/presseaussendung/OTS_20171025_OTS0101/lungenentzuendung-kann-toedlich-sein, abgerufen am 31.7.2020.
94 Dadonaite B. und Roser M. (2019), *Pneumonia,* in: Our World in Data vom November 2019, https://ourworldindata.org/pneumonia, abgerufen am 31.7.2020, und
World Health Organization (2018), *The top 10 causes of death,* in: WHO vom 24.5.2018, www.who.int/news-room/fact-sheets/detail/the-top-10-causes-of-death, abgerufen am 31.7.2020, und
Ruuskanen O., Lahti E., Jennings L. und Murdoch D. (2011), *Viral pneumonia,* in: The Lancet, Vol. 377, Iss., 9773, www.ncbi.nlm.nih.gov/pmc/articles/PMC7138033/, abgerufen am 31.7.2020.
95 National Heart, Lung, and Blood Institute, *Pneumonia, NHLBI,* www.nhlbi.nih.gov/health-topics/pneumonia, abgerufen am 31.7.2020, und
Stamenov D. (2020), *Lungenentzündung (Pneumonie) kann tödlich sein, MedMix Medizinische Fachgebiete vom 31.7.2020,* www.medmix.at/lungenentzuendung-kann-toedlich-sein/?cn-reloaded=1, abgerufen am 31.7.2020, und
Verein zur Förderung der Impfaufklärung (2017), *Lungenentzündung kann tödlich sein: Auch langfristige Beeinträchtigung nach überstandener Krankheit sind möglich,* in: Austria Presse Agentur OTS vom 25.10.2017, www.ots.at/presseaussendung/

OTS_20171025_OTS0101/lungenentzuendung-kann-toedlich-sein, abgerufen am 31.7.2020.

96 RTL (2020), *Haben sich die Experten beim Coronavirus geirrt? Immunologe Beda M. Stadler: Es sind mehr Menschen immun, als Virologen denken,* in: RTL Gesundheit vom 24.62020, www.rtl.de/cms/virologen-annahmen-zum-coronavirus-falsch-immunologe-beda-m-stadler-von-grundimmunitaet-ueberzeugt-4563371.html, abgerufen am 31.7.2020.

97 Deutsches Netzwerk Evidenzbasierte Medizin e.V. (2020), *COVID-19: Wo ist die Evidenz?,* in: EbM vom 20.3.2020, www.ebm-netzwerk.de/de/veroeffentlichungen/nachrichten/covid-19-wo-ist-die-evidenz, abgerufen am 6.7.2020.

98 Webometric – Ranking Web of Universities (2020), *Highly cited researchers (>100) according to their Google Scholar citations public profile,* in: Ranking Web of Universities vom April 2020, http://www.webometrics.info/en/hlargerthan100, zuletzt abgerufen am 16.7.2020.

99 U.S. Department of Health and Human Services (2019), *2019 Awardee,* in: National Institutes of Health, https://prevention.nih.gov/news-events/robert-s-gordon-jr-lecture-epidemiology/2019-awardee, abgerufen am 16.7.2020.

100 National Academy of Medicine (2018), *National Academy of Medicine elects 85 new members,* in: National Academy of Medicine vom 15.10.2018, https://nam.edu/national-academy-of-medicine-elects-85-new-members/, zuletzt abgerufen am 16.7.2020.

101 Metric Berlin (2020), *John Ioannidis – Director,* in: Metric Berlin Team, https://metric-berlin.netlify.app//team/johnioannidis/, abgerufen am 16.7.2020.

102 Englisches Originalzitat: »the scourge of sloppy science«. The BMJ (2015), *John Ioannidis: Uncompromising gentle maniac,* in: British Medical Journal vom 24.9.2015), https://www.bmj.com/content/351/bmj.h4992, abgerufen am 16.7.2020.

103 Ioannidis J. (2005), *Why most published research findings are false,* in: Public Library of Life Science (PLOS) vom 30.8.2005, https://journals.plos.org/plosmedicine/article?id=10.1371/journal.pmed.0020124, abgerufen am 16.7.2020, und Stanford University, John P. A. Ioannidis, in: Stanford Profiles, https://profiles.stanford.edu/john-ioannidis, abgerufen am 16.7.2020.

104 Smith C. (2020), *Stanford University epidemiologist John Ioannidis calls out media for panicking the public over COVID-19,* in: The Georgia Straight vom 10.4.2020, www.straight.com/covid-19-pandemic/stanford-university-researcher-john-ioannidis-relies-on-data-to-puncture-some-of-myths-about, abgerufen am 27.6.2020.

105 Ioannidis J. (2020), *Coronavirus disease 2019: The harms of exaggerated information and non-evidence-based measures,* in: European Journal of Clinical Investigation vom 19.3.2020, https://onlinelibrary.wiley.com/doi/full/10.1111/eci.13222, abgerufen am 7.7.2020.

106 KURIER (2020), *Ischgler Antikörperstudie: Fast jeder Zweite hatte das Virus,* in: KURIER Gesundheit vom 25.6.2020, kurier.at/wissen/gesundheit/antikoerperstudie-in-ischgl-424-prozent-haben-antikoerper-gegen-sars-cov-2/400950659, abgerufen am 10.7.2020.

107 McGinty J. (2020), *How many people might one person with coronavirus infect? Researchers in U.K. offer clues as to how contagious COVID-19 virus could be,* in: The Wallstreet Journal vom 16.2.2020, www.wsj.com/articles/how-many-people-might-one-person-with-coronavirus-infect-11581676200, abgerufen am 8.7.2020.

108 Englisches Originalzitat: »Even after the 40 %–70 % quote was revised downward, it still remained quoted in viral interviews.« Ioannidis J. (2020), *Coronavirus disease*

*2019: The harms of exaggerated information and non-evidence-based measures*, in: European Journal of Clinical Investigation vom 19.3.2020, https://onlinelibrary.wiley.com/doi/full/10.1111/eci.13222, abgerufen am 7.7.2020.

109 ZDF (2020), *Karl Lauterbach im Interview: Wirtschaft kann sich erholen, Tote nicht*, in: ZDF Heute vom 29.3.2020, www.zdf.de/nachrichten/politik/coronavirus-lauterbach-lockdown-100.html, abgerufen am 31.7.2020.

110 Focus (2020), *278 000 Virus-Tote in Deutschland? Wie der Top-Virologe seine Zahl meint*, in: Focus Online vom 13.3.2020, www.focus.de/gesundheit/news/pandemie-virologe-klaert-ueber-neuartiges-virus-auf-immunitaet-sterblichkeit-dauer_id_11723764.html, abgerufen am 16.7.2020.

111 Britton T. Ball F. und Trapman P. (2020), *A mathematical model reveals the influence of population heterogeneity on herd immunity to SARS-CoV-2*, in: Science vom 23.6.2020, https://science.sciencemag.org/content/early/2020/06/22/science.abc6810, abgerufen am 13.7.2020.

112 Lourenco J., Pinotti F., Thompson C. und Gupta S. (2020), *The impact of host resistance on cumulative mortality and the threshold of herd immunity for SARS-CoV-2*, in: University of Oxford, Preprint in MedRxiv vom 16.7.2020, www.medrxiv.org/content/10.1101/2020.07.15.20154294v1.full.pdf, abgerufen am 20.7.2020.

113 Grifoni A., Weiskopf D., Ramirez S. (2020), *Targets of T cell responses to SARS-CoV-2 coronavirus in humans with COVID-19 Disease and unexposed individuals*, in: Cell vom 14.5.2020, www.cell.com/action/showPdf?pii=S0092-8674(20)30610-3, abgerufen am 31.7.2020.

114 Sette A. und Crotty S. (2020), *Pre-existing immunity to SARS-CoV-2: the knowns and unknowns*, in: Nature Reviews Immunology, Vol. 20 vom 7.7.2020, S. 457–458, www.nature.com/articles/s41577-020-0389-z, abgerufen am 31.7.2020.

115 Sekine T., Perez-Potti A., Rivera-Ballesteros O. und Mitarbeiter (2020), *Robust T cell immunity in convalescent individuals with asymptomatic or mild COVID-19*, in: BioRxiv – The Preprint Server for Biology vom 29. Juni 2020, www.biorxiv.org/content/10.1101/2020.06.29.174888v1, abgerufen am 21.7.2020.

116 Deutsche Lungenstiftung (2020), *COVID-19: Krankheitsanzeichen*, in: Lungenärzte im Netz, www.lungenaerzte-im-netz.de/krankheiten/covid-19/symptome-krankheitsverlauf/, abgerufen am 21.7.2020.

117 Payne A. (2020), *Die Hoffnung auf eine Herdenimmunität steht vor dem Aus: Innerhalb von Monaten sind bei vielen Infizierten keine Antikörper mehr nachweisbar, in Business Insider vom 14.7.2020*, www.businessinsider.de/wissenschaft/gesundheit/studie-immunitaet-gegen-corona-klingt-schon-nach-monaten-ab/, abgerufen am 22.7.2020.

118 The Lancet (2020), *Retraction: Chinese medical staff request international medical assistance in fighting against COVID-19*, in: The Lancet Global Health vom 26.2.2020, www.thelancet.com/journals/langlo/article/PIIS2214-109X(20)30076-0/fulltext, abgerufen am 13.7.2020, und
Retraction Watch (2020), *Lancet journal retracts letter on coronavirus because authors say it »was not a first-hand account« after all*, in: Retraction Watch vom 27.2.2020, https://retractionwatch.com/2020/02/27/lancet-journal-retracts-letter-on-coronavirus-because-authors-say-it-was-not-a-first-hand-account-after-all/, abgerufen am 13.7.2020.

119 Englisches Originalzitat: »These examples show how sensationalism affects even top scientific venues. Moreover, peer review may malfunction when there is little evidence and strong opinions. Opinion-based peer review may even solidify a

literature of spurious statements.« Ioannidis J. (2020), *Coronavirus disease 2019: The harms of exaggerated information and non-evidence-based measures,* in: European Journal of Clinical Investigation vom 19.3.2020, https://onlinelibrary.wiley.com/doi/full/10.1111/eci.13222, abgerufen am 7.7.2020.

120 Drew H. (2020), *Flattening the coronavirus curve goes way beyond science: expert opinion,* in: The Philadelphia Inquirer vom 24.3.2020, www.inquirer.com/health/coronavirus/coronavirus-covid-19-drew-harris-infographic-20200324.html, abgerufen am 10.7.2020.

121 Englisches Originalzitat: »Reading this curve is very difficult. Part of the growth of documented cases could reflect rapid increases in numbers of coronavirus tests performed. The number of tests done depends on how many test-kits are available and how many patients seek testing. Even if bottlenecks in test availability are eventually removed, the epidemic curve may still reflect primarily population sensitization and willingness for testing rather than true epidemic growth.« Ioannidis J. (2020), *Coronavirus disease 2019: The harms of exaggerated information and non-evidence-based measures,* in: European Journal of Clinical Investigation vom 19.3.2020, https://onlinelibrary.wiley.com/doi/full/10.1111/eci.13222, abgerufen am 7.7.2020.

122 ZDF (2020), *Coronavirus – unnötiger Alarm bei COVID-19?,* in: Terra X Lesch und Co, www.youtube.com/watch?v=Fx11Y4xjDwA, zuletzt abgerufen am 29.7.2020.

123 Norddeutscher Rundfunk (2020), Coronavirus Update #16: *Wir brauchen Abkürzungen bei der Impfstoffzulassung | NDR Podcast,* in: NDR Ratgeber auf Youtube vom 18.3.2020, www.youtube.com/watch?v=WZqcTTTVkXY&feature=emb_title, abgerufen am 29.7.2020.

124 Hartl M. (2020), *Wird Corona die Gesellschaft verändern?,* in: Nanu-Magazin vom 22. April 2020, https://nanu-magazin.org/wird-corona-die-gesellschaft-veraendern/#_ftn11, abgerufen am 29.7.2020, und
Kiss P., Schmid-Johannsen J., Schäfer J. und Mitarbeiter (2020), *Corona auf der Intensivstation: So viele COVID-19-Patienten können wir beatmen,* in: SWR Aktuell (wird laufend aktualisiert), www.swr.de/swraktuell/intensivstationen-am-limit-100.html, zuletzt abgerufen am 29.7.2020.

125 Deutsches Netzwerk Evidenzbasierte Medizin e.V. (2020), *COVID-19: Wo ist die Evidenz?,* in: EbM vom 20.3.2020, www.ebm-netzwerk.de/de/veroeffentlichungen/nachrichten/covid-19-wo-ist-die-evidenz, abgerufen am 6.7.2020.

126 Kleine Zeitung (2020), *Bundeskanzler Sebastian Kurz: Bald wird jeder von uns jemanden kennen, der an Corona gestorben ist,* in: Kleine Zeitung Innenpolitik vom 30.3.2020, www.kleinezeitung.at/politik/innenpolitik/5793215/Bundeskanzler-Sebastian-Kurz_Bald-wird-jeder-von-uns-jemanden, abgerufen am 10.7.2020.

127 Kronen Zeitung (2020), *Düstere Aussichten: »Bald kennt jeder wen, der an dem Virus verstorben ist«,* in: Kronen Zeitung Politik vom 31.3.2020, www.krone.at/2127340, abgerufen am 10.7.2020.

128 Österreichischer Rundfunk (2020), *Die Bilanz-Pressekonferenz,* in: ORF2, ZIB Spezial vom 30.3.2020.

129 Toth B. (2020), *»Was passiert, wenn es eng wird?«,* in: Falter vom 12.5.2020, www.falter.at/zeitung/20200512/was-passiert-wenn-es-eng-wird, abgerufen am 10.7.2020.

130 Karl Lauterbach (2020), *Wolfgang Wodarg erzählt blanken Unsinn zu Corona – das sind Fake News!,* in: SPD-Fraktion im Bundestag auf YouTube vom 18.3.2020, www.youtube.com/watch?v=gQAnb4F5Hxw, abgerufen am 10.7.2020.

131 ZDF (2020), *Karl Lauterbach im Interview: Wirtschaft kann sich erholen, Tote nicht*, in: ZDF Heute vom 29.3.2020, www.zdf.de/nachrichten/politik/coronavirus-lauterbach-lockdown-100.html, abgerufen am 31.7.2020.

132 Deutsche Lungenstiftung, *Lungenentzündung: Prognose*, in: Lungenärzte im Netz, www.lungenaerzte-im-netz.de/krankheiten/lungenentzuendung/prognose/, abgerufen am 31.7.2020, und
Verein zur Förderung der Impfaufklärung (2017), *Lungenentzündung kann tödlich sein*, in: Austria Presse Agentur OTS vom 25.10.2020, www.ots.at/presseaussendung/OTS_20171025_OTS0101/lungenentzuendung-kann-toedlich-sein, abgerufen am 31.7.2020.

133 KURIER (2020), *Coronavirus: leichte Übersterblichkeit in Österreich*, in: KURIER vom 28.6.2020, https://kurier.at/wissen/coronavirus-leichte-uebersterblichkeit-in-oesterreich/400954964, abgerufen am 30.7.2020.

134 Focus (2019), *Nur harmlose Erkältungssymptome? Warum viele eine Lungenentzündung unterschätzen*, in: Focus vom 20.11.2019, www.focus.de/gesundheit/ratgeber/immunsystem/nur-harmlose-erkaeltungssymptome-warum-viele-eine-lungenentzuendung-unterschaetzen_id_11363221.html, abgerufen am 31.7.2020.

135 Apotheken Umschau (2017*), Gehirnhautentzündung (Meningitis): Symptome und Therapie*, in: Apotheken Umschau vom 1.6.2017, www.apotheken-umschau.de/gehirnhautentzuendung, abgerufen am 31.7.2020.

136 Allerberger F. (2019), *Antibiotika-Resistenzen*, in: Ärztezeitung vom 25.9.2020, www.aerztezeitung.at/fileadmin/PDF/2019_Verlinkungen/State_Antibiotikaresistenzen.pdf, abgerufen am 31.7.2020.

137 World Health Organization (2020), *Antibiotic resistance*, in: WHO vom 31.7.2020, www.who.int/news-room/fact-sheets/detail/antibiotic-resistance, abgerufen am 31.7.2020.

138 Deutsche Ärztezeitung (2018), Antibiotikaresistenzen: langfristig mehr Tote als bei Krebs, in: Ärztezeitung vom 7.6.2018, www.aerztezeitung.de/Kongresse/Langfristig-mehr-Tote-als-bei-Krebs-224890.html, abgerufen am 31.7.2020.

139 Norddeutscher Rundfunk (2019), *Pharmakonzerne stoppen Entwicklung von Antibiotika*, in: Presseportal vom 12.9.2020, www.presseportal.de/pm/6561/4372771, abgerufen am 31.7.2020, und
Norddeutscher Rundfunk (2019), *Antibiotika-Forschung: Warum Unternehmen aussteigen*, in: NDR vom 16.9.2019, www.ndr.de/ratgeber/gesundheit/Antibiotika-Forschung-Warum-Unternehmen-aussteigen,antibiotika586.html, abgerufen am 31.7.2020.

140 Brötz-Oesterhelt H. (2012), *Entwicklung neuer Antibiotika*, in: Deutsche Bundesärztekammer vom 1.2.2020, www.bundesaerztekammer.de/fileadmin/user_upload/downloads/Broetz-Oesterhelt_2013-02.pdf, abgerufen am 31.7.2020.

141 KURIER (2020), *Erster Corona-Impfstoff soll mit Jahresende auf dem Markt sein*, in: KURIER vom 22.7.2020, https://kurier.at/wissen/astrazeneca-impfstoff-gegen-coronavirus-bis-jahresende-auf-dem-markt/400978217, abgerufen am 31.7.2020.

142 Fleischhacker M. (2020), *»Es geht um viel mehr, als uns die Politik weismachen will«*, in: Addendum vom 6. April 2020, www.addendum.org/coronavirus/interview-sprenger/, abgerufen am 11.7.2020.

143 KURIER (2020), *Experte Martin Sprenger ist nicht mehr Mitglied der Corona-Taskforce, KURIER Politik vom 9.4.2020*, https://kurier.at/politik/inland/experte-martin-

sprenger-ist-nicht-mehr-mitglied-der-corona-taskforce/400808840, abgerufen am 11.7.2020.

144 Profil (2020), Franz Allerberger: *Dieses Virus ist nicht so ansteckend, wie manche annehmen*, in: Profil vom 10.5.2020, www.profil.at/oesterreich/franz-allerberger-corona-interview-11472377?fbclid=IwAR38UTl10bBsrppdQhsAanGIHAvllaerS-6g2aifzqoFLRj6CBnRauxs6Ij0, abgerufen am 13.7.2020.

145 Heubacher A. (2020), *Experten und Unternehmer einig: »Kein Beleg für Maskenpflicht«*, in: Tiroler Tageszeitung vom 21.7.2020, www.tt.com/artikel/30742756/experten-und-unternehmer-einig-kein-beleg-fuer-maskenpflicht?fbclid=IwAR1iV-DooTbSmZp7sdLcK17d7p9biAgRW_dxxU88_p8AfRd5Jx8iZE6-1BEE, abgerufen am 13.7.2020.

146 Schulson M. (2020), *COVID-19 prevalence: John Ioannidis responds to his critics*, in: Medscape vom 16.5.2020, www.medscape.com/viewarticle/930646, abgerufen am 13.7.2020.

147 Englisches Originalzitat: »Ioannidis' views on lockdowns, far from aligning with a Trumpian desire to benefit Wall Street, are consistent with his longstanding body of work.« Brownlee S. und Lenzer J. (2020), *John Ioannidis and medical tribalism in the era of COVID-19*, in: Real Clear Science vom 12.6.2020, www.realclearscience.com/articles/2020/06/12/john_ioannidis_and_medical_tribalism_in_the_era_of_covid-19_111427.html, abgerufen am 13.7.2020.

148 Walach T., Weiser B. und Pilz P. (2020), *Corona und die italienische Modeindustrie*, in: Zackzack vom 27. Februar 2020, https://zackzack.at/2020/02/26/corona-und-die-italienische-modeindustrie-wie-die-ausbeutung-chinesischer-arbeiter-zur-ausbreitung-des-virus-beitraegt/, abgerufen am 16.7.2020.

149 Frankfurter Allgemeine (2020), *Deutschland hat viermal so viele Intensivbetten wie Italien*, in: Frankfurter Allgemeine vom 2.4.2020, https://www.faz.net/aktuell/wirtschaft/mehr-wirtschaft/corona-deutschland-hat-viermal-so-viele-intensivbetten-wie-italien-16708166.html, abgerufen am 16.7.2020.

150 Mayer P. (2020), *Italien: Übersterblichkeit nur zur Hälfte von COVID-19 verursacht*, in: Mein Bezirk Politik vom 19.5.2020, www.meinbezirk.at/c-politik/italien-uebersterblichkeit-nur-zur-haelfte-von-covid-19-verursacht_a4073676, abgerufen am 16.7.2020.

151 Deutsches Ärzteblatt (2018), *Vielzahl an Lungenentzündungen beunruhigen Behörden in Norditalien*, in: Ärzteblatt vom 10.9.2018, www.aerzteblatt.de/nachrichten/97750/Vielzahl-an-Lungenentzuendungen-beunruhigen-Behoerden-in-Norditalien, abgerufen am 31.7.2020.

152 Apotheke Adhoc, *Erhöhen Legionellen die Todesrate einer Corona-Infektion?*, in: Apotheke Adhoc vom 3.4.2020, www.apotheke-adhoc.de/nachrichten/detail/coronavirus/erhoehen-legionellen-die-todesrate-einer-corona-infektion/, abgerufen am 31.7.2020.

153 Setti L., Passarini F., Gennaro G. und Mitarbeiter (2020), *Relazione circa l'effetto dell'inquinamento da particolato atmosferico e la diffusione di virus nella popolazione*, in: Positionspapier der Universität Bologna, Universität Bari und der italienischen Gesellschaft für Umweltmedizin (SIMA) im März 2020, www.simaonlus.it/wpsima/wp-content/uploads/2020/03/COVID19_Position-Paper_Relazione-circa-l%E2%80%99effetto-dell%E2%80%99inquinamento-da-particolato-atmosferico-e-la-diffusione-di-virus-nella-popolazione.pdf, abgerufen am 16.7.2020.

154 D'Aria I. (2020), *Coronavirus: l'inquinamento ha aperto la strada alla diffusione dell'infezione*, in: La Repubblica vom 17.3.2020, www.repubblica.it/salute/medicina-e-ricerca/2020/03/17/news/coronavirus_l_inquinamento_autostrade_per_la_diffusione_dell_infezione-251516436/, abgerufen am 16.7.2020.

155 Walach T., Weiser B. und Pilz P. (2020), *Coronavirus – Ausbreitung durch Feinstaubbelastung beschleunigt?*, in: Zackzack vom 21.3.2020, https://zackzack.at/2020/03/21/coronavirus-ausbreitung-durch-feinstaubbelastung-beschleunigt/, abgerufen am 16.7.2020.

156 Feng C., Li J., Sun W. und Mitarbeiter (2020), *Impact of ambient fine particulate matter (PM2.5) exposure on the risk of influenza-like-illness: a time-series analyses in Beijing, China*, in: Environmental Health, Vol. 15, Iss. 17, https://ehjournal.biomedcentral.com/articles/10.1186/s12940-016-0115-2, abgerufen am 17.7.2020.

157 Ma J., Song S., Gou M. und Mitarbeiter (2017), *Long-term exposure to PM2.5 lowers influenza virus resistance via down-regulating pulmonary macrophage Kdm6a and mediates histones modification in IL-6 IFN-β promotor regions*, in: Biochemical and Biophysical Research Communications, Vol. 493, Iss. 2, S. 1122–1128, www.sciencedirect.com/science/article/abs/pii/S0006291X17317722?via%3Dihub, abgerufen am 17.7.2020.

158 Croft D., Zhang W., Lin S. und Mitarbeiter (2019), *The association between respiratory infection and air pollution in the setting of air quality policy and economic change*, in: Annals of the American Thorax Society, Vol. 16, Iss. 3, S. 321–330, www.ncbi.nlm.nih.gov/pmc/articles/PMC6394122/, abgerufen am 17.7.2020.

159 Müller L., Chehrazi C., Henderson M. und Mitarbeiter (2013), *Diesel exhaust particles modify natural killer cell function and cytokine release*, in: Particle and Fiber Toxicology, Vol. 10, Iss. 16, www.ncbi.nlm.nih.gov/pmc/articles/PMC3637383/, abgerufen am 19.7.2020.

160 Selley L., Schuster L., Marbach H. und Mitarbeiter (2020), *Break dust exposure exacerbates inflammation and transiently compromises phagocytosis in macrophages*, in: Metallomics, Vol. 12, Iss. 3, S. 371–386, https://pubs.rsc.org/en/content/articlelanding/2020/MT/C9MT00253G, abgerufen am 16.7.2020.

161 Tour J. (2015), *How car tires harm our lungs*, in: James M. Tour / Rice University online vom 7.10.2015, www.jmtour.com/2015/10/07/how-car-tires-harm-our-lungs/, abgerufen am 20.7.2020.

162 Leitner A. (2017), *Feinstaub*, in: Netdoktor vom 26.9.2017, www.netdoktor.at/krankheit/klimawandel/feinstaub-6938256, abgerufen am 16.7.2020.

163 Europäische Kommission in Deutschland (2018), *EU-Kommission verklagt Deutschland und fünf weitere Mitgliedsstaaten wegen Luftverschmutzung*, in: Europäische Kommission vom 17.5.2018, in: https://ec.europa.eu/germany/news/20180517-luftverschmutzung-klage_de, abgerufen am 16.7.2020.

164 Deutsche Welle (2018), *Wo ist Europas Luft am saubersten?*, in: DW Wissen und Umwelt vom 9.11.2018, www.dw.com/de/wo-ist-europas-luft-am-saubersten/a-46220665, abgerufen am 16.7.2020.

165 Wikipedia, *Feinstaub*, https://de.wikipedia.org/wiki/Feinstaub, abgerufen am 16.7.2020, und
Österreichischer Rundfunk (2016), *Wo der Dreck in der Luft landet: »Schnelles Handeln dringend nötig«*, in: ORF News vom 27.9.2016, https://orf.at/v2/stories/2359811/2359818/, abgerufen am 16.7.2020.

166 Deutsche Lungenstiftung (2017), *Auch weniger Dünger reduziert die Feinstaubbelastung*, in: Lungenärzte im Netz vom 22.11.2017, www.lungenaerzte-im-netz.de/news-archiv/meldung/article/auch-weniger-duenger-reduziert-die-feinstaubbelastung/, abgerufen am 31.7.2020.

167 Cole M., Ozgen C. und Strobl E. (2020), *Air pollution exposure and COVID-19*, in: IZA – Institute of Labor Economics vom Juni 2020, www.iza.org/publications/dp/13367/air-pollution-exposure-and-covid-19, abgerufen am 31.7.2020.

168 Wu X., Nethery R., Sabath B. und Mitarbeiter (2020), *Exposure to air pollution and COVID-19 mortality in the United States: a nationwide cross-sectional study*, in: Harvard University Preprint vom 24.4.2020, https://projects.iq.harvard.edu/covid-pm und https://www.medrxiv.org/content/10.1101/2020.04.05.20054502v2, abgerufen am 16.7.2020.

169 Huang K., Bi J., Meng X. und Mitarbeiter (2019), *Estimating daily PM2.5 concentrations in New York City at the neighbourhood scale: implications for integrating non-regulatory measurements*, in: Science of the Total Environment, Vol. 697 vom 20.12.2019, www.sciencedirect.com/science/article/abs/pii/S0048969719340719, abgerufen am 31.7.2020.

170 Mate T., Guaita R., Pichiule M. und Mitarbeiter (2010), Short-term effect of fine particulate matter (PM2.5) on daily mortality due to diseases of the circulatory system in Madrid (Spain), in: Science of the Total Environment, Vol. 408, Iss. 23 vom 1.11.2010, www.sciencedirect.com/science/article/abs/pii/S0048969710008247?via%3Dihub, abgerufen am 31.7.2020.

171 Kellner H. (2008), *Feinstaub in Madrid – Umweltschützer werfen Behörden Untätigkeit vor*, in: Deutschlandfunk vom 13.8.2020, www.deutschlandfunk.de/detail-umwelt-und-verbraucher.697.de.html?dram:article_id=75505+www.spanienaufdeutsch.com%2Fmad%2Fde%2Fwissenswertes%2Fdetail%2FNEWS%3A-Luft-in-Madrid-wird-immer-schlechter%2FODA3#.XzJawzV8uM8, abgerufen am 31.7.2020.

172 Kügler C. (2008), *News: Luft in Madrid wird immer schlechter*, in: Spanien auf Deutsch vom 10.2.2008, www.spanienaufdeutsch.com/mad/de/wissenswertes/detail/NEWS:-Luft-in-Madrid-wird-immer-schlechter/ODA3#.XzJ_hjV8uM9, abgerufen am 31.7.2020.

173 International Council of clean transportation (2019), *Health impacts of air pollution from transportation sources in Paris*, in: Fact Sheet Europe vom Februar 2019, https://theicct.org/sites/default/files/Paris_pollution_heath_issues_transport_factsheet_20190226.pdf, abgerufen am 31.7.2020

174 Englisches Originalzitat: »Among elderly living in such a region and affected by other comorbidities, the cilia and upper airways defenses could have been weakened both by age and chronic exposure to air pollution, which, in turn, could facilitate virus invasion by allowing virus reaching lower airways. Subsequently, a dysregulated, weak immune system, triggered by chronic air pollution exposure may lead to ARDS and eventually death, particularly in case of severe respiratory and cardiovascular comorbidities.« Corticini E., Frediani B. und Caro D. (2020), *Can atmospheric pollution be considered a co-factor in extremely high level of SARS-CoV-2 lethality in Northern Italy?*, in: Environmental Pollution, Vol. 261, https://doi.org/10.1016/j.envpol.2020.114465, abgerufen am 17.7.2020.

175 World Health Organization (2018), *Air pollution*, in: WHO Health Topics von 2. Mai 2018, www.who.int/health-topics/air-pollution#tab=tab_1, abgerufen am 17.7.2020,

und
World Health Organization (2015), Air pollution costs European economies USD 1.6 trillion a year in diseases and deaths, new WHO study says, in: WHO Europe vom 28.4.2015, www.euro.who.int/en/media-centre/sections/press-releases/2015/04/air-pollution-costs-european-economies-us$-1.6-trillion-a-year-in-diseases-and-deaths,-new-who-study-says, abgerufen am 17.7.2020.

176 Kao E. (2018), *Air pollution is killing one million people and costing Chinese economy 267 billion yuan per year, research from CUHK shows*, in: South China Morning Post vom 2.10.2020, www.scmp.com/news/china/science/article/2166542/air-pollution-killing-1-million-people-and-costing-chinese, abgerufen am 17.7.2020.

177 Robinson E. (2019), *How much does air pollution cost the U.S.?*, in: Stanford University School of Earth, Energy and Environmental Science vom 19.9.2019, https://earth.stanford.edu/news/how-much-does-air-pollution-cost-us#gs.akqvuk, abgerufen am 18.7.2020.

178 World Health Organization (2015), *Air pollution costs European economies USD 1.6 trillion a year in diseases and deaths, new WHO study says*, in: WHO Europe vom 28.4.2015, www.euro.who.int/en/media-centre/sections/press-releases/2015/04/air-pollution-costs-european-economies-us$-1.6-trillion-a-year-in-diseases-and-deaths,-new-who-study-says, abgerufen am 18.7.2020

179 Ioannidis J. (2020), *Perspectives on the pandemic – episode 1*, in: Youtube vom März 2020, vormals online abrufbar unter: www.youtube.com/watch?v=ZEr4rmjwd0g, zuletzt abgerufen am 1.4.2020, mittlerweile gelöscht (mit dem Hinweis »dieses Video wurde entfernt, weil es gegen Community-Richtlinien von YouTube verstößt«)

180 Ioannidis J. (2020), *Perspectives on the pandemic – episode 1*, in: Dailymotion vom Juni 2020, www.dailymotion.com/video/x7ubcws, zuletzt abgerufen am 15.7.2020.

181 Ioannidis J. (2020), *A fiasco in the making? As the coronavirus pandemic takes hold, we are making decisions without reliable data*, in: STAT News – Reporting from the Frontiers of Health and Medicine vom 17.3.2020, www.statnews.com/2020/03/17/a-fiasco-in-the-making-as-the-coronavirus-pandemic-takes-hold-we-are-making-decisions-without-reliable-data/, abgerufen am 15.7.2020.

182 Ioannidis J. (2020), *The infection fatality rate of COVID-19 inferred from seroprevalence data*, preprint in: MedRxiv vom 14.7.2020, www.medrxiv.org/content/10.1101/2020.05.13.20101253v3, abgerufen am 15.7.2020. Ergänzung: In einer weiteren Veröffentlichung analysierten er und seine Mitarbeiter die Daten aus allen Ländern, in denen bis zum 24. April 2020 mindestens 800 Personen an COVID-19 verstorben waren, darunter auch Deutschland. In dieser Analyse wurden die Letalitätsraten nach Altersgruppen und Ländern errechnet, wobei der Fokus dieser Studie auf Patienten ohne Vorerkrankungen lag. Wegen dieser Einschränkung ist diese Veröffentlichung für unsere Betrachtungen sekundär. Wer aber die Ergebnisse, die mittlerweile der wissenschaftlichen Begutachtung (peer-review) unterzogen wurden, nachlesen möchte, findet die Publikation kostenlos im Internet in der Ausgabe 188 des Journals *Environmental Research* (Umweltforschung) im Elsevier-Verlag: Ioannidis J., Axfors C. und Contopoulos-Ioannidis D. (2020), *Population-level COVID-19 mortality risk for non-elderly individuals overall and for non-elderly individuals without underlying diseases in pandemic epicenters*, in: Environmental Research, Vol. 188, https://doi.org/10.1016/j.envres.2020.109890.

183 Ewert B. (2020), *Interview mit Hedrik Streeck: »Wir sind zu schnell in den Lockdown gegangen«*, in: ntv Panorama vom 10.6.2020, www.n-tv.de/panorama/Wir-sind-zu-schnell-in-den-Lockdown-gegangen-article21838173.html, abgerufen am 15.7.2020.

184 ZDF (2020), *Heinsberg-Studie: Neue Erkenntnisse zur Corona-Pandemie. Interview mit Hedrik Streeck*, in: ZDF Heute Nachrichten vom 4.5.2020, auf dem YouTube-Kanal des ZDF verfügbar: www.youtube.com/watch?v=3iIsK47eAfo, zuletzt abgerufen am 19.7.2020.

185 Hao X. Cheng S., Wu D. und Mitarbeiter (2020), *Reconstruction of the full transmission dynamics of COVID-19 in Wuhan*, in: Nature vom 16.7.2020, www.nature.com/articles/s41586-020-2554-8, abgerufen am 19.7.2020.

186 Claus P. (2020), *Up to 300 million people may be infected by COVID-19, Stanford Guru John Ioannidis says*, in: USA Greek Reporter vom 27.6.2020, https://usa.greekreporter.com/2020/06/27/up-to-300-million-people-may-be-infected-by-covid-19-stanford-guru-john-ioannidis-says/, abgerufen am 26.7.2020.

187 Killy D. (2020), *Heinsberg-Studie überrascht: Corona-Todesrate in Deutschland wohl sehr niedrig*, in: Redaktionsnetzwerk Deutschland vom 4.5.2020, www.rnd.de/wissen/heinsberg-studie-corona-todesrate-in-deutschland-bei-nur-037-prozent-4SRFJXZCGZC2NKVZI7Z5CSLCT4.html, abgerufen am 15.7.2020.

188 Fischer C. (2020), *Ruhe vor dem Sturm: So ist die Lage in Krankenhäusern in Unna und Kamen*, in: Hellweger Anzeiger vom 9.4.2020, www.hellwegeranzeiger.de/kreis/ruhe-vor-dem-corona-sturm-so-ist-die-lage-in-krankenhaeusern-in-unna-und-kamen-plus-1512057.html, abgerufen am 15.7.2020.

189 Zöch I. (2020), *Corona-Opfer: Wenn Kinder an Corona sterben*, in: Die Presse vom 1.4.2020, www.diepresse.com/5794366/wenn-kinder-an-corona-sterben, abgerufen am 20.7.2020.

190 Kleine Zeitung (2020), *Coronavirus / Infektion geht nicht weg: Bolsonaro erneut positiv getestet*, in: Kleine Zeitung vom 16. Juli 2020, www.kleinezeitung.at/international/corona/5840257/Coronavirus_Infektion-geht-nicht-weg_Bolsonaro-erneut-positiv, abgerufen am 22.7.2020.

191 Bayerischer Rundfunk (2020), *Langzeitbeschwerden: Wenn Corona-Patienten nicht gesund werden*, in: BR Online vom 19.7.2020, www.br.de/nachrichten/wissen/langzeitbeschwerden-wenn-corona-patienten-nicht-gesund-werden,S4ijwrj, abgerufen am 22.7.2020.

192 Norddeutscher Rundfunk (2020), *Corona-Folgeschäden: Genesen, aber nicht gesund?*, in: NDR Online vom 8.6.2020, www.ndr.de/ratgeber/gesundheit/Corona-Folgeschaeden-Genesen-aber-nicht-gesund,coronavirus2394.html, abgerufen am 22.7.2020.

193 Zarogoulidis P., Kouliatsis G., Papanas M. und Mitarbeiter (2011), *Long-term respiratory follow-up H1N1 infection*, in: Virology Journal, Vol. 8, Iss. 319, www.ncbi.nlm.nih.gov/pmc/articles/PMC3138433/, abgerufen am 22.07.2020.

194 Bell T., Brand O., Morgan D. und Mitarbeiter (2019), *Defective lung function following influenza virus is due to prolonged, reversible hyaluronan synthesis*, in: Matrix Biology, Vol. 80, S. 14–28, www.sciencedirect.com/science/article/pii/S0945053X18301458, abgerufen am 22.07.2020.

195 Pract F. (2015), *The lasting effects of Pneumonia*, in: Frontline Medical Communications, Vol. 32, Iss. 10, www.mdedge.com/fedprac/article/103555/pulmonology/lasting-effects-pneumonia, abgerufen am 31.7.2020.

196 Grimwood K. und Chang A. (2015), *Long-term effects of pneumonia in young children*, in: Pneumonia, Vol. 6., S. 101–114, https://pneumonia.biomedcentral.com/articles/10.15172/pneu.2015.6/671, abgerufen am 31.7.2020.
197 St. Jude Children's Research Hospital (2006), *Cell wall of pneumonia bacteria can cause brain and heart damage*, in: Eurek Alter Public Release vom 23.10.2006, www.eurekalert.org/pub_releases/2006-10/sjcr-cwo102306.php, abgerufen am 31.7.2020.
198 National Heart, Lung, and Blood Institute, *Pneumonia, NHLBI*, www.nhlbi.nih.gov/health-topics/pneumonia, abgerufen am 31.7.2020, und Stamenov D. (2020), *Lungenentzündung (Pneumonie) kann tödlich sein, MedMix Medizinische Fachgebiete vom 31.7.2020*, www.medmix.at/lungenentzuendung-kann-toedlich-sein/?cn-reloaded=1, abgerufen am 31.7.2020,
199 Hosseini S., Wilk E., Michaelsen-Preusse K. und Mitarbeiter (2018), *Long-time neuroinflammation induced by influenza A virus infection and the impact on hippocampal neuron morphology and function*, in: The Journal of Neurosience vom 27.2.2020, www.jneurosci.org/content/early/2018/02/28/JNEUROSCI.1740-17.2018/tab-e-letters?versioned=true, abgerufen am 22.7.2020, und
Medica (2018), *Grippe mit Langzeitfolgen, in Medica Magazin vom 9.3.2020*, www.medica.de/de/News/Archiv/Grippe_mit_Langzeitfolgen, abgerufen am 22.7.2020.
200 Surtees R. und DeSousa C. (2006), *Influenza virus associated encephalopathy*, in: Archives of Disease in Childhood, Vol. 91, Iss. 6, www.ncbi.nlm.nih.gov/pmc/articles/PMC2082798/, abgerufen am 22.07.2020.
201 Welt (2020), *Coronvirus befällt auch Nieren und andere Organe*, in: Welt vom 14.5.2020, www.welt.de/regionales/hamburg/article207973227/Studie-Corona-virus-befaellt-auch-Nieren-und-andere-Organe.html, abgerufen am 23.7.2020, und Stuttgarter Zeitung (2020), *Multiorganvirus: Coronavirus befällt auch Viren und andere Organe*, in: Stuttgarter Zeitung vom 14.5.2020, www.stuttgarter-zeitung.de/inhalt.multiorganvirus-coronavirus-befaellt-auch-nieren-und-andere-organe.e688aa05-a36d-41a6-9683-72789a2e13b5.html, abgerufen am 23.7.2020, und
Kreisel K. (2020), *Autopsien belegen Aggressivität*, in: Focus vom 20.5.2020, www.focus.de/gesundheit/news/herz-nieren-lunge-nervensystem-autopsien-bele-gen-aggressivitaet-des-virus-sars-cov-2-ist-ein-multiorganvirus_id_12010072.html, abgerufen am 23.7.2020.
202 Schapira J. (2014), *35 000 Menschen sterben jährlich an Lungenentzündung*, in: Berliner Morgenpost vom 19.2.2020, www.morgenpost.de/printarchiv/wissen/article124984642/35-000-Menschen-sterben-jaehrlich-an-Lungenentzuendung.html, abgerufen am 30.7.2020.
203 Ärzteblatt (2017), *Atemwegserkrankungen für mehr als jeden zehnten Sterbefall verantwortlich*, in: Ärzteblatt vom 13.9.2017, www.aerzteblatt.de/nachrichten/79252/Atemwegserkrankungen-fuer-mehr-als-jeden-zehnten-Sterbefall-verantwortlich, abgerufen am 30.7.2020.
204 Kido H., Chida J., Yao M. und Wang S. (2010), *Mechanisms of multi-organ failure in severe influenza*, in: Nihon Rinsho – Japanese Journal of Clinical Medicine, Vol. 68, Iss. 8, https://pubmed.ncbi.nlm.nih.gov/20715496/, abgerufen am 22.7.2020.
205 MacMillan A. (2018), *5 ways the flu can affect your health even after you feel better*, in: Health vom 4.10.2020, www.health.com/condition/cold-flu-sinus/flu-long-term-effects, abgerufen am 23.7.2020.

206 Madjid M., Aboshadi I., Awan I. und Mitarbeiter (2004), *Influenza and Cardiovascular Disease*, Texas Heart Institute Journal, Vol. 31, Iss. 1, www.ncbi.nlm.nih.gov/pmc/articles/PMC387426/, abgerufen am 23.7.2020.

207 American Heart Association (2018), *Flu activity brings a rise in heart failure hospitalizations*, in: Heart vom 9.11.2018, www.heart.org/en/news/2018/11/09/flu-activity-brings-a-rise-in-heart-failure-hospitalizations, abgerufen am 23.7.2020.

208 Polakos N., Cornejo J., Murray D. und Mitarbeiter (2006), *Kupffer Cell-dependent hepatitis occurs during influenza infection*, in: The American Journal of Pathology, Vol. 168, Iss. 4, www.ncbi.nlm.nih.gov/pmc/articles/PMC1606556/, abgerufen am 23.7.2020.

209 Watanabe T. (2013), *Renal complications of seasonal and pandemic influenza A virus infections*, in: European Journal of Pediatrics, Vol. 172, Iss. 1, S. 15–22, https://pubmed.ncbi.nlm.nih.gov/23064728/, abgerufen am 23.7.2020.

210 Morishima T., Togashi T., Yokota S. und Mitarbeiter (2020), *Encephalitis and encephalopathy associated with an influenza epidemic in Japan*, in: Clinical Infectious Diseases, Vol. 35, Iss. 5, S. 512–517, https://pubmed.ncbi.nlm.nih.gov/12173123/, abgerufen am 23.7.2020.

211 Yeager A. (2019), *Scientists may need to seriously reconsider the cast-aside hypothesis that pathogens can play a part in diseases such as Alzheimer's and Parkinson's*, in: The Scientist vom 28.2.2019, www.the-scientist.com/features/can-the-flu-and-other-viruses-cause-neurodegeneration--65498, abgerufen am 23.7.2020.

212 Haferkamp O. und Matthys H. (1970), *Grippe und Lungenembolien*, in: Deutsche Medizinische Wochenschrift, Vol. 95, Iss. 51, S. 2560–2563, www.thieme-connect.com/products/ejournals/abstract/10.1055/s-0028-1108874, abgerufen am 31.7.2020.

213 Ishiguro T., Matsuo K., Fujii S. und Takanayagi N. (2019), *Acute thrombotic vascular events complicating influenza-associated pneumonia*, in: Respiratory Medicine Case Reports, Vol. 28 vom 14.7.2019, www.ncbi.nlm.nih.gov/pmc/articles/PMC6582236/, abgerufen am 31.7.2020.

214 Violi F., Cangemi R. und Calvieri C. (2014), *Pneumonia, thrombosis and vascular disease*, in: Journal of Thrombosis and Haemostasis, Vol. 12, Iss. 9, S. 1391–1400, https://pubmed.ncbi.nlm.nih.gov/24954194/, abgerufen am 31.7.2020.

215 Freund A. (2020), *Wie das Coronavirus unseren ganzen Körper angreift, DW Wissen und Umwelt vom 11.5.2020*, www.dw.com/de/wie-das-coronavirus-unseren-ganzen-körper-angreift/a-53369064, abgerufen am 23.7.2020.

216 Kreisel K. (2020), *Autopsien belegen Aggressivität*, in: Focus vom 20.5.2020, www.focus.de/gesundheit/news/herz-nieren-lunge-nervensystem-autopsien-belegen-aggressivitaet-des-virus-sars-cov-2-ist-ein-multiorganvirus_id_12010072.html, abgerufen am 23.7.2020.

217 Nopper G. (2020), *Krieg im Körper: so tötet das Coronavirus*, in: Blick vom 23.4.2020, www.blick.ch/news/ausland/krieg-im-koerper-so-toetet-das-coronavirus-id15857122.html, abgerufen am 23.7.2020.

218 Wang X., Xu W., Hu G. und Mitarbeiter (2020), *SARS-CoV-2 infects T lymphocytes through its spike protein mediated membrane fusion*, in: Cellular and Molecular Immunology vom 7. April 2020, www.nature.com/articles/s41423-020-0424-9, abgerufen 19.4.2020 und am 23.7.2020.

219 Englisches Originalzitat: »A disturbing parallel to H.I.V.« Kolata G. (2020), *How the coronavirus short-circuits the immune system*, in: The New York Times vom 26.6.2020, www.nytimes.com/2020/06/26/health/coronavirus-immune-system.html, abgerufen am 23.7.2020.

220 Laguipo A. (2020), *Novel coronavirus attacks and destroys T cells, just like HIV*, in: News Medical vom 13.4.2020, www.news-medical.net/news/20200413/Novel-coronavirus-attacks-and-destroys-T-cells-just-like-HIV.aspx, abgerufen am 24.7.2020.

221 Lennon A. (2020), *Does COVID-19 attack the immune system like HIV?*, in LabRoots vom 15.4.2020, www.labroots.com/trending/immunology/17341/covid-19-attack-immune-systems-hiv, abgerufen am 24.7.2020.

222 Wang X., Xu W., Hu G. und Mitarbeiter (2020), RETRACTED ARTICLE: *SARS-CoV-2 infects T lymphocytes through its spike protein mediated membrane fusion*, in: Cellular and Molecular Immunology vom 7. April 2020, www.nature.com/articles/s41423-020-0424-9, abgerufen 19.4.2020 und am 24.7.2020.

223 Dougan S., Ashour J., Karssemeijer R. (2020), *Antigen-specific B-cell receptor sensitizes B cells to infection by influenza virus*, in: Nature, Vol. 503, S. 406–409, www.nature.com/articles/nature12637, abgerufen am 24.7.2020.

224 Mao H., Tu W., Qin G. und Mitarbeiter (2009), *Influenza virus directly infects human natural killer cells and induces cell apoptosis*, in: Journal of Virology, Vol. 83, Iss. 18, S. 9215–9222, https://jvi.asm.org/content/83/18/9215?fbclid=IwAR1ASK8S-3Z6YJ3CqhlvwEpJKMqKc3wjd93Zb4tuxJ2VTHF0HIVuE2FDC2UY, abgerufen am 24.7.2020.

225 Zeh J. (2020), Wenn das Immunsystem entgleist: *Zytokinsturm tötet COVID-19-Patienten*, in: ntv vom 30.4.2020, www.n-tv.de/wissen/Zytokinsturm-toetet-Covid-19-Patienten-article21750068.html, abgerufen am 24.7.2020.

226 George A., *Cytokine storm: an overreaction of the body's immune system*, in: New Scientist, www.newscientist.com/term/cytokine-storm/, abgerufen am 25.7.2020, und Tisoncik J., Korth M., Simmons C. und Mitarbeiter (2012), *Into the eye of the cytokine storm*, Microbiology and Molecular Biology Reviews, Vol 76, Iss. 1, www.ncbi.nlm.nih.gov/pmc/articles/PMC3294426/, abgerufen am 25.7.2020.

227 Liu Q., Zhou Y. und Yang Z. (2016), *The cytokine storm of severe influenza and development of immunomodulatory therapy*, in: Cellular and Molecular Immunology, Vol. 13, Iss. 1, www.ncbi.nlm.nih.gov/pmc/articles/PMC4711683/, abgerufen am 24.7.2020, und
Guo X. und Thomas P. (2019), *New fronts emerge in the influenza cytokine storm*, in: Seminars in Immunopathology, Vol. 39., Iss. 5, www.ncbi.nlm.nih.gov/pmc/articles/PMC5580809/, abgerufen am 24.7.2020.

228 Teijaro J., Walsh K., Cahalan S. und Mitarbeiter, *Endothelial cells are central orchestrators of cytokine amplification during influenza virus infection*, in: Cell, Vol. 146, Iss. 6, www.ncbi.nlm.nih.gov/pmc/articles/PMC3176439/, abgerufen am 25.7.2020, und Lungeninformationsdienst (2011), *Ansturm vom Botenstoffen gefährdet Grippepatienten*, in: Lungeninformationsdienst vom 18.11.2011, www.lungeninformationsdienst.de/aktuelles/news/alle-news-im-ueberblick/aktuelles/article/ansturm-von-botenstoffen-gefaehrdet-grippepatienten//index.html, abgerufen am 25.7.2020.

229 Englisches Originalzitat: Although the term *cytokine storm* conjures up dramatic imagery and has captured the attention of the mainstream and scientific media, the current data do not support its use. Until new data establish otherwise, the linkage of cytokine storm to COVID-19 may be nothing more than a tempest in a teapot.« *Sinha P., Matthay M. und Calfee C., Is a »cytokine storm relevant to COVID-19?*, in: JAMA International Medicine vom 30.6.2020, https://jamanetwork.com/journals/jamainternalmedicine/fullarticle/2767939, abgerufen am 25.7.2020.

230 Schwartz J. (2000), *Harvesting and long term exposure effects in the relation between air pollution and mortality*, in: American Journal of Epidemiology, Vol. 151, Iss. 5, S. 440–448 und
Franklin M., Koutrakis P. und Schwartz P (2008), *The role of particle composition on the association between PM2.5 and mortality*, in: Epidemiology, Vol. 19, Iss. 5, S. 680–689.
231 Turner M., Krewski D., Pope C. und Mitarbeiter (2011), *Long-term ambient fine particulate matter air pollution and lung cancer in a large cohort of never-smokers*, in: American Journal of Respiratory and Critical Care Medicine, Vol. 184, Iss. 12, S. 1374–1381, https://pubmed.ncbi.nlm.nih.gov/21980033/, abgerufen am 19.7.2020.
232 Mehta M., Chen L., Gordon T. und Mitarbeiter (2008), *Particulate matter inhibits DNA repair and enhances mutagenesis*, in: Mutation Research / Genetic Toxicology and Environmental Mutagenesis, Vol. 657, Iss. 2, S. 116–121, www.ncbi.nlm.nih.gov/pmc/articles/PMC4002174/, abgerufen am 19.7.2020.
233 Crinnion W. und Pizzorno J. (2019), *Clinical Environmental Medicine: Identification and Natural Treatment of Disease Caused by Common Pollutants*, S. 602, Elsevier, St. Louis, Missouri.
234 Haim A. und Portnov B (2013), *Geographic patterns of breast and prostate cancer (BC&PC) worldwide: light pollution as a new risk factor for human breast and prostate cancers*, S. 105–125, S. 139,. S. 141, Springer, Heidelberg/New York, 2013.
235 Ebenda, S. 61–65, 67–70, 78, 95, 96, 99 u. 100–102.
236 Zentrum für Krebsregisterdaten, Deutsches Robert Koch Institut, *Krebsarten, Stand: 17.12.2019*, www.krebsdaten.de/Krebs/DE/Content/Krebsarten/krebsarten_node.html, abgerufen am 19.07.2020.
237 Sharp L., Donnelly D., Hegarty A. und Mitarbeiter (2014), *Risk of several cancers is higher in urban areas after adjusting for socioeconomic status: results from a two-country population-based study of 18 common cancers*, in: Journal of Urban Health, Vol. 91 (3), S.510–525, www.ncbi.nlm.nih.gov/pmc/articles/PMC4074316/, abgerufen am 19.07.2020.
238 Epstein-Barr-Virus, Humanes Herpesvirus 8, Hepatitis-B- sowie Hepatitis-C-Virus, T-Zell-Leukämie-Virus Typ 1, AIDS-Erreger HIV, Humane Papillomavirus (HPV), Merkelzell-Polyoma-Virus. Deutsches Krebsforschungszentrum (2016), *Viren und weitere Krankheitserreger als Krebsauslöser*, in: Krebsinformationsdienst vom 18.10.2020, www.krebsinformationsdienst.de/vorbeugung/risiken/viren.php, abgerufen am 20.7.2020.
239 Roser M. und Ritchie H. (2019), *Cancer*, in: Our World Data, aktualisiert im November 2019, https://ourworldindata.org/cancer, zuletzt abgerufen am 19.7.2020.
240 Momirovic A. Resanovic A., Culic J und Herljevic I. (2005), *Mood effects of weather conditions of the Zagreb population, Croatia*, in: Collegium Antropologicum, Vol. 29, Iss. 2, S. 515–518, https://pubmed.ncbi.nlm.nih.gov/16417154/, abgerufen am 19.7.2020.
241 Shutty M. Gundiff G. und DeGood D. (1992), *Pain complaint and the weather: weather sensitivity and symptom complaints in chronic pain patients*, in: Pain, Vol. 49, Iss. 2, S. 199–204, https://pubmed.ncbi.nlm.nih.gov/1608646/, abgerufen am 19.7.2020, und
Jamison R. Anderson K. und Slater M. (1995), *Weather changes and pain: perceived influence of local climate on pain complaint in chronic pain patients*, in: Pain, Vol 61, Iss. 2, S. 309–315, www.sciencedirect.com/science/article/abs/pii/030439599400215Z, abgerufen am 19.7.2020.

242 Schinasi L. und Hamra G. (2017), *A time series analysis of associations between daily temperature and crime events in Philadelphia, Pennsylvania*, in: Journal of Urban Health, Vol. 94, Iss. 6, S. 892–900.

243 Engel M. (2010), *Tablette gegen Treibhauseffekt*, in: Deutschlandfunk vom 23.03.2010, https://www.deutschlandfunk.de/tablette-gegen-treibhauseffekt.676.de.html?dram:article_id=27286, abgerufen am 19.7.2020, und
Emch M., Root E. und Carrel M. (2017), *Health and Medical Geography*, Fourth Edition, The Guilford Press, New York / London, S. 414.

244 Gasparrini A. und Mitarbeiter (2017), *Projections of temperature-related excess mortality under climate change scenarios*, in: The Lancet Planetary Health, Vol 1., Iss. 9, S. 360–367.

245 Vicedo-Cabrera A. (2018), *Temperature-related mortality impacts under and beyond Paris Agreement climate change scenarios*, in: Climate Change, Vol. 150, Iss. 3–4, S. 391–402.

246 Lindgren E. und Jaenson T. (2016), *Lyme borreliosis in europe – influences of Ccimate and climate change: epidemiology, ecology and adaptation measures*, World Health Organization (WHO), Copenhagen.

247 United States Environmental Protection Agency, EPA (2018), *Climate Change and Harmful Algal Blooms*, www.epa.gov/nutrientpollution/climate-change-and-harmful-algal-blooms, abgerufen am 19.7.2020

248 Watts N. und Mitarbeiter (2018), *The 2018 report of the Lancet countdown on health and climate change – shaping the health of nations for centuries to come*, in: The Lancet vom 28.11.2018, https://doi.org/10.1016/S0140-6736(18)32594-7, abgerufen am 19.7.2020.

249 Crimmins A. und Mitarbeiter (2016), *Impacts of climate change on human health in the United States – a scientific assessment*, in: USGCRP – U.S. Global Change Research Program, 2016, S. 312ff.

250 Robert Koch Institut (2015), *Malaria*, in: RKI-Ratgeber vom 23.4.2015, www.rki.de/DE/Content/Infekt/EpidBull/Merkblaetter/Ratgeber_Malaria.html, abgerufen am 26.7.2020, und
Deutsches Tropeninstitut (2018), *Welt: WHO-Malariabericht 2018, in Tropeninstitut vom 23.11.2018*, https://tropeninstitut.de/aktuelle-krankheitsmeldungen/23.11.2018-who-malaria, abgerufen am 26.7.2020.

251 Bafana B. (2020), *Afrika: Rückschlag für Malaria-Bekämpfung – Corona-Krise hemmt Prävention und Behandlungen*, in: Afrika Info vom 15.5.2020, https://afrika.info/newsroom/afrika-rueckschlag-fuer-malaria-bekaempfung/?fbclid=IwAR1cNc4t-PNN0DDQtuLMRPoPTaOBLBjRhue_udze6s4o6sj0uREL6USUSGgg, abgerufen am 27.7.2020.

252 Stand 28.7.2020, Afrika Info (2020), *Daten & Fakten: Das Coronavirus in Afrika*, in: Afrika Info, https://afrika.info/corona/, zuletzt abgerufen am 28.7.2020 (wird laufend aktualisiert).

253 Österreichischer Rundfunk (2020), *Warum Afrika weniger betroffen ist*, in: ORF Science, vom 7.8.2020, https://science.orf.at/stories/3201333/, abgerufen am 7.8.2020.

254 Pinkstone J. (2020), *Three million people could die from coronavirus in Africa unless the spread is contained, UN-report warns as WHO officials say the continent could be the next COVID-19 epicenter*, in: Daily Mail vom 17.4.2020, www.dailymail.co.uk/sciencetech/article-8229311/UN-report-warns-THREE-MILLION-people-die-coronavirus-Africa.html, abgerufen am 31.7.2020.

255 Jones M. (2015), *Just how deadly is malaria?*, in: World Economic Forum vom 24.7.2015, www.weforum.org/agenda/2015/07/just-how-deadly-is-malaria/, abgerufen am 26.7.2020.
256 Rejmánková E., Grieco J., Achee N. und Mitarbeiter (2006), *Freshwater community interactions and malaria*, in: Disease ecology: community structure and pathogen dynamics, Oxford University Press Biology, S. 90–104.
257 Beard C., Garofalo J. und Gage K. (2015), *Climate and its impacts on vector-borne and zoonotic diseases*, in: Luber G. und Lemery J. (Hrsg.), Global climate change and human health, S. 221–266, Jossey Bass / Wiley, San Francisco.
258 Center for Science Education (2011), *Climate change and vector-borne disease*, in: UCAR, https://scied.ucar.edu/longcontent/climate-change-and-vector-borne-disease, abgerufen am 27.7.2020.
259 Bafana B. (2020), *Afrika: Rückschlag für Malaria-Bekämpfung – Corona-Krise hemmt Prävention und Behandlungen*, in: Afrika Info vom 15.5.2020, https://afrika.info/newsroom/afrika-rueckschlag-fuer-malaria-bekaempfung/?fbclid=IwAR1cNc4t-PNN0DDQtuLMRPoPTaOBLBjRhue_udze6s4o6sj0uREL6USUSGgg, abgerufen am 27.7.2020.
260 Österreichischer Rundfunk (2018), *Malaria wieder im Vormarsch*, in: ORF Science vom 19.11.2020, https://science.orf.at/v2/stories/2948248/, abgerufen am 27.7.2020.
261 The World Counts (2020), *People who died from hunger*, in: The World Counts Global Challenges, www.theworldcounts.com/challenges/people-and-poverty/hunger-and-obesity/how-many-people-die-from-hunger-each-year, abgerufen am 28.7.2020 (wird laufend aktualisiert).
262 Welthungerhilfe (2018), *Was kann man gegen Hunger tun?*, in: Welthungerhilfe Blog vom 26.3.2018, www.welthungerhilfe.de/aktuelles/blog/was-kann-man-gegen-hunger-tun/, abgerufen am 28.7.2020.
263 Kohler A. (2017), *»Wer Soja isst zerstört den Regenwald«*, in: Neue Zürcher Zeitung vom 14.7.2020, www.nzz.ch/panorama/montagsklischee/soja-wird-hauptsaechlich-fuer-tierfutter-produziert-1.18335485, abgerufen am 19.5.2020.
264 Smil V. (2002), *Worldwide transformation of diets, burdens of meat production and opportunities for novel food proteins*, in: Enzyme and Microbial Technology, Vol. 30, Iss. 3, S. 305–311.
265 The European Association of Bioindustries (2018), *The EU protein gap – trade policies and GMOs: facts and figures*, in: EuropaBio, www.europabio.org/sites/default/files/EU_protein_GAP_WCover.pdf, abgerufen am 29.5.2020.
266 Deutsches Bundesinformationszentrum Landwirtschaft (2020), *Soja – Nahrungsmittel für Tier und Mensch*, in: Landwirtschaft online, www.landwirtschaft.de/diskussion-und-dialog/umwelt/soja-nahrungsmittel-fuer-tier-und-mensch, abgerufen am 19.5.2020.
267 Rupprechter A. (2017), Beantwortung einer Parlamentarischen Anfrage, in: Österreichisches Lebensministerium vom 16.1.2017, www.parlament.gv.at/PAKT/VHG/XXV/AB/AB_10382/imfname_608031.pdf, abgerufen am 19.5.2020.
268 Haimann R. (2015), *Die Reichen investieren in Gestüte in Südamerika*, in: Welt vom 5.9.2015, www.welt.de/finanzen/immobilien/article146065744/Die-Reichen-investieren-in-Gestuete-in-Suedamerika.html, abgerufen am 28.7.2020.
269 Statista, *Anteil der an ausländische Investoren verkauften Ackerflächen in ausgewählten Entwicklungsländern im Jahr 2012*, in: Statista Agrarwirtschaft, https://de.statista.com/statistik/impressum/, abgerufen am 28.7.2020.

270 Nolte K., Chamberlain W. und Giger M. (2016), *International land deals for agriculture,* in: Land Matrix: Analytical Report II, www.weltagrarbericht.de/fileadmin/files/weltagrarbericht/Weltagrarbericht/08LandGrabbing/2016land_matrix_2016_analytical_report_draft_ii.pdf, abgerufen am 28.7.2020.
271 Aberle M. (2020), *Landraub: Wem gehört das Land? – Die Rechte der Bauern müssen geschützt werden,* in: Welthungerhilfe vom 23.7.2020, www.welthungerhilfe.de/informieren/themen/laendliche-entwicklung-foerdern/landraub-investition-in-land/, abgerufen am 28.7.2020.
272 Land Matrix (2018), *Special Interest,* https://landmatrix.org/charts/agricultural-drivers/, abgerufen am 28.7.2020 (wird laufend aktualisiert).
273 Weltagrarbericht, *Landgrabbing,* in: Themen des Weltagrarberichts, www.weltagrarbericht.de/themen-des-weltagrarberichts/landgrabbing.html, abgerufen am 28.7.2020.
274 Haller L., *Lebensmittelverschwendung: die Dekadenz des Überflusses,* in: Themen des Weltagrarberichts, www.welthungerhilfe.de/lebensmittelverschwendung/#c16878, abgerufen am 28.7.2020.
275 The Local (2020), *Germans waste 55 kg of food per person each year,* in: The Local vom 20.2.2020, www.thelocal.de/20190220/german-government-announces-plans-to-curb-food-wastage, abgerufen am 28.7.2020.
276 OXFAM (2020), *12 000 people per day could die from COVID-19-linked hunger by end of year, potentially more then the disease, warns OXFAM,* in: OXFAM International vom 9.7.2020, www.oxfam.org/en/press-releases/12000-people-day-could-die-covid-19-linked-hunger-end-year-potentially-more-disease, abgerufen am 28.7.2020.
277 Godin M. (2020), *COVID-19 linked hunger could cause more deaths than the disease itself,* new report finds, in: Time vom 9.7.2020, https://time.com/5864803/oxfam-hunger-covid-19/, abgerufen am 28.7.2020.
278 OXFAM (2020), *The hunger virus: how COVID-19 is fuelling hunger in a hungry world,* in: OXFAM International vom 9.7.2020, www.oxfam.org/en/research/hunger-virus-how-covid-19-fuelling-hunger-hungry-world, abgerufen am 28.7.2020.
279 Caritas Österreich (2020), *COVID-19 und Hunger – die doppelte Not,* in: Caritas & Du vom 24.6.2020, www.caritas.at/aktuell/news/detail/news/86764-covid-19-und-hunger-die-doppelte-not/, abgerufen am 28.7.2020.
280 World Food Programme (2020), *WFP-Chef warnt vor Hungerpandemie wegen COVID-19,* in: WFP vom 21.4.2020, https://de.wfp.org/pressemitteilungen/wfp-chef-warnt-vor-hungerpandemie-wegen-covid-19-vor-un-sicherheitsrat, abgerufen am 28.7.2020.
281 Claus P. (2020), *Up to 300 Million people may be infected by COVID-19, Stanford Guru John Ioannidis says,* in: Greek Reporter vom 27.6.2020, https://usa.greekreporter.com/2020/06/27/up-to-300-million-people-may-be-infected-by-covid-19-stanford-guru-john-ioannidis-says/, abgerufen am 28.7.2020
282 Runstadler J. (2018), *Influenza's wild origins in the animals around us,* in: Scientific American vom 11.3.2020, www.scientificamerican.com/article/influenzas-wild-origins-in-the-animals-around-us/, abgerufen am 29.7.2020.
283 Arvay C. (2013), *Friss oder stirb: wie wir den Machthunger der Lebensmittelkonzerne brechen und uns besser ernähren können,* Ecowin Verlag, Salzburg, und
Arvay C. (2012), *Der große Bio-Schmäh: wie uns die Lebensmittelkonzerne an der Nase herumführen,* Verlag Carl Ueberreuter, Wien.

284 Westdeutscher Rundfunk (2020), *Corona-Ausbruch: Welche Rolle spielen Schlachthöfe?*, in: Quarks vom 18.6.2020, www.quarks.de/gesundheit/ernaehrung/corona-und-fleisch-welche-rolle-spielen-schlachthoefe/, abgerufen am 30.7.2020.

285 Britneff B. (2020), *No return to »normality« until coronavirus vaccine is available, Trudeau says*, https://globalnews.ca/news/6799110/coronavirus-covid-19-vaccine-return-to-normality-trudeau/, abgerufen am 29.7.2020.

286 Mitteldeutscher Rundfunk (2020), *Mehrheit der Mitteldeutschen würde sich gegen Corona impfen lassen*, in: mdr fragt vom 12.6.2020, www.mdr.de/nachrichten/mitmachen/mdrfragt/umfrage-ergebnis-mehrheit-will-sich-gegen-corona-impfen-lassen-100.html, abgerufen am 29.7.2020.

287 Redaktionsnetzwerk Deutschland (2020), Umfrage: *Corona-Impfbereitschaft in Deutschland so gering wie fast nirgends*, in: RND vom 5.6.2020, www.rnd.de/gesundheit/corona-impfung-bereitschaft-in-deutschland-so-gering-wie-fast-nirgends-P7RV7E3ZQ4YNAJUHVM4G35B6HM.html, abgerufen am 29.7.2020.

288 Ludwig K. (2020), *Die Impfbereitschaft gegen das Coronavirus sinkt*, in: Süddeutsche Zeitung vom 12.7.2020, www.sueddeutsche.de/politik/gesundheit-die-impfbereitschaft-gegen-das-coronavirus-sinkt-1.4964658, abgerufen am 29.7.2020.

289 Beneker C. (2020), *Misstrauen nimmt zu: Immer weniger Menschen wollen sich gegen das Corona-Virus impfen lassen – warum nicht?*, in: Medscape vom 15.7.2020, https://deutsch.medscape.com/artikelansicht/4909080, abgerufen am 29.7.2020.

290 Pharmazeutische Zeitung (2020), *Tag des Versuchstiers: Tierversuche für Corona-Impfstoffe unverzichtbar*, in: Pharmazeutische Zeitung vom 24.4.2020, www.pharmazeutische-zeitung.de/tierversuche-fuer-corona-impfstoffe-unverzichtbar-117123/, abgerufen am 29.7.2020.

291 Arzt und Karriere (2020), *Entwicklungsschritte eines Impfstoffs*, in: Arzt und Karriere – Fachzeitschrift für Berufsperspektiven, Forschung und Digitalisierung in der Medizin, https://arztundkarriere.com/forschung/die-entwicklung-impfstoffen/, abgerufen am 29.7.2020.

292 Englisches Originalzitat: »It is fair to say that things won't go back to truly normal until we have a vaccine that we've gotten out to basically the entire world.« Zitiert aus: Real Pharmacy (2020), *Bill Gates: We will not go back to »normal until« a vaccine has »gotten out to the entire World«*, in: Real Pharmacy vom April 2020, https://realfarmacy.com/corona-bill/, abgerufen am 30.7.2020.

293 Englisches Originalzitat: »There will be a trade-off, we will have less safety testing than we typically would have«. Gates B. (2020), *Coronavirus: Bill Gate Interview*, in: BBC Breakfast vom 12.04.2020, www.youtube.com/watch?v=ie6lRKAdvuY, abgerufen am 30.7.2020.

294 Gillmann B. (2020), *SARS-Impfstoffe: Virologe Drosten: »Wir müssen Regularien für Impfstoffe außer Kraft setzen«*, in: Handelsblatt vom 19.3.2020, www.handelsblatt.com/politik/international/sars-impfstoffe-virologe-drosten-wir-muessen-regularien-fuer-impfstoffe-ausser-kraft-setzen/25657800.html?ticket=ST-11476995-S5l1vLvxPNYvIATH5Oqm-ap4, abgerufen am 29.7.2020.

295 Norddeutscher Rundfunk (2020), Coronavirus Update #16: *Wir brauchen Abkürzungen bei der Impfstoffzulassung* | NDR Podcast, in: NDR Ratgeber auf Youtube vom 18.3.2020, www.youtube.com/watch?v=WZqcTTTVkXY&feature=emb_title, abgerufen am 29.7.2020.

296 Blasius H. (2020), Schweiz: *Massenimpfung vielleicht schon im Herbst?*, in: Deutsche Apotheker Zeitung vom 23.4.2020, www.deutsche-apotheker-zeitung.de/news/arti-

kel/2020/04/23/schweiz-massenimpfung-vielleicht-schon-im-spaetherbst, abgerufen am 30.7.2020.

297 Pharmazeutische Zeitung (2020), *Schweiz hofft auf Impfstoff schon im Herbst*, Pharmazeutische Zeitung vom 22.4.2020, www.pharmazeutische-zeitung.de/schweiz-hofft-auf-impfstoff-schon-im-herbst-117111/, abgerufen am 30.7.2020.

298 Deutsches Ärzteblatt (2020), *Cure-Vac-Chef: Ab Herbst könnten Zehntausende Corona-impfstoff erhalten*, in: Deutsches Ärzteblatt vom 21.3.2020, www.aerzteblatt.de/nachrichten/111240/CureVac-Chef-Ab-Herbst-koennten-Zehntausende-Corona-Impfstoff-erhalten, abgerufen am 30.7.2020.

299 KURIER (2020), *Erster Corona-Impfstoff soll mit Jahresende auf dem Markt sein*, in: KURIER vom 22.7.2020, https://kurier.at/wissen/astrazeneca-impfstoff-gegen-coronavirus-bis-jahresende-auf-dem-markt/400978217, abgerufen am 30.7.2020., und
Wiener Zeitung (2020), *Coronavirus: Oxford-Impfstoff womöglich schon im Herbst bereit*, in: Wiener Zeitung vom 29.4.2020, www.wienerzeitung.at/nachrichten/wissen/mensch/2058939-Oxford-Impfstoff-womoeglich-schon-im-Herbst-bereit.html, abgerufen am 30.7.2020.

300 Hoppe T., Hofmann S. und Telgheder M. (2020), *EU-Forschungskommissarin schürt Hoffnung auf Impfstoff im Herbst*, in: Handelsblatt vom 2.4.2020, www.handelsblatt.com/politik/international/coronavirus-eu-forschungskommissarin-schuert-hoffnung-auf-impfstoff-im-herbst/25703106.html, abgerufen am 30.7.2020.

301 Lurie N. Saville M., Hatchett R. und Halton J. (2020), *Developing COVID-19 vaccines at pandemic speed*, in: The New England Journal of Medicine vom 21.5.2020, www.nejm.org/doi/pdf/10.1056/NEJMp2005630?articleTools=true, abgerufen am 30.7.2020.

302 Brey M. (2020), *NDR-Podcast: Corona-Impfstoff: Virologe Drosten nennt zwei Möglichkeiten – »hoffnungsvolle Anfangsdaten«*, in: Merkur vom 4.4.2020, www.merkur.de/welt/coronavirus-impfstoff-drosten-forschung-virologe-ndr-podcast-news-aktuell-sars-cov-2-covid-19-zr-13638474.html, abgerufen am 30.07.2020.

303 Kelley A. (2020), *Bill Gates sees RNA vaccines as best options for quick coronavirus treatment*, in: The Hill, 1.5.2020, https://thehill.com/changing-america/well-being/prevention-cures/495650-bill-gates-sees-rna-vaccines-as-best-options-for, abgerufen am 30.07.2020, und
Gates B. (2020), *The first modern pandemic: the scientific advances we need to stop COVID-19*, in: Gates Notes, 23.4.2020, www.gatesnotes.com/Health/Pandemic-Innovation, abgerufen am 30.07.2020.

304 World Health Organization (2020), *Draft landscape of COVID-19 candidate vaccines*, in: WHO Blueprint vom 28.7.2020 (wird laufend aktualisiert), www.who.int/publications/m/item/draft-landscape-of-covid-19-candidate-vaccines, abgerufen am 28.7.2020.

305 Nath T. (2020), *Meet Dr. Sarah Gilbert, one of the scientists leading the race to find a coronavirus vaccine*, in: The Indian Express vom 26.6.2020, https://indianexpress.com/article/explained/dr-sarah-gilbert-coronavirus-covid19-vaccine-6521276/, abgerufen am 30.7.2020.

306 The Jenner Institute, *Funders and Partners*, www.jenner.ac.uk/about/funders-partners, abgerufen am 31.7.2020.

307 Stand: Juli 2020, Website der Oxford Vaccine Group, www.medsci.ox.ac.uk/research/labtalk/oxford-vaccine-group, abgerufen am 30.7.2020.

308 KURIER (2020), *Erster Corona-Impfstoff soll mit Jahresende auf dem Markt sein*, in: KURIER vom 22.7.2020, https://kurier.at/wissen/astrazeneca-impfstoff-gegen-coronavirus-bis-jahresende-auf-dem-markt/400978217, abgerufen am 30.7.2020.

309 Taschwer K. (2020), *Sarah Gilbert: Die Speed-Queen der Corona-Impfstoffentwicklung*, in: Der Standard vom 20. Juli 2020, www.derstandard.at/story/2000118850988/diese-forscherin-die-mit-ihrem-impfstoff-sars-cov-2besiegen-will?fbclid=IwAR2FjWhHBnEpsxvbZy9lm5yI1hEaNq7U7O1r0poK5XLRtH35wECPS708TjY, abgerufen am 30.7.2020.

310 Baker S. (2020), *The race to develop coronavirus vaccine*, in: Bloomberg Businessweek vom 15.7.2020, www.bloomberg.com/news/features/2020-07-15/oxford-s-covid-19-vaccine-is-the-coronavirus-front-runner, abgerufen am 30.7.2020.

311 Dormalen N., Lambe T., Spencer A. und Mitarbeiter (2020), *ChAdOx1 nCoV-19 vaccine prevents SARS-CoV-2 pneumonia in rhesus macaques*, in: Nature vom 3.7.2020, www.nature.com/articles/s41586-020-2608-y, abgerufen am 31.7.2020.

312 Englisches Originalzitat: »There was no difference in the amount of viral RNA detected from this site [nasal secretion] in the vaccinated monkeys as compared to the unvaccinated animals. Which is to say, all vaccinated animals were infected.« Haseltine W. (2020), *Did the Oxford Covid vaccine work in monkeys? Not really*, in: Forbes vom 16.5.2020, www.forbes.com/sites/williamhaseltine/2020/05/16/did-the-oxford-covid-vaccine-work-in-monkeys-not-really/, abgerufen am 31.7.2020.

313 Gates B. (2020), *The vaccine race explained: What you need to know about the COVID-19 vaccine*, in: GatesNotes vom 30.4.2020, www.gatesnotes.com/Health/What-you-need-to-know-about-the-COVID-19-vaccine, abgerufen am 31.7.2020.

314 Folegatti P., Ewer K., Aley P. und Mitarbeiter (2020), *Safety and immunogenicity of the ChAdOx1 n CoV-19 vaccine against SARS-CoV-2: a preliminary report of phase 1/2, single blind, randomized controlled trial*, in: The Lancet vom 20.7.2020, www.thelancet.com/journals/lancet/article/PIIS0140-6736(20)31604-4/fulltext, abgerufen am 31.7.2020.

315 Englisches Originalzitat: »ChAdOx1 nCoV-19 showed an acceptable safety profile, and homologous boosting increased antibody responses. These results, together with the induction of both humoral and cellular immune responses, support large-scale evaluation of this candidate vaccine in an ongoing phase 3 programme.« Folegatti P., Ewer K., Aley P. und Mitarbeiter (2020), *Safety and immunogenicity of the ChAdOx1 n CoV-19 vaccine against SARS-CoV-2: a preliminary report of phase 1/2, single blind, randomized controlled trial*, in: The Lancet vom 20.7.2020, www.thelancet.com/journals/lancet/article/PIIS0140-6736(20)31604-4/fulltext, abgerufen am 31.7.2020.

316 Krieger S. und Alberti I. (2020), *Biontech und Pfizer – USA sichern sich Corona-Impfstoff für fast zwei Milliarden Dollar; WHO gratuliert Briten zu Forschungserfolgen beim Oxford-Impfstoff*, in: Frankfurter Rundschau vom 24.7.2020, www.fr.de/wissen/corona-impfstoff-biontech-pfizer-usa-oxford-grossbritannien-lauterbach-zr-13752083.html, abgerufen am 31.7.2020.

317 Booth W. and Johnson C. (2020), *Oxford coronavirus vaccine safe and promising, according to early human trial results published in The Lancet*, in: Washington Post vom 20.7.2020, www.washingtonpost.com/world/europe/oxford-coronavirus-vaccine-phase-1-lancet/2020/07/20/12fbbc92-c857-11ea-a825-8722004e4150_story.html, abgerufen am 31.7.2020.

318 Spiegel (2020), *Britischer Corona-Impfstoff liefert vielversprechende Ergebnisse*, in: Spiegel vom 20.7.2020, https://www.spiegel.de/wissenschaft/medizin/britischer-corona-impfstoff-liefert-vielversprechende-ergebnisse-a-d5abce30-a5d2-4b53-8a2d-806887813f11, abgerufen am 31.7.2020.

319 Welt (2020), *Vielversprechende Studie zu Oxford-Impfstoff*, in: Welt vom 20.7.2020, https://www.welt.de/wissenschaft/video211942669/Coronavirus-Vielversprechende-Studie-zu-Oxford-Impfstoff.html, abgerufen am 31.7.2020.

320 Pharmazeutische Zeitung (2020), *Impfstoff-Vertrag mit AstraZeneca*, in: Pharmazeutische Zeitung vom 5.6.2020, www.pharmazeutische-zeitung.de/impfdosen-vertrag-mit-astrazeneca/, abgerufen am 31.7.2020.

321 Fiedler T. (2020): *Niemand weiß, ob er wirkt: Warum trotzdem gerade ein Corona-Impfstoff aus Oxford millionenfach vorproduziert wird*, in: Business Insider vom 9.6.2020, www.businessinsider.de/wissenschaft/corona-impfstoff-aus-oxford-wird-millionenfach-in-indien-vorproduziert/, abgerufen am 31.7.2020, und
University of Oxford (2020), *Oxford University's COVID-19 vaccine: next steps towards broad and equitable global access*, in: University of Oxford vom 5.6.2020, https://www.ox.ac.uk/news/2020-06-05-oxford-university-s-covid-19-vaccine-next-steps-towards-broad-and-equitable-global, abgerufen am 31.7.2020.

322 Salz J. (2019), *Warum Bill Gates auf Biontech aus Mainz setzt*, in: Wirtschaftswoche vom 5.9.2029 www.wiwo.de/unternehmen/dienstleister/biontech-einstieg-mit-50-millionen-warum-bill-gates-auf-biontech-aus-mainz-setzt/24981368.html, abgerufen am 31.7.2020, und
Biontech (2019), Bill und Melinda Gates investieren in Biontech, in: Medical Design vom 9.10.2019, www.medical-design.news/sonstige/bill-und-melinda-gates-investieren-in-biontech.169087.html, zuletzt abgerufen am 31.07.2020.

323 Krieger S. und Alberti I. (2020), *Biontech und Pfizer – USA sichern sich Corona-Impfstoff für fast zwei Milliarden Dollar; WHO gratuliert Briten zu Forschungserfolgen beim Oxford-Impfstoff*, in: Frankfurter Rundschau vom 24.7.2020, www.fr.de/wissen/corona-impfstoff-biontech-pfizer-usa-oxford-grossbritannien-lauterbach-zr-13752083.html, abgerufen am 31.7.2020.

324 Anchors Z. (2016), *Gates Foundation begs big on Moderna's mRNA technology*, in: DDN News – Pharma, Biotech and Life Science vom März 2016, http://www.ddn-news.com/index.php?newsarticle=10450, abgerufen am 31.7.2020.

325 CNBC (2020), *Moderna gets further $472 million U.S. award for coronavirus vaccine development*, in: CNBC vom 27.7.2020, https://www.cnbc.com/2020/07/27/moderna-gets-further-472-million-us-award-for-coronavirus-vaccine-development.html, abgerufen am 31.7.2020.

326 Etherington D. (2020), *A second potential COVID-19 vaccine, backed by Bill and Melinda Gates, is entering human testing*, in: TechCrunch vom 6.4.2020, https://techcrunch.com/2020/04/06/a-second-potential-covid-19-vaccine-backed-by-bill-and-melinda-gates-is-entering-human-testing/?guccounter=1&guce_referrer=aHR0cHM6Ly93d-3cuZ29vZ2xlLmF0Lw&guce_referrer_sig=AQAAADcjI7BoehdUB281K0Z13d-GRl8o1mVaHBqMK_7NvJ6uBZo_EnLx9Skd9YLwE4BD0d5bMR0sULW-629WyoO_AmoRKzPRvg9wIpFwYKke5pMrFLdKwz81xWr51OLoKafLxDusFar-TiJHGL6cPZRCEKV1zyKEMdQvtAK9P0x989qmsqz, abgerufen am 31.7.2020.

327 Englisches Originalzitat: »Telescoping testing timelines and approvals may expose all of us to unnecessary dangers related to the vaccine. [...] The US alone plans to vaccinate hundreds of millions of people with the first successful candidate. One

serious adverse event per thousand of a vaccine given to 100 million people means harm to 100,000 otherwise healthy people.« Haseltine A. (2020), *The risks of rushing a COVID-19 vaccine*, in: Scientific American vom 22. Juni 2020, www.scientificamerican.com/article/the-risks-of-rushing-a-covid-19-vaccine/, abgerufen am 31.7.2020.

328 Lurie N. Saville M., Hatchett R. und Halton J. (2020), *Developing COVID-19 vaccines at pandemic speed*, in: The New England Journal of Medicine vom 21.5.2020, www.nejm.org/doi/pdf/10.1056/NEJMp2005630?articleTools=true, abgerufen am 30.7.2020.

329 Hasson S., Al-Busaidi J. und Sallam T. (2015), *The past, current and future trends* in DNA vaccine immunization, in: Asian Journal of Tropical Medicine, Vol. 5. Iss. 5. S. 344-353, www.sciencedirect.com/science/article/pii/S222116911530366X, abgerufen am 31.7.2020.

330 Science Media Center Germany: Press Briefing, *RNA-Impfstoffe: Der schnellste Weg zum Impfstoff gegen SARS-CoV-2*, vom 27.4.2020, www.sciencemediacenter.de/fileadmin/user_upload/Press_Briefing_Zubehoer/virPB_Transkript_RNA-Impfstoffe.pdf, S. 10, abgerufen am 31.7.2020.

331 Jiang Shibo (2020), *Don't rush to develop COVID-19 vaccines and drugs without sufficient safety guarantees*, in: Nature vom 16.3.2020, www.nature.com/articles/d41586-020-00751-9, abgerufen am 31.7.2020.

332 Arnold C. (2020), *Horseshoe crab blood is key to making a COVID-19 vaccine – but the ecosystem may suffer*, in: National Geographic vom 2.7.2020, www.nationalgeographic.com/animals/2020/07/covid-vaccine-needs-horseshoe-crab-blood/, abgerufen am 31.7.2020.

333 Science daily (2003), *Searching for meaning in life may boost immune system*, Science Daily vom 29.4.2003, in: www.sciencedaily.com/releases/2003/04/030429083520.htm, abgerufen am 31.7.2020.

334 Jacobs T. (2013), *Sense of purpose strengthens immune system*, in: Pacific Standard vom 14.6.2013, https://psmag.com/economics/sense-of-purpose-strengthens-immune-system-63586, abgerufen am 31.7.2020.

335 Cohen S., Janicki-Deverts D. und Miller G. (2007), *Psychological stress and disease*, in: Journal of the American Medical Association vom 10.10.2007, https://jamanetwork.com/journals/jama/article-abstract/209083, abgerufen am 1.7.2020.

336 Klein O. (2020), *Debatte über Reproduktionszahl: Warum der Corona-Lockdown nicht sinnlos war*, in: ZDF Politik vom 22.4.2020, www.zdf.de/nachrichten/politik/coronavirus-reproduktionszahl-diskussion-100.html, abgerufen am 31.7.2020.

337 Karberg S. (2020), *Ja, der R-Wert sank schon vor der Kontaktsperre, aber...*, in: Tagesspiegel vom 24.4.2020, www.tagesspiegel.de/wissen/der-ueberfluessige-lockdown-ja-der-r-wert-sank-schon-vor-der-kontaktsperre-aber-/25767642.html, abgerufen am 31.7.2020.

338 Englisches Originalzitat: »Under lockdown conditions many patients with acute, treatable conditions (such as coronary syndromes) avoid seeking care. This disruption may be seen in the excess deaths accruing so far in the covid-19 lockdown. Patients with cancer whose treatment is delayed have worse outcomes. And when patients avoid hospitals many health systems suffer financially, furlough personnel, and cut services. Covid-19 overwhelmed a few dozen hospitals, but covid-19 countermeasures have already jeopardized thousands of them. Prolonged lockdowns fuel economic depression, creating mass unemployment. Jobless people may lose health insurance. Entire populations may witness decreased quality of

life and mental health.« Ioannidis J. (2020), *Should gouvernments continue lockdown to slow the spread of COVID-19?*, in: British Medical Journal vom 3.6.2020, https://www.bmj.com/content/369/bmj.m1924, abgerufen am 31.7.2020.

339 Lahme F. (2020), *Prof. Dr. Peter Gaidzik: »Lockdown war falsch«. Medizinrechtler kritisiert Politik – und kommt zu eindeutigen Schlüssen*, in: Westfälischer Anzeiger vom 6.7.2020, www.wa.de/nordrhein-westfalen/coronavirus-hamm-lockdown-falsch-medizinrechtler-peter-gaidzik-kritisiert-medien-politik-13774484.html, abgerufen am 31.7.2020.

340 Stern (2020), *Virologe Sreeck: »zu schnell in den Lockdown gegangen«*, in: Stern vom 11.6.2020, www.stern.de/gesundheit/virologe-hendrik-streeck-zu-schnell-in-den-lockdown-gegangen--9296718.html, abgerufen am 31.7.2020.

341 Mecke A. (2020), *Der globale Reizbegriff: Was ist die zweite Welle?*, in: Redaktionsnetzwerk Deutschland vom 28.7.2020, www.rnd.de/gesundheit/corona-was-steckt-hinter-dem-begriff-zweite-welle-PE5B5GMHLZGJTF464N22QUYTRU.html?fbclid=IwAR3uvEeU-EmBpPAxJXr3dQf3xrK7z9z7nCFNysUjLsfr07pMf38a-XlVh_0, abgerufen am 31.7.2020, und
Merkur (2020), *Coronavirus Ende durch Impfstoff? Virologe Streeck malt ein finsteres Szenario*, in: Merkur vom 29.7.2020, www.merkur.de/welt/coronavirus-impfstoff-hendrik-streeck-zweite-welle-impfstoff-virologe-massentest-infektion-warnung-drosten-zr-13834907.html, abgerufen am 31.7.2020.

342 Scharpenberg J. und Helbig L. (2020), *Christian Drosten erklärt, warum Corona harmloser wird*, in: Berliner Morgenpost vom 17.6.2020, www.morgenpost.de/vermischtes/article229285626/Christian-Drosten-NDR-Podcast-Darum-wird-Corona-harmloser-Mutation.html, abgerufen am 31.7.2020.

343 Bum-Jin P., Yuko T., Juyoung L. und Mitarbeiter (2013), *Effect of forest environment on physiological relaxation using the results of field tests at 35 sites throughout Japan*, in: Qing L. (Hrsg.), Forest Medicine: Public Health in the 21st Century, S. 57–68, Nova Biomedical, New York.

344 Roger U., *Natural versus urban scenes: some psycho-physiological effects*, in: Environment and Behavior, Vol. 13, Iss. 5, S. 523–556, https://journals.sagepub.com/doi/10.1177/0013916581135001, abgerufen am 31.7.2020.

345 Roe J., Aspinall P., Mavros P. und Coyne R. (2013), *Engaging the brain: the impact of natural versus urban scenes using novel EEG methods in an experimental setting*, in: Environmental Sciences, Vol. 1, No. 2:, S. 93–104, www.m-hikari.com/es/es2013/es1-4-2013/roeES1-4-2013.pdf, abgerufen am 31.07.2020.

346 Kim T., Jeong G., Baek H. und Mitarbeiter (2010), *Human brain activation in response to visual stimulation with rural and urban scenery pictures: a functional magnetic imaging study*, in: Science of the Total Environment, Vol. 408, S. 2600–2607, https://www.sciencedirect.com/science/article/pii/S0048969710001695, abgerufen am 31.07.2020.

347 Ulrich R. (1984), *View through a window may influence recovery from surgery*, in: Science, Vol. 224, Iss. 4647, S. 420–421., www.researchgate.net/publication/17043718_View_Through_a_Window_May_Influence_Recovery_from_Surgery, abgerufen am 31.7.2020.

348 Walch J., Rabin B., Day R. und Mitarbeiter (2005), T*he effect of sunlight on postoperative analgesic medication use: a prospective study of patients undergoing spinal surgery*, in: Psychosomatic Medicine, Vol. 67, Iss. 1, S. 156–163, www.ncbi.nlm.nih.gov/pubmed/15673638, abgerufen am 31.7.2020.

349 Kim H., Oh S., Lim W. und Mitarbeiter (2014), *Immune enhancing effects of Echinacea purpurea root extract by reducing regulatory T cell number and function*, in: Natural Product Communications, Vol. 9, Nr. 4, S. 511–514, https://journals.sagepub.com/doi/pdf/10.1177/1934578X1400900422, abgerufen am 31.7.2020.
350 Bear M., Connors B. und Paradiso M. (2012), *Neurowissenschaften: ein grundlegendes Lehrbuch für Biologie, Medizin und Psychologie*, S. 548, Springer/Spektrum, Berlin/Heidelberg.
351 Li Q. Nakadai A., Matsushima H. und Mitarbeiter (2006) *Phytoncides (wood essential oils) induce human natural killer cell activity*, in: Immunopharmacology and Immunotoxicology, Vol. 28, Iss. 2, S. 319–333, www.ncbi.nlm.nih.gov/pubmed/16873099, abgerufen am 31.7.2020.
352 Li Q., Morimoto K., Kobayashi M. und Mitarbeiter (2008), *Visiting a forest, but not a city, increases human natural killer activity and expression of anti-cancer proteins*, in: International Journal of Immunopathology and Pharmacology, Vol. 21, Iss. 1, S. 117–127, www.ncbi.nlm.nih.gov/pubmed/18336737, abgerufen am 31.7.2020.
353 Link A. (2020), *Jetzt werden wegen Corona auch noch die Berge gesperrt*, in: BILD vom 4.4.2020, www.bild.de/politik/inland/politik-ausland/coronavirus-so-werden-nach-kurzreise-verbot-jetzt-die-berge-gesperrt-69845414.bild.html, abgerufen am 31.7.2020.
354 Li Q. (2013), *Effect of forest environment on the human psycho-neuro-endocrino-immune network*, in: Li Qing (Ed.), forest medicine: public health in the 21st century, S. 147–155, Nova Biomedical, New York.
355 Glanz J, *Gesundheitselixier Wasserfälle*, in: Human Research Online, Human Research Institut für Gesundheitstechnologie und Präventionsforschung vom 17.9.2004, http://humanresearch.at/newwebcontent/wp-content/uploads/2012/11/26GW.pdf, abgerufen am 31.7.2017.
356 Arvay C. (2018), *Biophilia in der Stadt – Wie wir die Heilkraft der Natur in unsere Städte bringen, Goldmann, München.*
357 Berman M., Kardan O., Gozdyra P. und Mitarbeiter (2015), *Neighborhood greenspace and health in a large urban center*, in: Nature, Scientific Reports, Vol. 5, https://www.nature.com/articles/srep11610, abgerufen am 31.7.2020.
358 Lauterbach K., Lüngen M., Stollenwerk B. und Mitarbeiter, *Zum Zusammenhang zwischen Einkommen und Lebenserwartung*, in: Institut für Gesundheitsökonomie und Klinische Epidemiologie, http://www.sozialpolitik-aktuell.de/tl_files/sozialpolitik-aktuell/_Kontrovers/Rente67/Zusammenhang-Einkommen-Lebenserwartung.pdf?fbclid=IwAR1MvcSe4d5v5vMKn6VRDz6lxy_405-KDNqXSNQrjFS6il32q-wvOLrcZTI, abgerufen am 31.7.2020.
359 Ellaway A., Macintrye S. und Bonnefoy X. (2005), *Graffity, greenery, and obesity in adults: secondary analysis of European cross sectional survey*, in: BMJ, Vol. 331, Iss. 7517, S. 611–612, www.ncbi.nlm.nih.gov/pmc/articles/PMC1215553/, abgerufen am 31.6.2020.
360 Arvay C. (2018), *Biophilia in der Stadt – Wie wir die Heilkraft der Natur in unsere Städte bringen, Goldmann, München.*
361 Arvay C. (2018), *The healing code of nature: discovering the new science of ecopsychosomatics*, Sounds True Publishing, Boulder, Colorado.
362 World Health Organization (2015), *Air pollution costs European economies USD 1.6 trillion a year in diseases and deaths, new WHO study says*, in: WHO Europe vom 28.4.2015, www.euro.who.int/en/media-centre/sections/press-releases/2015/04/

air-pollution-costs-european-economies-us$-1.6-trillion-a-year-in-diseases-and-deaths,-new-who-study-says, abgerufen am 31.7.2020, und
Robinson E. (2019), *How much does air pollution cost the U.S.?*, in: Standford University School of Earth, Energy and Environmental Science vom 19.9.2019, https://earth.stanford.edu/news/how-much-does-air-pollution-cost-us#gs.akqvuk, abgerufen am 31.7.2020.

363 Odenwald M., *Pandemie in Afrika außer Kontrolle. Mehrere Millionen Tote erwartet. Schlimmste Corona-Epidemie droht der Welt noch*, in: Focus vom 6.7.2020, www.focus.de/gesundheit/news/corona-in-afrika-die-schlimmste-epidemie-droht-der-welt-erst-noch_id_12170350.html, abgerufen am 31.7.2020.

364 Stand 31.7.2020, Quelle: Wikipedia: *Liste der Städte mit der weltweit stärksten Luftverschmutzung*, https://de.wikipedia.org/wiki/Liste_der_St%C3%A4dte_mit_der_weltweit_st%C3%A4rksten_Luftverschmutzung, abgerufen am 31.7.2020.

365 Bafana B. (2020), *Afrika: Rückschlag für Malaria-Bekämpfung – Corona-Krise hemmt Prävention und Behandlungen*, in: Afrika Info vom 15.5.2020, https://afrika.info/newsroom/afrika-rueckschlag-fuer-malaria-bekaempfung/?fbclid=IwAR1cNc4t-PNN0DDQtuLMRPoPTaOBLBjRhue_udze6s4o6sj0uREL6USUSGgg, abgerufen am 31.7.2020, und
Österreichischer Rundfunk (2018), *Malaria wieder im Vormarsch*, in: ORF Science vom 19.11.2020, https://science.orf.at/v2/stories/2948248/, abgerufen am 31.7.2020.

366 Matthews A. (2020), *Durch Corona droht Hunger in der Welt*, in: DW Deutsche Welle vom 26.4.2020, www.dw.com/de/durch-corona-droht-hunger-in-der-welt/a-53241748, abgerufen am 31.7.2020.

367 Bayerischer Rundfunk (2020), *Tod durch Hunger statt Corona – wie die Pandemie Hilfe behindert*, in: BR vom 15.7.2020, www.br.de/nachrichten/deutschland-welt/tod-durch-hunger-statt-corona-wie-die-pandemie-hilfe-behindert,S4kFs58, abgerufen am 31.7.2020.

368 El Ouassil S. (2020), *Liebe Schutzmaskenverweigerer!*, in: Spiegel Online vom 16.7.2020, www.spiegel.de/kultur/corona-pandemie-brief-an-die-schutzmasken-verweigerer-a-5069f101-74aa-4dae-89a6-9aea9e5331da, abgerufen am 31.7.2020.

369 Deutsche Ärztezeitung (2020), *Montgomery hält Maskenpflicht für falsch*, in: Deutsche Ärztezeitung vom 23.4.2020, www.aerztezeitung.de/Politik/Montgomery-haelt-Maskenpflicht-fuer-falsch-408844.html, abgerufen am 31.7.2020.

370 Thorwarth K. (2020), *Ärztepräsident wirft Merkel Versagen vor und fordert Schutzmasken für alle*, in: Frankfurter Rundschau vom 27.4.2020, www.fr.de/panorama/corona-krise-maskenpflicht-montgomery-fordert-ffp2-schutzmasken-alle-zr-13717850.html, abgerufen am 31.7.2020.

371 Deutsche Apothekerzeitung (2020), *Corona: Soll ich eine Maske tragen und wie?* in: DAZ Online vom 11.2.2020, www.deutsche-apotheker-zeitung.de/news/artikel/2020/02/11/corona-sollte-ich-eine-maske-tragen-und-wie, abgerufen am 31.7.2020.

372 Apotheke Adhoc (2020), *Virologe Streeck: Mundschutz ist Nährboden für Keime*, in: Apotheke Adhoc vom 10.6.2020, www.apotheke-adhoc.de/nachrichten/detail/coronavirus/virologe-streeck-mundschutz-ist-naehrboden-fuer-keime-maskenpflicht-fragwuerdig/, abgerufen am 31.7.2020.

373 Lahme F. (2020), *Prof. Dr. Peter Gaidzik: »Lockdown war falsch«. Medizinrechtler kritisiert Politik – und kommt zu eindeutigen Schlüssen*, in: Westfälischer Anzeiger vom 6.7.2020, www.wa.de/nordrhein-westfalen/coronavirus-hamm-lockdown-falsch-

medizinrechtler-peter-gaidzik-kritisiert-medien-politik-13774484.html, abgerufen am 31.7.2020.
374 Ein entsprechender Vermerk befand sich noch am 4.4.2020 auf der WHO-Website. Auch dokumentiert durch: KURIER (2020), *Verwirrung nach Rat der WHO, keinen Mundschutz zu tragen*, in: KURIER vom 30.3.2020, https://kurier.at/chronik/welt/who-raet-davon-ab-mundschutz-zu-tragen/400797812?fbclid=IwAR04e-m7sojdHtAhkxfMmYEoSmKUXtGMYopaR4d9_01YZ9WIl-hCX35ljhmI, abgerufen am 31.3.2020.
375 Lahme F. (2020), *Prof. Dr. Peter Gaidzik: »Lockdown war falsch«*, in: Westfälischer Anzeiger vom 6.7.2020, www.wa.de/nordrhein-westfalen/coronavirus-hamm-lockdown-falsch-medizinrechtler-peter-gaidzik-kritisiert-medien-politik-13774484.html, abgerufen am 31.7.2020.
376 Heubacher A. (2020), *Experten und Unternehmer einig: kein Beleg für Maskenpflicht*, in: Tiroler Tageszeitung vom 21.7.2020.
377 Englisches Originalzitat: »Telescoping testing timelines and approvals may expose all of us to unnecessary dangers related to the vaccine. [...] The US alone plans to vaccinate hundreds of millions of people with the first successful candidate. One serious adverse event per thousand of a vaccine given to 100 million people means harm to 100,000 otherwise healthy people.« Haseltine A. (2020), *The risks of rushing a COVID-19 vaccine*, in: Scientific American vom 22. Juni 2020, www.scientificamerican.com/article/the-risks-of-rushing-a-covid-19-vaccine/, abgerufen am 31.7.2020.
378 Freidel M. (2020), *Der Wahn aus dem Netz*, in: Frankfurter Allgemeine Zeitung vom 17.5.2020, www.faz.net/aktuell/politik/inland/wie-verschwoerungstheoretiker-im-netz-ihren-wahn-verbreiten-16773096.html?premium=0xc5e74d29b6a320aee1c-693c96e8bb144, abgerufen am 31.7.2020.
379 Read A. und Mackinnon M. (2008), *Pathogen evolution in a vaccinated world*, in: Stearns S. und Koella J. (Hrsg.), Evolution in Health and Disease, 2nd edition, S. 139–152, Oxford University Press, Oxford.
380 Simmank J. (2017), *Der heimliche WHO-Chef heißt Bill Gates*, in: Zeit Online vom 4.4.2017, www.zeit.de/wissen/gesundheit/2017-03/who-unabhaengigkeit-bill-gates-film, abgerufen am 31.7.2020.
381 Starita L. und Ogden T. (2017), *A conflict of interests: when foundations invest in arms and tobacco*, in: Alliance Magazine vom 21.11.2017, www.alliancemagazine.org/analysis/conflict-interests-foundations-invest-arms-tobacco/, abgerufen am 31.7.2020.
382 Scharpenberg J. und Helbig L. (2020), *Christian Drosten erklärt, warum Corona harmloser wird*, in: Berliner Morgenpost vom 17.6.2020, www.morgenpost.de/vermischtes/article229285626/Christian-Drosten-NDR-Podcast-Darum-wird-Corona-harmloser-Mutation.html, abgerufen am 31.7.2020.
383 Deutsche Ärztezeitung (2020), *Montgomery hält Maskenpflicht für falsch*, in: Deutsche Ärztezeitung vom 23.4.2020, www.aerztezeitung.de/Politik/Montgomery-haelt-Maskenpflicht-fuer-falsch-408844.html, abgerufen am 31.7.2020.
384 Fohringer H. (2020), *Wiener Schule wegen Verdachtsfall am ersten Tag wieder geschlossen*, in: Die Presse vom 18.5.2020, www.diepresse.com/5815236/wiener-schule-wegen-verdachtsfall-am-ersten-tag-wieder-geschlossen, abgerufen am 31.7.2020.
385 Süddeutsche Zeitung (2020), *Bill und Melinda Gates über die Coronakrise: »Wäre ich Bürgerin von Deutschland, ich wäre schrecklich stolz«*, in: Süddeutsche Zeitung vom 1.5.2020 www.sueddeutsche.de/wirtschaft/melinda-gates-coronavirus-deutschland-1.4894066?reduced=true, abgerufen am 31.7.2020.